더러운 장이
병을 만든다

DR. JENSEN'S GUIDE TO BETTER BOWEL CARE
by Dr. Bernard Jensen
Copyright © 2002 by Kugil Publishing(Kugil Media) Co., Ltd.
Original English language edition Copyright © 1999
by Bernard Jensen International
All rights reserved including the right of reproduction in whole or in part in any form.
This edition published by arrangement with Avery,
a member of Penguin Group (USA) LLC,
a Penguin Random House Company. and Shin Won Agency Co.

이 책의 한국어판 저작권은 신원 에이전시를 통한
Penguin Group (USA) LLC와의 독점 계약으로 (주)국일출판사가 소유합니다.
저작권법에 의하여 한국 내에서 보호를 받는 저작물이므로
무단전재와 무단복제를 금합니다.

더러운 장이 병을 만든다

버나드 젠센 지음 | 엄성수 옮김 | 김진목 감수

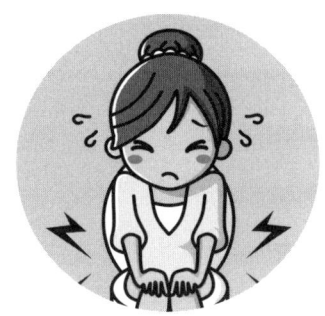

국일 미디어

〈일러두기〉

이 책에 담긴 치료법은 오랜 기간에 걸친 저자 자신의 훈련과 개인적인 경험, 연구를 바탕으로 하고 있습니다. 사람마다 체질이 다르고 상황도 제각기 다르기에 저자와 출판사는 이 책에 담긴 치료법에 조금이라도 의문이 있을 경우 그 치료법을 쓰기 전에 먼저 자격 있는 건강 전문가와 상담해볼 것을 권합니다.

추천의 글

장을 청소하면
반드시 낫는다

"더러운 장이 병을 만들고, 깨끗한 장이 건강을 만든다."

이 말은 단연코 진실이다. 나는 지난 30년 동안 장을 깨끗하게 청소하여 만성질환, 난치병을 스스로 고친 수만 명의 환자를 보았고, 지금도 나의 클리닉에서 날마다 하는 일이 바로 이 일이다.

얼마 전 직장암을 앓는 70대 여성 환자가 수술하지 않고 자연치료를 하고 싶다면서 클리닉에 찾아왔다. 생채식과 절식, 커피 관장 등 장을 정화하는 요법을 실행한 결과 몇 달 만에 많은 숙변을 배출한 후 자연 치유된 일이 있었다. 장내에 더러운 숙변이 있느냐 없느냐를 놓고 전문가들 사이에 논쟁하는 것을 자주 봤는데, 정답은 "숙변이 존재한다."이다. 숙변을 직접 보지 못한 사람만이 숙변의 존재를 부정할 수 있다. 이 직장암 환자의 숙변을 나는 정확하게 확인한 바 있다. 보통의 대변과는 너무 다른 모양, 성질, 색깔, 냄새, 검사상 소견을 보였는데, 이러한 숙변의 배출은 장이 깨끗하게 청소되었다는 하나의 좋은 징표다. 숙변이 배출된 후 대부분 건강이 극적으로 개선되는 것을 볼 수 있다. 고혈압이나 당뇨 같은 대사 장애, 만성 통증, 각종 암, 기타 만성 질환들. 겉으로 드러난 병증이 무엇이든 상관없이 장을 깨끗하게 청소한 후 피가 맑아지면 거의 모든 병증은 좋아진다. 나는 그동안 많은 사람에게 이처럼 쉽고도 단순한 장청소법을 가르쳐주었는데, 이를 믿고 실천한 사람들은 예외 없이 모두 좋은 결과를 경험했다.

따라서 "장을 깨끗하게 바꾸면 인생도 깨끗하게 바뀐다."고 자신 있게 말할 수 있다. 장청소 후에는 병만 낫는 것이 아니라 얼굴이나 눈빛이 밝아지고 피부도 깨끗해지며, 심신이 경쾌하고 기분이 좋아진다. 그러니 자연히 운명도 좋아지지 않겠는가?

지난 수십 년 동안의 나의 경험에 비추어 확신하건대, 지금 여러분의 상태가 어떠하건 이 책이 가르치는 대로 따라서 실천한다면 여러분의 건강은 틀림없이 좋아질 것이다.

이 책은 사랑하는 가족들, 친구들에게 줄 수 있는 최고의 선물이 될 것임에 틀림없다. 이처럼 좋은 책을 선사한 저자에게 존경과 감사를 드린다. 번역도 아주 매끄럽게 작업되어 번역자에게도 감사한다.

전홍준(하나통합의원장, 한국통합의학포럼 상임대표)

감수의 글

　우리나라에는 60만 병사가 있다고 하며 그중 80%는 휴전선이나 해안 지역에 밀집되어 있고, 나머지 20%가 전국에 산재해 있다고 한다. 두말할 필요 없이 적의 침입이 예상되는 지역에 병력을 집결시켜놓은 것이다.
　마찬가지로 우리 몸의 면역세포 중 80%는 장에 집결되어 있다. 인체를 침범하는 외부 물질이 가장 많은 곳이 바로 장이기 때문이다. 그러므로 장의 건강은 바로 면역과 직결되며, 곧 몸 전체의 건강과 직결된다는 것이 전혀 이상하게 들리지 않을 것이다.
　그러나 이러한 이론은 불과 십여 년 전까지만 해도 전혀 받아들여지지 않았다. 장 건강이 몸 전체의 건강에 중요하다는 것은 본인이 의과대학에 다니던 시절에는 전혀 거론되지 않던 사실들이다.
　그럼에도 이 책의 저자는 벌써 수십 년 전부터 장 건강의 중요성을 역설하고 있으니 그의 통찰력에 놀라울 따름이다.

사실 현대의학을 공부한 본인이 통합의학의 길로 이르는 데 가장 큰 영향을 끼쳤던 니시의학에서도 장 건강에 주목한다. 장 건강을 위해 여러 가지 요법을 실천하도록 강조하기에 이 책의 감수를 요청했을 때 주저 없이 수락할 수 있었다.

저자는 장 건강을 위해 '궁극적인 세포 조직 세척 프로그램'과 '건강과 조화를 위한 식이요법'을 소개하며, 이를 위한 특별한 음식들과 그 음식들을 만드는 간편한 방법들도 설명한다.

그리고 저자만의 독특한 이론인 '신경궁 반사'를 소개하는데, 이는 장의 특정 부위와 인체의 다른 특정 부위 간에 밀접한 관련이 있는 현상을 의미한다.

정지 상태에서 부패한 노폐물로 생겨나는 독성물질이 장을 자극하고 비정상적인 신경자극이 신경 경로를 따라 멀리 떨어진 부위로 전달될 때 신경궁 반사가 일어난다. 비정상적인 신경 자극이 멀리 떨어진 부위에서 반사작용을 일으키듯 어떤 증상을 일으킨다. 즉 장의 특정 부위와 다른 특정 장기 및 분비샘, 세포 조직 사이에 밀접한 관련이 있다는 뜻이다.

저자는 이 책에서 장 문제는 곧바로 건강의 문제로 연결되며, 장을 건강하게 만들기 위해 우리가 지켜야 할 핵심사항들을 일목요연하게 제시하고 있다. 모쪼록 저자가 제시한 장 건강법들을 실천하여 장을 건강하게 만들고, 그에 따라 건강을 누리길 바란다.

김진목

머리말

내 아버지는 척추 지압사였다. 어린 시절부터 척추를 면밀히 검사해 바로잡는 척추 지압의 효과를 익히 보아왔기에 나 역시 척추 지압사가 되려고 했다. 척추 지압을 하면 고통이 완화됐다. 척추 지압을 잘 받으면 다리를 절던 환자가 멀쩡히 걷게 되고, 등이 굽은 환자가 등을 곧게 펼 수 있게 된다.

척추 지압 전문교육을 마친 뒤 하루라도 빨리 병원을 차리고 싶어 몸이 달았다. 그리고 얼마 지나지 않아 병원은 문전성시를 이루었다. 그러나 나는 늘 뭔가 빠진 듯한 느낌을 지울 수 없었다. 동료들은 대부분 자신의 병원을 연 뒤 만족했지만, 이상하게도 나는 점점 불만이 쌓여갔다. 병원을 찾는 환자들은 대부분 내가 해주는 척추 교정에 만족해하는 듯했지만, 그중 상당수가 계속 같은 증상으로 다시 병원에 오는 것을 봤기 때문이다. 나는 그들의 척추를 교정해주고 있었지만, 정작 그들에게 필요한 것은 생활 방식을 개선하는 일이라는 사실을 알게 되었다.

나는 생활 방식을 개선하는 방법을 진지하게 고민하기 시작했다. 어떤 사람들은 정신적 또는 영적인 고양이 필요했다. 그들 중에는 생활환경 탓에 심신이 쇠약해져 부정적이거나 비관적인 상태에 빠진 사람들도 많았다. 어떤 사람들은 하는 일 자체가 육체적·정신적으로 병에 걸리기 딱 좋았다. 만성적인 스트레스와 긴장감 속에서 살아가는 것이 그들의 일상이었다. 그리고 환자들은 거의 모두 식습관 교정이 필요했다. 대부분 늘 쫓기듯 바빠 살고 있어 좋지 않은 식습관을 바로잡을 시간적 여유가 없었다. 그러나 잘못된 식습관일지언정 아무리 바빠도 식사할 시간은 있었으며, 대개 집안 대대로 내려오는 조리법에 따라 요리한 음식을 먹고 있었다. 대부분 건강을 증진시켜주는 식습관에 대한 지식은 고사하고, 건강을 유지시켜주는 식습관에 대한 지식도 없었다. 모두 식습관 교정 교육이 필요했다.

더 나은 식습관 방법을 모르는 데다가 적절한 가이드도 없어 내 환자들은 그야말로 무지 상태에서 만성적으로 좋지 않은 건강 상태를 유지하고 있었다. 척추 지압을 통한 교정 치료로 통증은 놀랄 만큼 줄었지만, 그런 치료만으로는 장기적인 효과를 거두기 어려운 경우가 많았다. 나는 더는 그런 상황을 지속해서는 안 되겠다는 확신을 갖게 됐고, 변화를 꾀하기로 마음먹었다.

그렇게 해서 나는 캘리포니아 주 앨터디너 시의 한적한 산 속에 나의 첫 요양소를 열었다. 공기도 맑고 햇빛도 풍부해 건강에 꼭 필요한 조건을 두루 갖춘 곳이었다. 그곳에서 나는 환자들을 가까이에서 지켜볼 수 있었고, 생활 방식을 바꾸는 데 필요한 교육을 할 수 있었다. 도시에서는 불가능한 교육이었으며, 교육은 확실히 효과가 있었다.

몇 년 후 나는 더 큰 시설로 옮겼다. 캘리포니아 주 에스콘디도 시의 동쪽 산 속에 위치한 히든밸리 랜치 요양소는 연면적이 약 80만 제곱미터에 달했다. 그곳은 사람들이 건강해지는 길을 찾는 데 필요한 모든 것을 갖추고 있었다. 세계 곳곳에서 사람들이 찾아와 한동안 머물며 건강 교육을 받았다. 그 요양소는 오래지 않아 아주 유명해졌다.

몇 년간 장 건강 문제와 관련해 서로 다른 많은 견해가 제시되었고, 그 과정에서 적절한 장 위생이 정확히 어떤 것인지를 놓고 약간의 혼선이 빚어졌다. 이 책에서 나는 독자들에게 가장 완벽한 정보와 평생을 자연치료 전문가로 살아오며 쌓아온 지혜를 제공할 것이다. 독자들은 적절한 장 관리에 필요한 것이 무엇인지를 배우게 될 것이며, 장을 적절히 돌봄으로써 얻을 수 있는 것이 무엇인지에 대해서도 알게 될 것이다. 사실 의사들도 이런 지식을 갖고 있어야 한다. 의사들도 인체 내에서 가장 중요한 5대 배설기관인 장과 피부, 신장, 림프계 그리고 폐에 대해 생각해봐야 한다. 그리고 5대 배설기관 중 가장 중요한 것은 역시 장이다.

이 책의 초판에 대한 반응은 뜨거웠다. 그간 독자들로부터 많은 제안과 서평을 받았고, 그래서 독자들이 필요로 하는 것을 반영해 초판 내용을 개정하고 확대했다. 이 책에서 배운 것을 적용해 효과를 본 독자들로부터 놀랄 만한 증언도 많이 들었다.

나는 독자들에게 노폐물 배설 과정, 특히 장 문제에 대해 많은 정보를 제공할 것이다. 그간 환자들이 요양소에 처음 찾아오면 가장 중요한 5대 배설기관을 자세히 살펴봤다. 어떤 증상이든 배설기관의 문제를 제대로 다루지 않고 치료하는 것은 별 효과가 없었기 때문이다.

나는 건강과 장수 비밀을 알아내기 위해 지구 반대편 지역까지 두루 돌아다녔다. 그 과정에서 알게 된 사실을 독자들과 나누며 보다 건강한 삶을 누릴 수 있게 하려 한다. 이 책을 통해 독자들은 가장 위대한 치유력은 인체 내부에서 나온다는 사실을 깨닫게 될 것이다. 나는 60년 넘게 환자들을 치료하면서 얻은 통찰력과 지혜를 독자들과 나누려 한다.

1장에서는 소화기관 및 배설기관의 해부학적 구조와 생리학적 기능에 대해 간단히 설명할 것이다. 2장에서는 소화 기능 장애가 있을 경우 장내에 독성 물질이 어떻게 쌓이게 되며, 그 결과 생기는 전신 질환에 대해 살펴볼 것이다. 3장에서는 오늘날 수많은 사람들이 겪고 있어 아주 흔한 것으로 받아들여지는 장 관련 장애에 대해 알아보고, 4장에서는 장 문제가 전혀 관련 없어 보이는 인체의 다른 부위에 어떻게 특정 증상을 일으킬 수 있는지에 대해 설명한다. 5장에서는 세척 프로그램의 토대가 되는 '장 관리를 위한 영양학'을 간략히 설명하고, 올바른 식습관 및 건강에 대한 내 생각을 제시할 것이다. 그리고 6장에서는 장 관리에 도움이 되는 기타 식습관 방법 몇 가지를 소개할 것이다. 이 장은 장세척을 하고 싶지만 당장은 제대로 된 장세척을 하기 어려운 사람들에게 특히 도움이 될 것이다. 이 책에서 가장 심혈을 기울인 장은 바로 7장과 8장으로, '궁극적인 세포 조직 세척 프로그램'이 담겨 있다. 먼저 7장에서는 '7일 세척 프로그램'에 대해, 그리고 8장에서는 '7주 증강 및 교체 프로그램'에 대해 자세히 설명한다.

    오늘날 수많은 사람이 장 문제를 갖고 있지만, 문제를 해결하려면 결단력과 용기가 필요하다. 장 문제를 해결하는 데 긍정적인 행동을 하는 것보다 더 좋은 방법은 없다. 이 책에서 권하는 지침을 잘 따른다면 당신의 삶을 수준 높은 단계로 끌어올릴 수 있는 절호의 기회가 될 것이다.

서문

더러운 진흙탕 속에서 더없이 아름다운 백합이 자라나듯
나이 들어 구부정한 몸에서도 활기찬 젊음이 나올 수 있다.
그리고 구부정한 몸에서 그런 젊음이 솟아나오는 것은
진흙 속에서 순결한 흰 백합이 나오는 것보다 더 큰 기적도 아니다.
- '두 가지 기적', 작자 미상

어떻게 해서 내가 장 문제에 관심을 갖게 되었던가? 사실 장은 완전히 내 관심 밖에 있던 기관이다. 내 머릿속에 장 문제는 존재하지 않았다. 장이 제대로 기능하지 못하면 배변을 잘되게 해주는 완하제를 쓰면 된다고 생각했다. 건강한 몸을 만들어주는 생활 방식 같은 것이 있다고는 전혀 생각하지 못했다. 그러나 지금은 올바른 생활 방식이야말로 가장 중요하다는 사실을 잘 안다.

장에 대한 관심이 점점 더 높아지면서 유명한 정치 지도자나 다른 위대한 인물들의 죽음을 새로운 눈으로 보게 됐다. 그들은 대체로 합병증 증상을 보였던 것 같다. 그들 모두 배설기관에 어떤 장애가 있었고, 그 때문에 죽음에 이르게 된 것이 아닌가 한다. 〈My Way〉라는 노래로 유명한 미국 가수 프랭크 시나트라를 예로 들어보자. 그는 심장마비 증상으로 병원에 입원했다가 폐렴으로 세상을 떠났다. 나는 그에게 미처 발견하지 못한 장 문제가 있었고, 단순히 폐렴 때문에 세상을 떠난 것은 아닐 거라고 확신한다. 인체 내부에는 많은 기관이 유기적으로 얽혀 서로에게 도움을 준다. 그리고 배설기관이 제 기능을 못하면 죽음에 이르게 된다.

인체는 하나의 조직이다. 음식을 소화하고, 산소를 처리하고, 기타 수많은 활동을 한다. 모든 기관이 인체와 인체의 활동에 무언가 기여한다. 인체는 세포와 세포 조직, 기관으로 이루어져 있다. 우리는 인체를 빌려 살아가고 있으므로 경외심을 갖고 잘 돌봐야 한다. 인체는 놀라울 정도로 정교한 조직이다. 인체가 제대로 돌아가려면 자연 법칙을 따라야 하는데, 그것을 어기면서 인체가 제 기능을 다해주기 바란다면 어불성설이다.

우리가 지켜야 할 첫 번째 자연 법칙은 인체에 자연식품을 제공하는 것이다. 우리 몸은 원래 섬유질과 자연 효소를 섭취하도록 되어 있다. 따라서 우리 몸에 좋은 자연 상태의 음식을 섭취해야 한다.

자연식품을 섭취하고, 보다 자연 상태에 가까운 생활을 하면 장은 예외 없이 반응을 보인다. 나는 환자들로부터 이런 말을 자주 들었다. "20년 만에 처음으로 장이 자연스럽게 움직이고 있는 것 같아요." 어떤 환자들은 이렇게 말한다. "설사도 해요. 열흘에 한 번 정도가 아니라 이젠 매일 장이 활발히 움직이는 걸 느껴요." 이런 환자들은 장이 다시 정상적인 상태로 돌아간 것을 설사를 하는 것으로 잘못 알고 있다.

대부분의 사람은 장에 대해 무지하다. 어떻게 장을 돌봐야 하는지, 어떻게 장이 필요로 하는 일을 해줘야 하는지를 모른다. 우리는 대부분 자연 법칙을 어기며 살아가고 있고, 그나마 자연 법칙에 맞게 할 수 있는 일이라고는 영양 관리 프로그램을 따르는 일밖에 없는데, 영양 관리 프로그램이라는 것도 자칫 잘못하면 오히려 장을 학대하는 경우가 많다.

장은 제대로 돌보지 않으면 활동이 둔화되고 활력도 잃게 된다. 게다가 장은 스스로 치유할 능력이 없어 해야 할 기능도 제대로 하지 못하게 된다.

우리가 섭취한 음식은 약 18시간 안에 몸속을 통과해야 한다. 상했거나 발효됐거나 가스를 배출하거나 기타 장에 문제를 일으키는 음식을 섭취하면 장 이외의 다른 부위에도 영향을 주게 된다. 건강한 몸을 유지하기 위해서는 무엇보다 장이 제대로 기능하도록 해야 한다.

나는 병원 일을 하면서 일찍감치 장을 제대로 돌봐야 한다는 사실을 깨달았다. 그리고 신경 써서 장을 돌보기 시작하면서 관장이 장 건강에 도움이 된다는 사실도 깨달았다. 장세척이 어떤 효과가 있는지를 직접 목격했고, 그러면서 내가 장세척 효과를 널리 알릴 적임자일지도 모른다는 생각을 하게 됐다. 사실 내가 장세척을 해준 환자들은 모두 건강이 호전됐다. '치유됐다'는 말 대신 '호전됐다'는 표현을 쓴 것에 주목하기 바란다. 일부 환자들은 건강 문제가 완전히 해결된 상태로 병원을 떠났지만, 모든 환자가 그랬던 것은 아니기 때문이다. 이것이야말로 뭔가 생각해봐야 할 일이다.

나는 막스 거슨 박사와 함께 뉴저지 주에 있는 그의 요양소에서 시간을 보낸 적이 있다. 당시 여러 가지 질환으로 고통 받던 환자들은 통증을 완화시켜줄 약을 달라고 아우성쳤다. 환자들의 그런 요구에 초창기 장세척의 지지자였던 거슨 박사는 이렇게 말했다. "아뇨, 당신한테 필요한 건약이 아니라 관장이에요." 그리고 그가 관장을 하면 예외 없이 통증이 완화됐다. 그는 환자들의 장을 최대한 깨끗이 세척하기 위해 종종 관장을 실시했고, 그 과정에서 심지어 퇴행성 질환까지 치유됐다. 그의 저서 《치유된 50인의 암 환자들》은 의학계에 큰 반향을 불러일으켰다.

단지 병을 치료하는 것이 가장 중요할까? 아니다. 무엇보다 중요한 것은 장 기능을 개선하는 것이며, 독성 물질을 제거해야 한다.

나는 존 틸든 박사의 처치에 믿음을 갖고 있으며, 경의를 표한다. 틸든 박사는 독혈증(毒血症)이 대부분 건강 문제와 질병의 근원이라는 사실을 밝혀냈다(독혈증에 대해서는 2장에서 자세히 다룰 것이다). 그는 《독혈증 설명》이라는 책을 펴내 당시 의학계에 지대한 영향을 끼쳤다. 틸든 박사는 많은 존경을 받았지만, 그의 저서는 이후 소홀히 다뤄지면서 잊히고 말았다.

환자들은 통증과 거북함을 덜어줄 것을 호소한다. 증상의 근본적인 원인을 해결하는 것보다 당장의 일시적인 통증 완화에 더 관심이 많다.

《독혈증 설명》은 모든 사람이 읽어야 하며, 의사들도 그 책을 읽고 치료에 임해야 한다. 사실 나는 장을 돌보는 것이 가장 중요하다고 믿지는 않았다. 그러다가 장을 돌보는 문제를 다룬 오스왈드 엠프링햄의 《판도라의 상자: 무엇을 그리고 왜 먹어야 하나?》를 읽게 됐다.

또한 19세기 말부터 20세기 중반까지 살면서 영국 왕실의 주치의였던 윌리엄 아버스노트 레인 경의 저서도 아주 흥미롭게 읽었다. 레인 박사는 수석 외과 의사였다. 어느 날 그는 관절염을 앓던 열네 살 소년의 장을 수술했다. 그런데 수술 후 소년의 관절염이 사라졌다. 그 결과에 대해 레인 박사는 한동안 진지하게 생각했다. 또 다른 여성 환자는 갑상선에 문제가 있었다. 그런데 그 여성도 장을 수술하자 갑상선이 정상으로 돌아왔다. 그런 경험이 계속되면서 레인 박사는 의사 일보다 사람들에게 영양학과 장을 돌보는 일의 중요성을 알리는 일에 더 많은 시간과 노력을 쏟아 부었다. 그는 인체에서 장이 잘 돌봐야 할 가장 중요한 기관이라는 사실을 밝히는 데 자신의 남은 생의 마지막 25년을 보냈다.

레인 박사의 경험은 내게도 큰 영향을 주었다. 나는 마음속으로 생각했다. '여길 주목해. 인체 내부에 무슨 문제가 있다면 먼저 장을 돌봐야 해. 그러면 나머지 모든 기관이 다 좋아져.'

어쩌면 각종 약이나 극도의 피로감 때문이겠지만, 어쨌든 노폐물이 배출되지 못하고 몸 안에 쌓이면 질병이 찾아온다. 또한 장 기능이 저하되면 기생충이나 기타 미생물이 생길 가능성이 아주 높아진다. 오늘날 이것은 큰 문제다. 위장 전문가들은 설파제나 항생제는 장 안에 있는 세균, 즉 좋은 세균이든 나쁜 세균이든 모든 세균을 파괴한다는 사실을 알고 있다.

소아과 의사들은 초유가 신생아의 장을 제대로 기능하게 해준다고 말한다. 이것은 아주 중요한 사실이다. 신생아의 생후 나흘간은 앞으로 살아가면서 건강한 장을 유지하기 위해 더없이 중요한 기간이다. 그런데 많은 산모들은 그런 사실을 잘 모르고 있으며, 아무 생각 없이 아기에게 분유를 먹인다. 지극히 자연스럽고 정상적인 모유 대신 공장에서 대량 생산되는 혼합물을 먹인다. 자연 친화적인 것만큼 좋은 것이 없는데, 인간은 그런 사실을 깨닫지 못한다.

내가 가장 잘한 일을 하나 꼽으라면 내 아이들에게 배변 관리의 중요성을 가르친 것이다. 다시 말해 "절대 변을 참아서는 안 된다."고 가르쳤다. 장 기능이 떨어지면 대장의 아래쪽 부위에 게실(장 일부가 부풀어 생겨나는 주머니—역자 주)이 생긴다. 나는 아이들에게 강아지가 칸막이를 긁는 것은 "날 내보내줘요! 변을 봐야 해요."라고 말하는 것이라고 가르쳐주었다. 집에서 기르는 카나리아도 변을 보고 싶으면 언제든지 새장 안에서 거리낌 없이 바로 변을 본다. 그러나 인간은 어리석게도 종종 변을 보고 싶어 하는 자신의 욕구를 잘 들어주지 않는다. 사람들은 장이나 배변 문제를 습관처럼 가볍게 여기는데, 절대 그래서는 안 된다.

독자들이 장 문제를 다룬 책을 읽어볼 마음만 먹는다면 장에 대해 배울 것은 얼마든지 많다. 척추신경 전문의 윌리엄 웰레스의 장 건강과 적절한 배설 문제와 관련한 연구도 그렇고, 아이언스 박사의 장 연구도 흥미로울 것이다. 나는 배틀크리크 요양소를 방문해 존 하비 켈로그 박사에게 장과 관련된 여러 가지 이야기를 들었는데, 그때 알게 된 사실도 매우 흥미로울 것이다. 켈로그 박사는 장내 균형이 깨져 생기는 장내 독혈증(장에서 자가중독이 일어나는 증상—역자 주)을 치유하는 방법을 개발해냈다. 그는 캐나다에서 장내 독혈증 치료용 배양균을 만들고 있었는데, 내가 그를 방문했을 때 마침 그 배양균이 완성되었다. 앨런 로이 대포 박사는 켈로그 박사에게 전화를 걸어 자신이 치료하는 일란성쌍둥이들의 장을 활성화시키지 못하면 다섯 아이 가운데 한둘이 잘못될지도 모른다고 했다. 그 얘기를 들은 켈로그 박사는 그 즉시 장 활성화에 특효가 있는 호산성 유산균을 대포 박사에게 보냈다. 2주 후 대포 박사는 이런 결과를 알려왔다. "장 활성화로 아이들의 생명을 구한 것 같습니다."

장 이야기의 나머지 부분은 보다 실용적인 내용을 담고 있다. 그리고 그 주인공은 아이언스 박사이며, 케이 섀퍼 역시 큰 활약을 했다. 그들은 영양학 분야에서도 활발하게 활동했다. 그들 덕분에 라신 박사가 내게 장과 다른 기관에 도움이 되는 영양학에 대해 제대로 연구해보라고 권한 이유를 알 수 있게 됐다. 라신 박사는 영양에 신경을 쓴다면 여러 가지 문제를 해결해 건강한 몸을 유지할 수 있다고 확신했다.

건강해지고 싶다면 먼저 식습관 문제를 잘 살펴보아야 한다. 단순히 관장을 한다고 해서 건강해질 수 있는 것은 아니다. 건강하게 살아가는 생활 방식을 배워야 한다. 나는 영양과 관련해 내가 권하는 방법이 최상의 방법이라고 믿는다. 잘못된 장 관리 습관을 비롯해 이런저런 잘못된 생활습관을 갖고 있는 사람들을 대상으로 재활치료를 하면서 직접 사용해본 검증된 방법이기 때문이다. 인체에 들어오는 모든 영양분은 장에 영향을 준다. 관장이나 다른 장치료를 하지 않고 순전히 영양분 섭취 방법을 개선해 건강을 되찾는 것은 어렵기는 하지만 분명히 가능하다.

그러나 영양분 섭취 방법을 개선하거나 자연 치유법을 써서 건강을 증진시키려면 효과를 보기까지 시간이 너무 오래 걸린다. 건강 문제를 해결해 몸 상태가 다시 좋아지려면 1년은 족히 걸릴 것이다. 흔히 뼈가 새로 자라려면 7년이 걸린다고 한다. 손바닥 피부가 새로 나는 데는 고작 48시간밖에 안 걸리지만, 위벽이 새로 자라는 데는 몇 달이 걸린다. 신장이 복구되는 데도 몇 달이 걸린다. 따라서 몸이 재건되거나 새로워지려면 인내심을 갖고 기다려야 한다.

세포 조직이 얼마나 취약한지, 그리고 세포 조직 내의 어디에 독성 물질이 쌓여 있는지 알아낼 수 있다면 얼마나 좋을까. 대장 전문가들은 장세척을 하면서도 대부분 장의 상태나 장 내벽이 어떤지 알지 못한다. 장이 얼마나 약한지 또는 독성 물질이 어디에 쌓여 있는지 모른다. 말하자면 눈먼 상태로 장세척을 하는 형국이다.

그럼에도 대부분의 경우 장치료를 하면 효과가 있다. 물론 우리가 장에 대해 더 많은 것을 안다면-장내에 무엇이 있는지, 혈액과 림프 안에 어떤 독성 물질이 흡수됐는지, 그리고 그 독성 물질이 천성적으로 약한 인체의 다른 기관에 얼마나 흘러갔는지까지 안다면-더 좋을 것이다. 약으로 장을 치료하는 것은 일시적인 억제 작용을 할 뿐이다. 사람들은 흔히 각종 약이 병을 억제해주기는 하지만 완전히 뿌리뽑지는 못한다며 하소연한다.

장을 치료하기 위해 완하제를 써서는 안 된다. 하지만 많은 사람들이 완하제에 의존한다. 그만큼 변비와 장 문제가 많다는 뜻이다. 이는 우리의 장만 탓할 수 없다는 뜻이기도 하다. 따라서 생활습관과 영양 문제에도 눈을 돌려야 한다. 나는 이런 문제에 대해 아이언스 박사와 케이 섀퍼에게 많은 것을 배웠다. 직접 장세척을 해보고 난 뒤, 환자들에게도 관장을 권해 많은 도움을 줄 수 있겠다고 생각하게 됐다. 나만의 관장법을 개발하기 시작한 것도 바로 그 무렵이었다.

만성 질환은 오랜 기간에 걸쳐 발전한다. 병원을 찾는 환자의 약 80%는 만성 질환을 앓고 있다. 미국암협회에 따르면, 암이 발병하기까지는 대개 20년 정도가 걸린다고 한다. 지금 이 순간 당신의 장에서는 어떤 일이 일어나고 있는가? 우리는 장에서 어떤 문제가 일어나고 있는지 모른 채 지내다가 뒤늦게야 어떤 질병의 징후 같은 것을 발견하게 된다. 그렇게 되기 전에 미리 예방 프로그램을 시작해야 한다.

나는 사람들이 적극적으로 질병 예방을 위한 교육을 받을 필요가 있다고 믿는다. 의사들은 장을 두드려보아 게실과 가스가 있는 곳을 찾아낼 수 있다. 그런 다음 환자가 장세척을 받을 필요가 있는지 없는지 판단한다. 어디든 장의 일부가 부풀어 생기는 주머니 모양의 게실이 있다면 장 내에 발효와 부패가 일어나게 되며, 그 결과 가스가 차게 된다. 가스는 반드시 제거해주어야 한다.

콘스탄틴 헤링의 치유 법칙에 따르면, 질병 퇴치 과정에서 가장 먼저 살펴봐야 하는 것이 장이다. 콘스탄틴 헤링은 동종요법 전문의로, 미국 필라델피아 주에 최초로 동종요법 전문교육기관을 세웠다. 그러나 그의 방법은 사람들에게 제대로 이해된 적이 없었으며, 제대로 받아들여진 적도 없었다. 헤링의 치유 법칙에 따르면, "모든 치유는 안에서부터 시작해 밖으로, 머리에서부터 아래쪽으로, 그리고 증상이 나타난 순서와 반대 순으로 해야 한다." 그리고 모든 질병은 장에서 시작된다고 했다. 장을 제대로 돌보면 인체와 인체 내부의 모든 기관을 돌보는 것이다. 그리고 세척과 정화는 장에서부터 시작해야 한다.

물론 우리는 장세척을 할 때 다른 네 개의 배설기관―즉 피부와 신장, 림프계 그리고 폐―도 관련지어 생각해야 한다. 간 역시 해독 기능이 있는 기관이므로 제대로 기능해야 하며, 적혈구도 충분히 있어야 한다. 빈혈이 있으면 에너지가 충분하지 않아 배설도 잘 못하게 된다.

무엇보다 온몸이 제대로 기능하도록 해야 한다. 그러려면 장에서 유독 물질이 흘러나와 다른 기관에 쌓이지 않게 먼저 장을 세척해야 한다. 최근 들어 의사들은 장 누수 증후군(leaky gut syndrome)에 대해 많은 우려를 나타내고 있다. 게실이 생겨서든 아니면 또 다른 이유에서든 장의 움직임이 둔화돼 변비가 생기면 많은 독소와 콜레스테롤, 지방이 혈액과 림프액으로 새나가게 된다. 음식물이 빠르게 장을 통과하게 하려면 과일, 채소, 콩류, 전곡류 같은 고섬유질 음식을 많이 섭취해야 한다.

또한 장을 세척하면서 신장도 잘 관리해주어야 한다. 그렇다고 해서 신장에 너무 많은 부담을 주어서는 안 된다. 신장은 선천적으로 약한 기관이어서 자칫 잘못하면 문제가 생기기 때문이다. 신장에 문제가 생기면 발목이 붓고, 혈액 내 요소와 크레아티닌 수치가 상승한다. 그러나 그런 증상은 장세척을 한 뒤 사라지기도 한다.

오늘날 의사들이 무엇보다 장을 잘 돌본다면 사망률을 크게 떨어뜨릴 수 있다. 의사들은 언제쯤 눈을 떠서 만성 질환을 앓는 환자의 80%를 제대로 치료할 수 있는 방법이 있다는 사실을 알게 될까? 게다가 흔히 볼 수 있는 장 관련 장애는 여러 해에 걸쳐 발전한다. 그런 장애는 대개 위에서 시작된다. 예를 들어, 가끔은 처방전 없이 살 수 있는 약을 복용해서 장내에 찬 가스를 제거할 수도 있다. 그러나 그전에 먼저 가스가 생겨나게 하는 식습관을 바로잡지 않으면 미래의 건강은 보장할 수 없다. 모든 만성 질환은 초기에 문제를 바로잡지 않은 데서 발생한다.

언젠가 한 여성 환자가 내게 이런 말을 했다. "제 건강을 좀 관리해주셨으면 하는데요. 어떻게 하면 건강해질 수 있을까요?" 가장 먼저 눈에 띈 사실은 그녀가 비만하다는 것이었다. 그녀는 너무 많은 지방을 섭취하는 식습관을 갖고 있었다. 그런데 문제는 그런 식습관이 아주 어릴 때부터 몸에 밴 것이라는 데 있었다. 부모 역시 그녀와 똑같은 식습관을 갖고 있었다. 그녀는 부모가 해주는 음식을 먹고 자랐다. 당연히 부모 역시 그녀와 똑같은 건강 문제를 갖고 있었다. 천성적으로 몸이 약한데다 그런 환경까지 더해져 더욱 약해진 것이다. 그런 환자를 보면 나는 타임아웃을 불러 모든 것을 잠시 멈추고 적절한 영양 섭취에 대한 강의를 해주고 싶다. 그런 상황에서는 무엇보다 적절한 식습관에 대해 생각해봐야 하기 때문이다. 우리의 장은 건강에 좋은 음식이 들어오면 12~15시간 이내에 반응한다. 소장에서 음식이 소화되고 대장에서 배설된다. 건강한 삶을 유지하려면 우리 몸이 그런 기능을 제대로 해주어야 한다. 문제를 내일로 미루어서는 안 된다. 내일이면 우리 몸에 이미 독성 물질이 쌓이게 되기 때문이다.

그 여성 환자의 건강을 증진시키기 위해 먼저 그녀의 몸이 현재 어떤 상태인지, 그리고 그런 상태를 개선하려면 어떤 영양분을 섭취해야 하는지를 살펴보았다. 그다음에는 부모에게서 물려받은 그녀의 허약한 체질에 대해서도 면밀히 살펴봐야 했다.

명심해야 할 것은 인간의 몸은 주어진 환경에 스스로를 맞춰간다는 것이다. 우리 몸은 우리가 먹는 샐러드, 커피와 도넛, 들이마시는 공기, 마시는 물 등에 스스로를 맞춘다. 따라서 우리의 지식과 지혜를 활용해 부정적인 환경 요인을 극복하고 건강한 삶을 영위할 수 있도록 해야 한다.

우리는 변해야 한다. 지난해 또는 20년 전의 생각에서 벗어나야 한다. 이제 그만 부모에게 물려받은 식생활습관에서 벗어날 때가 됐다. 현재 우리의 생활 방식이 상당히 자기파괴적이라는 것을 깨달아야 한다. 이렇듯 우리의 생활 방식이 자기파괴적인 것은 인간이 워낙 어리석은데다가 중요한 것을 자주 망각하고 소홀히 하기 때문이다.

최선의 생활 방식이 있다면 그것은 바로 자연의 법칙대로 살아가는 것이다. 의사도 우리에게 최선의 것을 가르쳐주지 못한다. 의사에게 기대는 것보다 더 좋은 방법은 자연으로 눈을 돌려 그 법칙을 잘 이해하고 순응하는 것이다.

차례

추천의 글 5
감수의 글 7
머리말 9
서문 14

1부 장 건강을 돕는 핵심 이론

1장 – 장에 더 많은 관심을 갖자
약물치료 대신 교육 34 | 5대 배설기관 38 | 문제 자체를 수술해야 한다 41 | 중독된 대장이 인체에 미치는 영향 45 | 건강한 장을 유지하기 위한 노력 46 | 장의 해부학적 구조와 생리학적 기능에 대한 교육 48

2장 – 장 독혈증과 자가중독
장폐색에서 비롯되는 장 독혈증 62 | 단백질 분해 세균에 의해 만들어지는 독성 화학물질들 64 | 장 독혈증과 자가중독증의 임상학적 징후 68

3장 – 흔히 볼 수 있는 장 질환들
변비 83 | 완하제의 함정 94 | 게실 질환 95 | 대장염 105 | 협착증 107 | 장내 가스 109 | 궤양 117 | 장 경련 118 | 유착 120 | 장 기생충 121 | 대장 탈출 123 | 대장암 128

4장 – 신경궁 반사
문제의 뿌리까지 파고들다 136 | 수정에 대한 새로운 사실 136 | 의사들이 눈으로 보면서도 깨닫지 못하는 것들 141 | 장에는 신경이 적어 통증을 못 느낀다 145 | 신경궁 반사 현상을 깨뜨리자 147 | 감정과 장의 관계 149

5장 – 장 관리를 위한 영양학

문명사회에서 저질러지는 영양과 관련된 6가지 죄 153 | 음식과 관련된 9가지 법칙 171 | 화학적 균형의 중요성 192

6장 – 장 관리를 위한 그 외의 비법들

단식과 제한된 식이요법들 199 | 1주일당 하루씩의 단식 201 | 단식이나 제한된 식이요법 끝내기 205 | 건강과 조화를 위한 식이요법 206 | 무엇을 먹느냐도 중요하지만 무엇을 흡수하느냐도 중요하다 217 | 건강한 삶에 이르는 길 218

2부 건강한 장을 위한 실천 방법

7장 – 7일 세척 프로그램

세포 조직 세척에 필요한 마음가짐 225 | 보조식품들 230 | 보조식품들을 사용할 수 없는 경우 237 | 관장에 필요한 도구들 238 | 7일 세척 프로그램 절차 244 | 7일 세척 프로그램 기간 중의 일과표 258 | 7일 세척 프로그램 마무리하기 260

8장 – 7주 증강 및 교체 프로그램

과도기의 식단 265 | 활생균 제품 보충 267 | 추천 일과표 269 | 운동 272 | 좌욕 276 | 치유의 위기 277 | 지속적인 장 관리를 위한 조언들 280 | 장내의 적절한 세균 분포 282 | 현대식 변기의 문제점들 285 | 현대식 변기와 관련된 질환들 289

후기 294
부록 300
용어 해설 303

1부

장 건강을 돕는
핵심 이론

장 기능 저하는 만병의 근원임에도

현대인들은 장에 대해 제대로 인지하지 못한다.

1부에서는 장이 인체 내에서 왜 중요한지,

그리고 장의 기능이 저하되면 어떤 식으로 사람 몸 안에서

각종 질환이 발생하게 되는지 말한다.

1장 장에 더 많은 관심을 갖자

　과거 사람들은 지금보다 장에 대한 지식을 더 많이 갖고 있었고, 장을 잘 관리하는 방법도 가르쳤다. 그런데 어찌된 일인지 장에 관련된 지혜가 사라졌고, 장 관리 문제는 이제 아무도 거론하려 들지 않는 그런 주제가 되어버렸다. 현대인들은 장을 망각하고 부적절한 삶을 살고 있으며, 장을 함부로 다루면서 최근 들어서는 이런저런 장 관련 질병도 많아졌다. 장을 건강하게 유지하는 것이 질병에 걸리지 않을 가장 좋은 방법인데 말이다.

　장을 잘 관리한다는 것은 "올바른 정보로 무장하고 신중한 식생활로 보다 건강한 삶을 산다는 것"을 의미한다. 장을 잘 돌보는 사람들의 특징은 건강하고 활기가 넘치며, 낙천적인 생각을 하며, 정기적으로 장 세척을 하는 등 장을 효과적으로 관리해 몸 안에 치명적인 독성 물질이 쌓이지 않게 한다. 살아가면서 더 좋은 것을 누리고 싶다면 우리의 장이 어떤 기관이고, 어떻게 기능하며, 어떤 것을 필요로 하는지 등 장에 대해 잘 알아야 한다. 그러면 인생의 많은 비밀을 찾아낼 수 있게 되고, 자신에 대해 긍정적인 마음을 갖게 되며, 자기 몸의 여러 가지 기능을 스스로 잘 통제할 수 있게 된다.

이 책에서 소개하는 올바른 생활 방식을 따른다면 우리의 장은 곧바로 반응한다. 따라서 그 방법을 잘 이해하고 그대로 따르려고 노력하면 건강이 좋아지고 각종 질병으로부터 자유로워질 것이다.

미래학자 앨빈 토플러는 자신의 저서 《미래의 충격》에서 "인류가 현재와 미래에 살아남으려면 새로운 사상과 습관에 아주 빨리, 즉 과거 그 어느 때보다 빨리 적응할 수 있어야 한다."고 주장했다. 인류는 건강 문제에 대해서도 그렇게 하고 있을까?

오늘날 우리 사회에서 흔히 볼 수 있는 육체적·정신적 고통의 가장 큰 원인은 자가중독—즉 우리 몸속의 각종 미생물, 신진대사 결과로 나오는 노폐물, 그리고 독성 물질로 인한 중독—이라고 생각된다. 자가중독으로 인해 인체는 매우 불결해지며, 그 결과 각종 불균형과 교란, 왜곡이 생겨나고 여러 가지 질병도 발생한다. 자가중독증은 인체에 큰 영향을 미쳐 명석한 사고와 분별력, 건전한 판단력, 활력, 건강, 행복 등을 앗아간다. 자가중독이 더욱 심해지면 환멸, 비통함, 낙심, 혼돈까지 느끼게 된다. 자가중독 증상을 극복하는 것은 쉽지 않은데다 시간도 오래 걸릴 수 있는데, 그런데도 사람들은 차일피일 미루는 경우가 많다. 나는 약물치료보다는 교육의 힘을 더 믿는다. 그러나 초기에 제대로 교육받지 못하면 결국 나중에 약물치료를 할 수밖에 없다.

교육을 통해 치유 효과를 제대로 보려면 가장 중요한 법칙 중 하나를 실천해야 한다. 바로 '헤링의 치유 법칙'인데, 19세기 독일의 동종요법 전문의 콘스탄틴 헤링에 의해 만들어진 법칙이다. 헤링 박사는 자연 법칙에 따른 치유 원칙으로 치료했는데, 그 과정에서 한 가지 중요한 사실을 알게 됐다.

"모든 치료는 안에서부터 시작해 밖으로, 머리에서부터 아래쪽으로, 그리고 증상이 나타난 순서와 반대 순으로 해야 한다."

헤링의 법칙은 자연적인 치유 과정에서 가장 믿을 만한 법칙으로, 이 책에서도 필요할 때마다 반복해서 나올 것이다.

현명한 치유 방법을 찾기 시작한다면 인체 관리 프로그램에서 가장 먼저 관리해야 할 것 중 하나가 장이라는 사실을 알게 될 것이다. 집에서든 사무실에서든, 아니면 그 어디에서든 노폐물 배설이 문제가 되지 않는 적은 없다. 노폐물은 유기체에서 나온 것이든 그렇지 않든, 인류의 생활 패턴에서 나오는 자연스러운 결과물이다.

오래전에 이미 인류의 질병 중 대부분은 부적절한 노폐물 처리와 위생에서 비롯된다는 사실이 밝혀졌다. 과거 사람들은 소변과 대변, 주방에서 나오는 음식쓰레기 같은 노폐물을 그대로 하천으로 흘려보냈다. 그런 상황은 유럽과 전 세계 여러 지역에서 많은 질병과 역병이 퍼지는 데 큰 역할을 했다. 이후 수세기에 걸쳐 위생 시설은 점차 개선되었다. 이제 도시에서는 지하 하수구를 통해 수많은 사람이 쏟아내는 잠재적인 유해 노폐물이 처리된다. 시골 지역에도 오래된 옥외 변소 대신 정화조 시설이 들어섰고, 다른 위생 시설도 개선되었다. 도시에서는 각종 세제와 살균제를 이용해 사무실 건물과 가정집에 대한 정기적인 소독 작업도 실시되고 있다. 이런 면에서 인류는 많은 발전을 이룩했다.

그러나 인체 노폐물 배설 문제에 관한 한 바깥보다는 안쪽에서부터 시작되어야 한다. 건강에 해로운 음식 섭취와 무분별한 생활 방식을 중단함으로써 더 이상 우리 몸 안을 비위생적인 상태로 만들지 말고 이런저런 부작용도 생기지 않게 해야 한다. 말하자면 우리 몸 안에도 하수조 내지 하수구 시설이 있으므로 그 시설을 늘 깨끗하게 관리해야 한다. 내부 환경을 적절히 관리해야 질병을 피하고 건강을 증진시킬 수 있다는 사실을 깨달아야 한다.

오늘날 외부 위생 시설에는 그렇게 많은 신경을 쓰면서 그보다 훨씬 중요한 우리 내부의 위생 시설에는 별 신경을 쓰지 않고 있다는 것은 모순이 아닐 수 없다. 우리 할머니들은 늘 장에 많은 신경을 썼는데, 유황과 당밀을 섞어 해독제로 사용했다. 그리고 막힌 장을 뚫기 위해 관장도 활용했다. 이처럼 과거 사람들이 지금보다 훨씬 장 문제와 그 치료 방법에 익숙했다. 그런데 오늘날 우리는 그런 것들과 멀어졌고, 그 결과 많은 사람들이 앓지 않아도 될 병들을 앓고 있다.

약물치료 대신 교육

올바른 생활 방식을 유지한다면 굳이 장 문제를 걱정할 필요도 없을 것이다. 그러나 우리는 대개 잘못된 생활 방식을 유지하고 있다. 올바른 음식을 먹지 않고, 운동을 하지 않으며, 맑은 공기를 마시거나 햇빛을 충분히 쬐지 않고 있다. 올바로 하지 않는 것이 워낙 많아서 장이 올바로 기능하기를 바란다는 것 자체가 지나친 욕심이다.

오늘날 각종 질병에 대한 통계 자료들을 보면, 그리고 의사들이 그 질병들을 다루는 것을 보면 잘못된 생활 방식과 습관에서 비롯되는 문제를 바로잡는 데 많은 관심을 쏟고 있다는 것을 알 수 있다. 잘못된 습관은 교육 부족에서 비롯된다. 사람들은 대개 남들이 하는 대로 그대로 따라하는데, 제대로 된 건강 지식을 갖고 있는 사람이 거의 없다.

현대적인 것이라고 해서 다 좋은 것은 아니다. 잘못된 습관은 '현대 문명'에서 비롯되는 경우가 워낙 많기 때문이다. 내가 말하는 현대 문명이란 '진보되었다'는 의미다. 현대인들은 스스로 진보된 사람들이라고 생각하는데, 우리가 진보시켜온 많은 것이 건강에도 좋은 것은 아니다. 대기오염은 많은 폐 관련 문제를 야기하고 있다. 우리가 마시는 식수 또한 흙에서 침출되는 화학 물질이나 유해 세균을 죽이기 위해 식수에 섞는 화학 물질 때문에 위협받고 있다. 심지어 화장실 변기도 현대 문명이 낳은 편리한 장치이기는 하지만, 애초의 의도만큼 위생적이지는 못하다.

의사들은 환자들에게 올바른 생활 방식에 대해 알려주고 있지 않은데, 나는 모든 의사가 자기 시간의 절반을 환자들에게 건강을 유지하려면 어떻게 해야 하는지를 가르치는 데 써야 한다고 생각한다. 건강에 대한 지식은 치유 과정에서 꼭 필요한 것이기 때문에 의사들은 환자들에게 지식을 나눠줄 책임이 있다. 대부분의 질병은 잘못된 생활 방식과 식습관 때문에 생겨난다. 따라서 사람들이 질병을 치유하기 위해 입원

할 경우, 땜질식 처방을 한 뒤 집으로 돌려보내 똑같은 실수를 되풀이하게 해서는 안 된다. 의사들은 하루 정도의 시간을 할애해 건강 교육을 시킨 후에 입원 환자들을 퇴원시켜야 한다. 환자들에게 주방 위생 관리를 어떻게 해야 하는지, 가족들의 식단은 어떻게 꾸며야 하는지, 잘못된 생활 방식을 되풀이하지 않으려면 어떻게 해야 하는지 등에 대해 가르쳐주어야 한다. 그렇지 않으면 환자들은 또다시 병원을 찾게 될 것이다.

도넛을 먹으면서 커피 한 잔을 곁들이는 생활습관을 가진 사람들이 많은데, 그런 사람들도 치료를 받은 뒤에는 다시 당분과 카페인을 섭취하는 예전 습관으로 돌아간다. 그들은 또다시 의사를 찾게 될 것이다. 환자 자신도 그렇게 될 것임을 알며, 의사 역시 안다. 그러나 의사의 경우에는 그것이 모두 돈으로 연결된다. 내 말이 조금 심하다고 생각할지 모르지만, 의사들은 일단 한 번 수술을 하게 되면 또 수술을 하게 된다는 사실을 안다. 왜일까? 첫 번째 수술을 받게 만든 문제를 근본적으로 해결하기 위해 한 일이 아무것도 없기 때문이다.

미국암협회에서는 암에 걸리기까지 20년 남짓 걸린다고 주장한다. 그간 암을 퇴치하기 위한 약물치료와 수술 기술에 큰 발전이 있었다는 점은 인정하지만, 이런 질문을 던지고 싶다. 그렇다면 암이 처음 자라나기 시작한 20여 년 전에 의사들은 다 어디에 있었단 말인가? 그리고 의료계는 질병 치료에는 그렇게 죽자 사자 매달리면서 질병 예방에는 왜 그렇게 소홀한가? 만일 100만 명을 대상으로 "암에 걸려 치료받기를 원하는가, 아니면 애당초 그런 병에 걸리지 않기를 원하는가?"라는 질문을 던진다면 사람들은 무엇이라고 대답할까? 지금이라도 예방 차원에서 우리 몸을 더 잘 관리하는 법을 배워야 한다.

정부의 건강 담당 부서는 무엇을 하고 있는 걸까? 그들은 주로 질병을 감시하거나 기록하는 일을 한다. 그들의 주요 관심사는 질병 그 자체다. 유행성 질병이 발생하면 그들은 그 병이 어디서 시작되었으며, 어떻게 퍼져 나가고 있는지, 그리고 적절한 치료법은 무엇인지를 알아내려 애쓴다. 유행성 질병을 예방하기 위해 예방접종을 권하는 것 외에는 거의 아무런 노력도 하지 않는다.

정부에서는 특정 질병에 대해 연구하는 단체와 연구소에 보조금을 지급한다. 그런데 그런 단체와 연구소가 과연 질병 예방법을 알아내는 데도 시간을 투자할까? 나는 한 단체가 식습관과 영양분 섭취 방식이 암에 미치는 영향을 연구하면서 상당액의 정부 보조금을 받았다는 것을 알고 있다. 그 단체는 알코올이 이미 발병한 암에 미치는 영향을 조사하는 것으로 연구를 시작한다고 했다. 나는 그 단체가 왜 암 예방에 도움을 줄 방법을 찾는 연구는 하지 않았는지 의문을 가져야 한다고 생각한다. 물론 연구 결과 알코올이 해로운 영향을 준다고 밝혀질 것은 뻔한 일이다. 그러나 이런 결과는 우리에게 암 예방에 대해 아무것도 말해주지 않는다.

만일 치료 목적의 연구에만 돈을 쏟아 붓는다면 예방이 얼마나 강력한 효과가 있는지를 절대 알지 못할 것이다. 이제 방향을 돌려야 한다. 새로운 관점에서 건강을 바라봐야 한다. 무엇보다 예방 관점에서 건강 전략을 짜는 일에 노력을 집중해야 한다.

약물치료보다는 교육이 효과적이다. 이 말을 되풀이하는 것은 건강 교육을 더 많이 받을수록 약물치료를 덜 받아도 되기 때문이다. 우리는 건강해지는 법과 건강을 유지하는 법을 알아야 한다. 물론 세상에는 여러 부류의 사람들이 있으므로 건강 교육 또한 각자의 이해 수준에 맞춰 이루어져야 한다.

누구나 병이 난 뒤 건강해질 수만 있다면 어떤 대가도 치르려 할 것이다. 그러나 우리는 아무리 돈이 많다고 해도 건강을 돈 주고 살 수 없다는 것을 안다. 그 누가 얼마나 큰돈을 내든 절대 살 수 없는 것이 건강이기 때문이다. 따라서 우리는 직접 건강을 챙겨야 한다. 그러려면 노력이 필요하다. 그런데 오늘날 의료계의 접근 방식에 따르면 환자는 건강에 대한 지식을 얻을 수도 없고, 건강에 대한 인식이나 이해를 높일 수도 없으며, 건강과 관련된 행동에 변화를 꾀할 수도 없다. 그리고 건강에 대한 마음 자세와 인식을 높이지 않는 한 보다 나은 건강을 얻을 수 없다. 그런 일을 가능하게 하는 것이 바로 교육이다. 교육은 노폐물 배설 기능을 맡고 있는 인체 내부의 기관에 대해 배우는 것으로 시작할 수 있을 것이다.

5대 배설기관

나는 장을 모든 배설기관 중 왕이라고 부르는데, 그런 의미에서 이 책은 주로 장에 대해 다루었다. 물론 다른 네 개의 배설기관도 매우 중요하므로 어느 정도는 알아두어야 할 것이다. 인체는 각 기관이 유기적으로 연결돼 통합적으로 기능하며, 모든 기관이 제 기능을 해야 한다. 만일 5대 배설기관이 제 기능을 다하지 못한다면 인체의 신진대사 결과 나오는 노폐물을 제거하기 위해 다른 기관이 추가 부담을 떠안게 된다.

장 이외에 가장 규모가 큰 배설기관은 피부다. 피부를 잘 보살펴 제대로 기능하게 한다면 다른 배설기관들의 부담도 줄어든다. 죽은 피부 세포와 땀을 흘릴 때 분비되는 노폐물을 제거하는 방법으로 피부를 문지를 것을 권한다.

다음 배설기관은 신장이다. 신장은 인체 내부를 세척하는 데 매우 중요한 역할을 하며, 두 개가 있다. 신장의 활약으로 혈액 속에 들어 있는 독성 노폐물과 여분의 수분을 거르는 예비 능력을 100% 확보할 수 있다. 한쪽 신장이 전혀 기능을 못하게 되어도 살 수 있는데, 그것은 다른 하나의 신장만 제대로 움직여도 얼마든지 제 기능을 할 수 있기 때문이다. 신장 하나만으로도 제 기능을 할 수 있는 것은 피부가 혈액에서 수분을 걸러주는 보충 필터 역할을 해주기 때문이다. 신장에 힘을 보태줄 수 있는 가장 좋은 방법은 깨끗한 물을 많이 마시는 것이다. 수박주스를 마시는 것도 배설 기능을 수행하는 신장에 도움을 줄 수 있다.

또 다른 중요한 배설기관은 림프계다. 림프는 세포 내 노폐물을 잡아내 혈류 속에 버리는 역할을 한다. 림프가 혈류 속에 버린 노폐물은 간에 의해 처리되어 신장에서 걸러진다. 림프 속에 들어 있는 백혈구 또한 인체 면역체계의 기능 중 일부로, 유해한 세균을 죽이는 역할을 한다. 혈액은 심장의 펌프질에 의해 혈액 속을 이동해 인체 구석구석까지 순환되지만, 림프는 그렇지 못하다. 림프는 팔다리의 움직임이나 근육 활동에 의해 순환된다. 림프절의 대부분이 인체 내에서 가장 움직임이 많은 부위에 모이는 것은 바로 이 때문이다. 림프절은 주로 팔다리가 몸통과 만나는 부위, 움직임이 많은 목 부근 등에서 발견된다. 림프의 기능에 가장 큰 도움이 되는 것은 운동이다.

마지막으로 그 어떤 배설기관 못지않게 중요한 것은 폐와 폐의 세기관지로, 이 둘은 호흡기계의 일부를 이룬다. 인체에서 만들어지는 독성 노폐물 중 일부는 폐를 통해 가스 형태로 호흡기계를 빠져나온다. 그리고 호흡하는 과정에서 이산화탄소가 산소로 바뀐다. 여기서도 운동이 자연스럽게 배설 활동을 도와주는 역할을 한다. 폐에 가장 좋은 운동은 '코로 숨쉬기'다. 지금은 고인이 된 로버트 게인스가 개발해 자신의 저서 《꼭 필요한 호흡법》에서 소개한 호흡법으로, 뉴욕 시 경찰국 소속 경

코로 숨쉬기

1. 순전히 코를 이용해 짧고 빠르게 숨을 들이마시면서 세 걸음을 걷는다. 각 걸음마다 더 깊게 코로 숨을 쉰다.

2. 네 번째 걸음을 내디디면서 빠르게 그리고 완전히 코로 숨을 내쉰다.

3. 그런 다음 숨을 참으면서 세 걸음을 걷는다.

4. 여덟 번째 걸음을 내디디면서 완전히 숨을 내쉰다.

5. 1~4를 반복한다.

> 한 달 동안 하루 세 차례, 한 번에 5분씩 이 운동을 한다. 그런 다음 하루에 네 차례, 한 번에 8분씩 운동 시간을 늘린다.

찰들에게 폐활량을 늘려 스태미나를 증진시킬 목적으로 가르쳤다. 가스 교환을 촉진시켜 혈액 내 산소 공급을 늘리고 독성 물질들을 제거해 주는 호흡법이다.

여러 해 동안 요양소를 운영하면서 건강을 되찾고 유지하기 위해 우리가 할 수 있는 가장 중요한 일은 5대 배설기관을 잘 돌보는 것이라는 사실을 알게 됐다. 5대 배설기관이 최상의 기능을 발휘하게 하는 것보다 중요한 일은 없다. 이 기관들이 제 기능을 하지 못한다면 세상 그 어떤 약과 요법도 별 도움이 안 되며 지속적인 효과도 낼 수 없다. 그리고 5대 배설기관 중 가장 혹사당하고 소홀히 다뤄지는 것은 바로 장이다.

문제 자체를 수술해야 한다

환자들에게 어떤 수술을 받아봤냐고 물어보면 거의 예외 없이 나오는 첫 마디가 편도선 수술이다. 편도선은 인체가 세균 감염에 맞서 싸우는 과정에서 생겨나는 노폐물을 제거하는 일을 돕는다. 그런 편도선에 염증이 생기거나 부풀어 오르는 것은 우리 몸이 과도한 노폐물을 제거하려 애쓰고 있다는 뜻이다. 편도선은 인두 쪽으로 노폐물을 배출하는데, 그 노폐물은 정상적인 장의 움직임에 의해 삼켜져 사라진다. 따라서 편도선을 제거하면 인체 내 배설 시스템에 부담을 주게 된다. 편도선이 하던 일을 다른 배설 경로들이 대신해야 하기 때문이다.

아주 최근까지만 해도 편도선이 세균 감염의 근원이라고 믿어져 의료계에서는 편도선을 제거하는 것이 유행이었다. 의사들은 편도선에 계속 염증이 생기는 경향이 있으므로 문제의 소지를 없애려면 아예 편도선 자체를 제거하는 게 좋다고 믿었다. 염증이 생기거나 부풀어 오른 편도선을 아무렇지 않게 잘라낸 것은 편도선의 기능에 대해 무지했기 때문이다. 그러면서 그것이 시끄럽다고 화재경보기 자체를 떼버리는 것이나 마찬가지라는 사실도 깨닫지 못했다. 편도선은 제거해야 할 노폐물이 너무 많아 인체에 과부하가 걸렸다는 것을 알려주는 경고 장치다. 가족 가운데 유방암 병력이 있는 여성들 가운데 예전 의사들과 유사한 논리로 대처하는 여성들이 있다. 건강한 유방을 갖고 있는데도 림프 조직이 많다고 아예 유방 자체를 제거해버리는 것이다. 하나의 무지가 또 다른 무지를 낳는다.

편도선 수술 다음으로 흔한 수술이 충수돌기 수술이다. 충수돌기는 의료계 권위자들에 의해 쓸모없는 흔적 기관으로 여겨지는 기관으로, 편도선과 마찬가지로 림프 조직의 또 다른 예이기도 하다. 충수돌기 역시 과부하가 걸리거나 독성 물질에 감염되면 염증이 생길 수 있다.

충수돌기염 같은 대장 관련 문제는 인체를 깨끗하게 관리하지 못할 때, 즉 인체 내부를 깨끗하게 유지하지 못할 때 대장이 독성 물질에 감염되면서 생겨난다. 그런데 문제는 대부분의 사람들이 인체 내부를 깨끗하게 유지하는 방법을 모른다는 것이다. 우리는 날마다 인체 외부를 깨끗하게 해주는 온갖 종류의 제품 광고를 보며 살아가지만, 그 누구도 인체 내부를 깨끗하게 하는 방법은 알려주지 않는다. 인체 외부의 청결

보다 인체 내부의 청결과 환경에 더 많은 관심을 돌려야 한다. 더러워진 몸 안에 음식을 넣으면서 좋은 결과를 기대한다면 정말 어리석은 일이다. 우리는 단순히 깨끗한 음식을 먹는 일 이상을 해야 한다. 진정한 청결은 인체 내부에서 시작되어야 하기 때문이다. 그러려면 마음을 깨끗하게 하고, 그런 다음 몸의 세포 조직을 깨끗하게 만들어야 한다. 마음을 깨끗하게 하려면 정신적인 노력이 필요하고, 몸을 깨끗하게 하려면 장 관리부터 시작해야 한다.

우리는 장이 제대로 기능하지 않을 경우 완하제의 도움을 받으면 된다고 교육받았다. 미국에서 아스피린 다음으로 많이 팔리는 약이 완하제라는 기사를 어디선가 읽은 기억도 있다. 처방전 없이 살 수 있는 감기약과 신경안정제도 많이 팔리지만, 완하제는 아마도 거의 모든 가정의 구급상자에 들어 있을 것이다. 집집마다 몇 사람은 변비 증상이 있을 것이고, 장 문제도 갖고 있을 것이다. 상업용 완하제가 시판되지 않았던 시절에는 장 움직임을 촉진하기 위해 다른 방법들이 쓰였다.

과거에는 엄마들이 아이가 아플 때 어떻게 했을까? 물론 아이에게 관장도 해주었다. 사람들은 장 활동이 중요하며, 건강과 밀접한 관련이 있다는 것을 잘 알고 있었다. 완하제의 도움이 필요하면 유황과 당밀을 섞어서 썼다. 그러나 사람들은 완하제의 효과가 지속적이지 못한데다가 변비 문제를 해결하는 바람직한 해결책도 되지 못한다는 사실을 알게 됐다. 장 관리에 대한 지식이 생기면서 변비 문제 해결을 위해 완하제를 쓰는 것보다 좀 더 나은 방법을 찾아야 한다는 사실을 깨닫게 되었다. 따라서 장에 대한 지식을 충분히 갖춰 만성적인 장 문제를 피해야 한다. 만성적인 장 문제를 오랫동안 방치해두면 수술을 받아야 하는 지경에 이를 수도 있다. 사람이 아니라 문제 자체를 수술하도록 하자.

교육을 통해 우리는 몰라서 보지 못하던 것들을 볼 수 있는 새로운 감성 내지 더욱 예민한 감성을 갖게 된다. 새로운 감성은 장 문제를 보다 잘 이해하고 돌보는 데 필요하다. 사람의 장에는 통증을 느끼는 신경이 거의 없어 장에 문제가 생겨도 통증으로 해석될 만한 정보를 뇌에 전달하지 못한다는 사실에 특히 유념해야 한다. 외과 의사들은 복부 수술을 할 때 마취하는 것은 복부 벽을 절개할 때 통증을 느끼지 않게 하기 위해서라고 말한다. 일단 복부 벽을 절개하고 나면 의사들이 장에 외과적인 조치를 취해도 환자는 통증을 느끼지 못한다. 이처럼 장에는 통증 전달 신경이 거의 없어 장이 보내는 구조 신호를 제대로 알아채기 어렵다.

장과는 달리 피부에는 통증을 감지하는 신경이 많아 피부에 문제가 생기면 금방 알 수 있다. 예를 들어 우리의 입술 피부는 촉감 및 통증을 느끼는 신경이 워낙 많아 머리카락 하나만 닿아도 금방 느낀다. 이처럼 장과 피부의 차이만 보더라도 인체의 각 부위가 뇌에 감각을 전달하는 능력 면에서 얼마나 큰 차이가 있는지 알 수 있을 것이다. 그렇기 때문에 장에 통증이 느껴질 정도가 됐다면 이미 심각한 문제가 생긴 것이라고 봐도 무방하다.

장이 통증을 잘 느끼지 못하기 때문에 대부분의 사람들은 어떤 문제가 확실히 나타나기까지는 신경을 쓰지 않는다. 나는 그 사실을 유명한 영화배우 존 웨인이 세상을 떠났을 때 실감했다. 그가 1964년 처음 폐

암 수술을 받은 사실을 기억할 것이다. 나중에 그는 다시 입원해 위암 수술을 받았다. 더 많은 시간이 지난 뒤 그는 또다시 입원해 이번에는 대장암으로 세 번째 수술을 받았다. 그것이 그의 마지막 수술이었고, 얼마 뒤인 1979년에 세상을 떠났다. 내가 보기에 그의 경우 처음 폐암 징후가 나타났을 때 장 검사를 면밀히 했어야 했다.

이 책의 주제는 장 상태가 다른 모든 인체 부위의 상태에 영향을 준다는 것이기도 하지만, 장을 맨 마지막이 아니라 맨 먼저 살펴봐야 한다는 것이다. 그간 많은 환자들을 봐온 경험에 비춰보건대, 존 웨인의 경우 폐에 문제가 생기기 훨씬 이전에 장에 문제가 있었을 것이라고 장담한다. 좀 더 일찍이 장을 잘 돌봤더라면 아마 다른 데까지 문제가 생기지는 않았을 것이다. 장은 상태가 아주 심각해진 후에야 뒤늦게 문제를 호소하는 경우가 많아 우리 스스로 장을 제대로 돌보는 법을 배우는 것 외에는 대비책이 없다. 장을 돌보는 법을 배우게 된다면 독성 물질에 의한 대장 중독과 관련된 다른 많은 질병들은 피할 수 있을 것이다.

중독된 대장이 인체에 미치는 영향

장 활동이 둔화되면 장벽을 통해 독성 물질이 더 많이 흡수되고, 혈류 속으로도 더 많이 흘러 들어가게 된다. 그런 다음 그 독성 물질이 혈액을 따라 온몸으로 퍼져 나가 그중 일부는 세포 조직 안에 쌓이는데, 대부분 선천적으로 가장 약한 세포 조직 안에 쌓이게 된다. 물론 다른 배설기관의 활동까지 저하된다면 더 많은 노폐물이 인체 내에 쌓이게 된다. 세포 조직 안에 독성 물질이 쌓일 경우, 특히 독성 물질이 많이 쌓인 세포 조직 안에서 세포 기능에 변화가 일어나게 된다. 인체는 절반만 소화된 영양분으로는 세포 조직을 만들지 못하기에 일부만 소화된 물질이 문제를 더욱 악화시켜 소화 기능까지 떨어질 수 있다. 인체가 퇴행성 질환 수준까지 도달했다면 인체의 한 부위 또는 여러 부위에 독성 물질이 쌓였다는 표시이기도 하다. 그야말로 해독 작업과 인체 세포 조직 청소를 고려해야 할 시기다.

우리 몸은 피로나 혈액순환 장애, 부적절한 식습관 같은 문제들로 인한 독성 물질 축적으로 큰 부담을 갖게 된다. 따라서 인체 해독 작업을 할 때는 특히 그런 문제들에도 신경을 써야 불필요한 시간 낭비를 줄일 수 있다. 인체 기능이 저하되면 인체 내에 축적된 독성 물질을 제거하지 못하게 된다는 점을 강조하고 싶다. 그렇게 되면 우리 몸 안에는 점점 더 많은 독성 물질이 쌓이게 되고, 그 결과 각 세포 조직에 적절한 산소 공급을 하지 못하게 된다. 산소가 없으면 우리 몸은 활력을 잃게 되고, 활력을 잃고 피로가 쌓인 몸은 또다시 기능이 떨어지는 악순환이 일어난다. 피로가 쌓인 몸은 독성 물질을 제거하는 능력이 저하되고, 독성 물질에 찌든 환자들은 늘 피로감을 호소한다.

건강한 장을 유지하기 위한 노력

건강을 유지하기 위해 꼭 필요한 과정 가운데 배설은 단연 가장 중요하다. 그리고 우리 몸의 메커니즘을 생각해보면 위장 계통이 정말 중요하다. 사실 나 역시 처음에는 적절한 장 관리의 중요성에 대해 반신반의했다. 그런데 환자들을 대상으로 한 여러 해에 걸친 임상영양학 효과를 목격하면서 세포 조직의 상태가 건강 상태와 질병 유무를 결정짓는 핵심 요소인 경우가 많다는 사실을 뒤늦게 깨달았다.

이제 나는 우리 몸의 건강 문제가 다른 어떤 부위보다 장에서 더 많이 시작된다는 것을 확신한다. 우리 몸의 건강은 장을 얼마나 깨끗하게 관리하느냐에 달렸다. 이 점을 잊지 말라. 우리 몸의 세포 조직이 얼마나 깨끗한가 하는 것은 장의 상태에 따라 결정된다. 이 단순한 사실만 깨달아도 장 건강에 대한 우리의 인식은 크게 진일보한 것이다.

배설기관 가운데 장이 특히 중요하기 때문에 일부 건강 전문가들은 이미 오래전부터 장에 큰 관심을 보였다. 물론 인체 모든 부위에 관심을 갖는 것이 훨씬 더 바람직하기는 하지만, 인체 세포 조직에 대한 해독 작업은 장에서부터 시작해야 한다. 그러려면 적절한 수분 섭취, 신경 관리, 근육 관리, 혈액순환, 적절한 양의 생화학 영양분 섭취 등이 필요하다. 그러나 이미 장에 독성 물질이 쌓여 더러워져 있다면 장세척이 선행되어야 한다.

인체 내 신진대사 결과 생겨난 내부 독성 물질과 오염된 공기나 물 또는 흡연 등으로 생겨난 외부 독성 물질이 잔뜩 쌓이게 될 경우, 세포 조직은 영양분을 제대로 받아들이지 못하고 자체의 노폐물도 원활히 제거하지 못하게 된다. 게다가 독성 물질로 가득한 세포 조직에 상처가 생긴다면 독성 물질을 세척해주기 전까지는 치유도 극도로 더디게 진행된다. 장은 인체 내의 독성 물질 대부분이 쌓여 있는 기관으로, 독성 물질은 장벽을 통해 혈액이나 림프 속으로 흘러 들어가게 되고, 그런 다음 온몸으로 퍼져 나가 각 세포 조직에 쌓이게 된다. 따라서 장을 깨끗하게 만들면 혈액도 깨끗해지고, 세포 조직도 더 깨끗해지며, 그 결과 세포 조직을 보다 쉽게 재건할 수 있다.

세포 조직을 재건하는 것은 결코 쉬운 일이 아니며 단기간 내에 할 수 있는 일도 아니다. 최소한 1년은 노력해야 제대로 세포 조직을 재건할 수 있다고 믿는다. 세포 조직에 대한 세척 작업을 하면서 중간중간 적절한 영양분을 보충해주어야 하기 때문에 시간이 필요하다. 쏜살같이 내달리는 자동차, 편리하게 빨리 조리해 먹을 수 있는 패스트푸드 등 모든 것이 빨리빨리 진행되는 시대에 뭔가 생각할 여지를 주는 일이 아닐 수 없다.

장 관련 질병을 피할 방법은 없을까? 물론 있다. 의학계는 조기 발견을 강조하지만, 정말 필요한 것은 예방이다. 어려서부터 장을 관리하는 방법을 교육받아야 하며, 교육 내용에는 생활 방식과 식습관을 바꾸는 일이 포함되어야 한다.

장의 해부학적 구조와 생리학적 기능에 대한 교육

장을 제대로 관리하기 위해 장 전문가가 될 필요까지는 없지만, 장에 대해 제대로 이해하려면 장의 해부학적 구조와 생리학적 기능에 대한 기본적인 사항은 알고 있어야 한다.

|소장|

우리가 섭취한 음식이 소화 과정 중 위를 떠나면 '소장'이라고 알려진 꼬불꼬불한 긴 관으로 들어간다. 그리고 입안에서 씹는 과정을 거쳐

위에서 분비되는 소화액에 의해 소화된 음식은 소장에 도달할 때쯤이면 '유미즙(chyme)'이라 불리는 반액체 상태로 변한다. 소장은 호르몬 분비물의 도움을 받아 유미즙을 소화시키고 소장벽을 통해 영양분을 흡수한다. 그런 식으로 소장에서 영양분의 약 90%가 혈류 속으로 흡수되어 들어간다.

탄수화물은 입안에서부터 소화되기 시작한다. 음식을 씹어 잘게 분해될 때 침 속에 들어 있는 효소들에 의해 소화가 시작된다. 단백질은 위 속에서 잘게 분해되면서 아미노산이 되고, 이어 소장에서 더 잘게 분해된다. 이처럼 모든 음식에 들어 있는 성분들은 흡수하기 좋은 크기로 잘게 분해된다. 물론 섬유질 같은 일부 성분들은 분해되지 않아 전혀 흡수되지 않는다. 2장에서 다시 설명하겠지만, 이처럼 흡수되지 않는 성분들도 나름대로 중요한 기능을 갖고 있다.

유미즙이 위 안에서 철저히 뒤섞이고 분해되면 유문 괄약근이 열리면서 소장의 가장 윗부분인 십이지장으로 들어간다. 그리고 십이지장에서 다시 철저히 뒤섞이고 분해되어 장 융모에 의해 흡수된다. 특히 장벽 안에 있는 종근과 환상근은 유미즙을 처리하는 과정에서 세 가지 종류의 운동을 한다.

첫 번째 운동은 리드미컬한 '분할운동'으로, 이 과정에서 인근에 있는 많은 환상근이 수축되어 장을 통과하는 음식을 분할한다. 환상근들은 동시에 여러 운동, 즉 일부 근육은 수축운동을 하고 또 다른 일부 근육은 이완운동을 한다. 이런 근육운동이 반복되면서 쥐어짜는 듯한 운동이 분당 12~16회 일어난다. 그리고 이런 운동을 통해 유미즙은 소화액과 완전히 뒤섞인다.

두 번째 종류의 운동은 파도 형태의 '수축운동'으로, 이 과정에서 유미즙은 소장 안에서 몇 센티미터 정도씩 앞으로 갔다 뒤로 갔다를 반복한다. 이 운동 과정을 통해 유미즙은 앞뒤로 파도치듯 철썩거리며 완전히 뒤섞인다.

세 번째 종류의 운동은 '연동운동'이라고 불린다. 연동운동은 리드미컬한 근육 이완 작용에 의해 장내에서 일어나는 큰 파도 형태의 수축운동이다. 음식을 뒤섞는 두 번째 형태의 운동과는 달리, 연동운동은 소장 내에서 유미즙을 앞으로 이동시키는 역할을 한다.

사람은 장내에서 일상적으로 일어나는 이 세 가지 근육운동을 느낄 수는 없지만, 간혹 독성 물질을 발산하는 세균 때문에 통증을 수반하는 격렬한 근육 경련이 일어날 수는 있다. 만일 소화 과정에서 일어나는 이 세 가지 운동을 느낄 수 있다면 아마도 아주 불편하고 신경이 쓰일 것이다. 장에서 일어나는 움직임은 뇌에 잘 전달되지 않기에 대개 장이 제대로 기능하고 있다고 생각하기 쉽지만, 실은 그렇지 않을 수도 있다.

유미즙은 처음 위에서 십이지장으로 들어갈 때 강한 산성을 띤다. 염산과 효소가 농축되어 있어 보다 큰 단백질 분자들을 분해해 소화와 흡수를 촉진시킨다. 소장 분비물 속에는 알칼리성 물질인 중탄산염이 함유되어 있으며, 이것이 위산을 중화시킨다. 또한 유미즙은 쓸개관과 연결되는 췌관 안에서 췌액과 뒤섞인 뒤 십이지장으로 넘겨진다. 췌액 속에는 여러 가지 소화효소가 함유되어 있어 단백질과 탄수화물, 지방을 더 잘게 분해하는 데 도움을 준다. 소장 안에는 간에서 생산된 뒤 쓸개 안에 농축되어 저장되는 쓸개즙염이 있는데, 이것이 세제 역할을 해 지방을 유화시켜 흡수되기 쉽게 만든다.

인체 내의 액체 가운데 약 80%는 나트륨이 풍부한 림프액과 적혈 외의 다른 액체들로 이루어져 있다. 그리고 액체 중 일부는 혈액처럼 영양분과 독성 물질을 옮기는 일을 한다. 장이 깨끗하면 액체도 깨끗하다. 인체 내 모든 세포의 생명은 세포들이 담긴 액체가 얼마나 깨끗한가에 달렸다.

소장은 영양분 흡수가 아주 효과적으로 이루어지게 만들어져 있다. 그리고 소장 내부 표면은 아코디언처럼 생긴 장벽 주름으로 되어 있다. 일반 성인의 소장은 대략 18제곱미터다. 소장벽에는 '융모'라 불리는 손가락처럼 생긴 돌기들이 늘어서 있으며, 융모들이 모든 방향에서 장 내부까지 퍼져 있다. 융모 안에는 모세혈관과 모세림프관이 있다. 분해된 음식의 작은 분자 입자들은 융모 안으로 들어가 그 안에서 작은 모세혈관에 흡수된다. 그런 다음 음식 입자들은 간문맥으로 옮겨진 뒤 다시 간으로 이동하여 간에서 더 잘게 분해된다. 그렇게 해서 소화된 영양분은 간에서 인체 내 다른 세포들로 옮겨져 생명을 살아 숨 쉬게 하는 세포 활동을 지원한다.

그러나 지방 입자들이 늘 이런 식으로 혈류 속에 흘러 들어가지는 않는다. 단백질이나 탄수화물 입자와는 달리, 지방 입자들은 다른 방법으로도 흡수될 수 있기 때문이다. 지방 입자들이 어떤 식으로 흡수되는지는 그 입자들이 긴 사슬의 지방산이냐 아니면 짧은 사슬의 지방산이

냐에 달렸다. 두 종류의 지방 모두 융모를 통해 장에서 흡수되지만, 보다 긴 사슬의 지방산은 '트리글리세리드'로 분해된 뒤 '카일로미크론'이라 불리는 미세한 방울 형태로 융모에서 림프계로 흡수된다. 카일로미크론은 림프계에 의해 흉관으로 옮겨지며, 거기에서 다시 '상대정맥'이라 불리는 좁고 긴 관 안의 큰 정맥을 따라 혈류 안으로 들어간다. 그리고 모든 지방의 10~20%를 구성하는 보다 짧은 사슬의 지방산은 림프계를 우회해 곧장 간문맥 안으로 흡수된다. 보다 긴 사슬의 지방산과 보다 짧은 사슬의 지방산은 모두 간에서 탈포화, 즉 신진대사를 위한 재배열을 통해 에너지로 변환될 준비를 한다.

유미즙은 소장의 마지막 부분인 회장에서 '파이어판'이라 불리는 림프절을 통과한다. 18세기 스위스의 해부학자 요한 콘라트 파이어가 발견했다 하여 파이어판이라 불리는 이 림프 세포 조직에는 '림프구'라는 포식 세포들이 들어 있어 소장으로 들어오는 유해한 세균들을 공격해 파괴하는 일을 한다. 소장은 길이가 평균 6~6.7m, 지름이 3.1~3.8cm 정도 된다. 복부 아래쪽 부위에 위치한 회장을 지나면 대장이 나온다.

| 대장 |

인체 내부에 들어간 음식이 소장을 완전히 통과해 빠져 나오는 시간은 8~10시간 이내다. 그런 다음 대장 안으로 들어가 마지막 소화 과정과 배설 과정을 거치게 된다.

건강한 인체의 경우 위, 십이지장과 공장에는 미생물이 거의 없지만, 회장에는 1천만~1억 마리의 미생물이 있으며, 대장 안에는 1천억~1조 마리의 미생물이 우글거린다.

대장 내부에서의 세균 활동은 영양분 처리와 소화 과정에서 중요한 역할을 한다. 착한 세균들은 장내 내용물 일부를 소화시키면서 비타민 K와 일부 비타민 B처럼 사람 몸에 필요한 영양분들을 합성해낸다.

대장 안에서는 남은 단백질들이 세균에 의해 더욱 간단한 물질로 분해된다. 인돌이나 스카톨, 황화수소, 지방산, 메탄가스, 이산화탄소 같은 것들이 모두 대장 내 세균 활동의 부산물이다. 이들 물질 중 일부는

〈그림 1-1〉 정상적으로 기능하는 건강한 대장

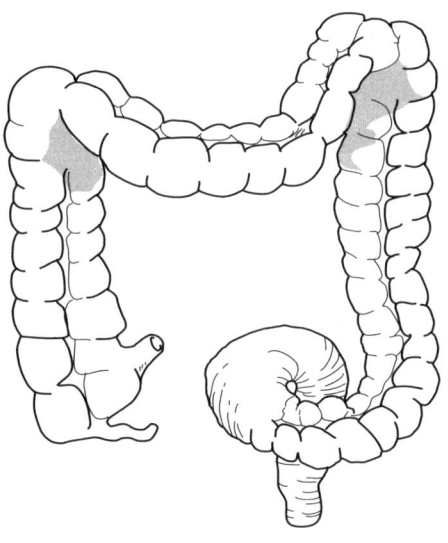

독성이 매우 강하고 냄새도 심해 대변에서 나는 악취의 원인이 된다.

대장은 상행결장, 횡행결장, 하행결장, S상결장, 직장으로 나뉜다.

정상적으로 기능하는 건강한 대장은 〈그림 1-1〉과 같다. 맹장은 복부 바로 아래쪽에 위치한 맹낭이다. 대장은 맹장에서부터 시작해 상행결장으로 올라가 왼쪽으로 처음 구부러진다. 이 구부러진 부분은 간에 가까이 위치해 있기 때문에 '간 만곡부'라고 한다.

대장은 간 만곡부에서부터 위의 아래쪽 복부를 가로질러 두 번째로 구부러지는데, 이 부분을 '비만곡부'라고 한다. 비장 아래쪽 부근에서 아래쪽으로 향해 있다고 해서 붙은 이름이다.

'횡행결장'이라 부르는 대장의 이 부위는 인체를 오른쪽에서 왼쪽으로 가로지르는 유일한 기관이다. 정상적인 대장의 경우, 횡행결장은 인체를 가로질러 비만곡부 쪽으로 가면서 각도가 약간 위쪽으로 향한다.

대장이 비만곡부에서부터 각도를 아래쪽으로 틀면서 하행결장이 나오고, 다시 S상결장이 나오며, 그 바로 아래에 직장이 있다. S상결장은 대변이 쌓인 채로 배출을 기다리는 곳이다. 직장은 S상결장에서 이어지는 대장의 끝 부분으로, 일직선으로 항문으로 통한다. 항문 괄약근은 대장을 닫는 일을 하며, 장을 비워야 할 때 항문 괄약근을 이완시켜 대변을 내보낸다. 대장의 전체 길이는 약 1.5m, 지름은 약 6.4cm다.

대장의 입구에 회맹판이 있다. 회맹판은 돌기형 구조로 되어 있고, 회장과 맹장의 경계에 위치해 있으며, 맹장의 내용물이 회장으로 역류하는 것을 막아준다. '충수돌기'라 불리는 벌레처럼 생긴 주머니도 바로 이 회맹판 부근에 위치해 있다. 충수돌기는 길이가 7.6cm쯤 되며, 염증이 생길 경우 흔히 '맹장염'이라고 불리는 충수돌기염에 걸리게 된다.

대장은 소장과 마찬가지로 내벽이 점액질로 되어 있는데, 융모 없이 매끈하다. 이 점막층은 소장과 비슷하게 원형의 내부 근육과 세로로 난 외부 근육으로 된 표피로 덮여 있다. 대장은 '결장팽기'라 불리는 일련의 수포성 주머니들처럼 생겼다. 대장은 원 모양의 근육과 세로로 난 근육들이 수축하면서 마치 아코디언 같은 주름이 되는데, 그 덕에 자유자재로 팽창한다.

직장 안쪽의 점막은 세로로 된 줄무늬들이 나 있어 세로로 홈이 새겨진 듯한 모양을 하고 있다. 그리고 소장의 경우와 마찬가지로 대장 안에도 드문드문 감각신경이 분포되어 있다. 그래서 대장은 통증이나 느낌이 거의 없으며, 대장 내 근육 활동도 거의 느껴지지 않는다. 그러나 직장에는 신경이 많아 치질 또는 다른 문제와 관련된 통증이 보다 쉽게 느껴진다.

유미즙은 회맹판을 통해 소장에서 대장으로 들어간다. 이즈음 유미즙은 아직 다 소화되지 않았거나 소화될 수 없는 음식물 입자, 간과 췌장 그리고 소장에서 나온 분비물, 물로 이루어져 있다. 유미즙에 들어 있는 물이 대부분 맹장 안에 흡수되면서 유미즙은 이제 '대변'이라 불리는 반고체 상태의 물질로 변하게 된다. 그리고 대장벽에 늘어선 수많은 세포가 점액을 분비해 대변 통과를 돕는 윤활유 역할을 한다.

대변은 대장의 반복적인 연동운동으로 직장과 항문 쪽으로 밀려가며, 항문을 통해 몸 밖으로 배출된다. 이런 움직임은 위 속에 들어 있는 음식에 의해 촉진된다. 장의 연동운동으로 맹장이 비워지고, 맹장은 이제 소장으로부터 새로운 유미즙을 받아들일 준비를 한다.

직장에 도달한 대변은 65%의 수분과 27%의 세균으로 이루어져 있다. 나머지 8%는 음식 찌꺼기, 섬유소(섬유질), 소화되지 않은 물질, 인체에 의해 버려진 죽은 세포들이다.

유미즙이 맹장 안에서 대변으로 바뀌어 직장까지 이동하는 데 걸리는 시간은 음식물에 들어 있는 섬유질과 수분의 양에 따라 다르다. 부피가 큰 대변일수록 장 근육계가 작업하기 수월하여 이동 속도가 훨씬 빠르다. 부드러우면서 섬유질이 없는 대변은 장을 따라 이동하는 데 어려움이 많다. 게다가 대변 이동 속도가 느리면 느릴수록 수분이 더 많이 흡수되어 대변이 더 뻑뻑하고 단단해지며, 그 결과 배설이 힘들어진다.

배설 욕구를 억누르거나, 섬유질이 부족하거나 아예 없는 음식을 먹으면 변비에 걸리게 된다. 배설을 촉진하기 위한 완하제를 이용하면 대변 속 액체 양을 늘려주거나 윤활유 역할을 해 장 통과를 보다 쉽게 해주는 경우가 많다. 그러나 어떤 완하제는 오히려 그 자체가 강한 자극물이 될 수도 있다. 그러면 근육 벽을 자극해 자극 물질이 분비된다.

완하제를 자주 쓰다 보면 약에 대한 의존도가 높아지며, 그 결과 정상적인 장 기능이 영구적으로 손상될 수도 있다. 또한 완하제를 과다 사용하면 묽은 대변을 보거나 설사를 할 수도 있고, 신경성 스트레스를 받거나 세균에 감염될 수도 있으며, 장내에 독성 물질이 남을 수도 있다.

장을 적절히 관리하면 장내 흐름과 소화기관의 리듬이 자연스러워져 통증 없이 규칙적이며 효율적으로 기능하게 된다. 그러나 장이 정상적으로 기능하지 못하면 온몸이 위험에 처하게 된다.

2장 장 독혈증과 자가중독

1장에서는 장의 이상적인 해부학적·생리학적 기능에 대해 살펴봤는데, 많은 장애물이 장의 이상적인 기능을 방해한다. 가장 흔히 볼 수 있는 장애물은 잘못된 식습관, 바람직하지 못한 생활 방식, 그리고 자연스러운 배변 욕구의 무시라는 세 가지다. 장이 제 기능을 하지 못하면 장 독혈증에 걸리게 된다. 장관(腸管)에 부적절한 음식이 들어오거나 대장이 때맞춰 비워지지 못하면 정상적인 장내 미생물이 해로운 세균으로 바뀌게 되면서 결국 장 독혈증에 이르게 된다.

자가중독은 장 독혈증의 결과다. 쉽게 말해 자가중독은 인체에 과다한 독성 물질이 흡수될 때 발생한다. 즉 균형 잡히지 못한 식사와 잘못된 장 기능이 합쳐져 나타나는 결과가 자가중독이다. 자가중독은 오늘날 많은 질병의 근본 원인이기도 하다.

대장을 인체의 노폐물 처리기 또는 하수처리 시스템으로 생각하면 대장이 제 기능을 하지 못할 때 어떤 상황이 벌어질지 이해하기 쉬울 것이다. 도시의 하수처리장 펌프가 고장 났다거나 하수구에 뭔가 움직일 수 없는 물체가 들어가 꽉 막혔다고 가정해보라. 머잖아 위기 상황이 발생할 것이고, 공중위생에 문제가 생기면서 시민의 건강이 위협받게 될 것이다. 하수관을 통해 온갖 질병과 전염병이 창궐해 문자 그대로 도시 전체를 파국으로 몰아넣을 것이다. 여기에 한 가지 덧붙여 정전 사태가 발생했다고 가정해보자. 그러면 쓰레기 처리 과정이 전면 중단된다. 모든 기계에 공급되던 에너지가 차단된다. 이런 상황은 우리가 먹는 음식에 영양분이 불충분하거나 적절한 에너지를 제공하지 못할 때 발생할 수 있는 상황과 비슷하다고 할 수 있다.

현대 문명사회에서는 소위 선진국이라는 나라들에서 가장 많은 장 관련 문제들이 발견된다. 그러나 지금도 흙과 자연을 가까이하며 사는 원주민들은 자가중독과 관련된 건강 문제나 질병이 생기는 경우가 없다. 그렇다면 현대사회에서 장 관련 문제가 이토록 빈번하게 발생하는 이유는 무엇일까? 장 관련 문제에 영향을 주는 요인은 워낙 많아서 딱히 한 가지 요인을 꼽기는 어렵다. 어떤 사람들은 유전학적 요인, 환경 요인 또는 개인적인 생활습관 때문에 다른 사람들보다 장 문제에 더 취약하다. 일반적으로 장 문제가 발생하는 가장 큰 원인은 사람들이 건강한 삶의 전제 조건인 단순하고 자연스러운 생활 방식에서 벗어나 있다는 것이다. 우리가 자연스러운 생활 방식에서 멀어져 부자연스럽고 인위적인 생활 방식에 더 많이 의존할수록 장 관련 질병은 더 자주 그리고 더 심하게 발생한다.

　장 중독 문제는 다양한 질병에 영향을 주기 때문에 큰 관심을 기울여야 한다. 장 독혈증은 많은 질병의 근본 원인이거나 질병의 일부 원인인 경우가 많다. 소화기내과 전문의인 앤서니 배슬러 박사는 25년간 장 독혈증 문제를 연구했다. 1933년, 무려 5천 건이 넘는 사례를 연구한 끝에 그는 이런 결론을 내놓았다. "내과 의사들은 장 독혈증이 인체 내에서 발생하는 많은 장애와 질병의 가장 중요한 원인이라는 사실을 깨달아야 한다."

　장 독혈증은 특정한 식습관이나 장폐색에서 비롯되는 질병이다. 장기 속의 빈 공간인 내강에서는 세균에 의해 다양한 독성 물질이 만들어진다. 이 독성 물질이 혈류에 흡수되는 방식은 둘 중 하나다. 첫째, 어떤 독성 물질은 간의 해독 활동에도 해독되지 않는데, 그 이유는 간 기능이 떨어져 있기 때문이다. 이런 경우 간은 모든 독성 물질을 해독하지 못한다. 둘째, 어떤 독성 물질은 간의 생리학적 특성 때문에 해독되지 않는 경우가 있다. 이 경우 간은 특정 독성 물질을 해독하지 못한다. 그러면 독성 물질이 혈액을 타고 이동하면서 신장에 의해 배출되기 전까지 몸에 해로운 영향을 준다. 독성 물질은 세포 조직을 변화시켜 질병을 일으키거나 이미 앓고 있던 질병을 더욱 악화시킨다.

　척추 지압사로서 자연치료와 해독 분야에서 일해온 척추신경 전문의 앨런 임머먼은 장 독혈증 문제에 대한 연구의 일환으로 1879~1978년에 나온 의료 서적들을 분석했다. 이 과정에서 그는 1950년대 말 이후에는 장 독혈증을 다룬 임상 목적의 논문이 거의 없다는 사실을 알게 됐다. 장 독혈증 문제를 직접 다룬 몇 안 되는 논문들은 1940년 이후 출간된 것들이다. 장 독혈증 문제에 대한 관심이 사라진 것은 아마도 1950년대에 들어와 항생제가 널리 사용되었기 때문이 아닌가 짐작된다.

1928년에 페니실린이 발견되자, 사람들은 현대 의학의 가장 위대한 업적이라며 환호를 보냈다. 수많은 사람을 죽음으로 몰아넣은 세균 감염이 드디어 역사상 처음으로 완전히 정복되었다며 떠들썩했다. 페니실린과 그 뒤를 이어 나온 항생제는 자유롭게 마구 사용되었다. 1, 2차 세계대전을 거치면서 널리 퍼진 임질과 매독 같은 골치 아픈 성병들도 완치할 수 있다고 여겨졌다. 상륙 허가를 앞둔 해군들도 성병 예방을 위해 엉덩이에 간단한 주사 한 방만 맞으면 됐기 때문이다. 이 놀라운 기적의 신약들에 내성이 생긴 박테리아 종들이 나타나리라고는 그 누구도 상상하지 못했다. 이 같은 약들을 무분별하게 사용함으로써 인간의 면역체계가 손상되리라고도 상상하지 못했다. 의사와 대중은 신약이 가져다줄 희망찬 미래에 대한 꿈에 푹 빠져 조상 대대로 이어져 내려온 청결 원칙이나 보수적인 건강관리법 같은 것들을 등한시하거나 아예 잊어먹었다.

신약들은 제2차 세계대전 이후의 현대 의학계에서 가장 중요한 존재였다. 제약회사들은 전쟁 이후 몇 년 사이에 급성장했고, 비대해진 약학 및 의학 복합회사들은 현대 화학으로 질병을 정복하는 것이 시간문제라고 생각했다. 마치 화학이 온 세상을 좌지우지하는 듯했다. 일반 대중도 새로운 애정을 갖고 신약들을 밀어주었기에 화학 실험실에서 오랜 연구 끝에 나오는 신약들이 적절한 식습관과 올바른 장 위생 원칙들을 옆으로 밀어냈다. 한때 좋은 약으로 여겨졌던 원칙들이 옆으로 밀려난 것이다. 하지만 만물의 어머니인 자연이 만고불변인 자신의 자연 법칙을 거스르는 인간들의 그런 어리석은 행동에 복수를 하리라곤 아무도 생각하지 못했다. 이제 만물의 어머니인 자연과 그 기본 법칙들로 다시 눈을 돌려야 할 때다.

장폐색에서 비롯되는 장 독혈증

앞서 장 독혈증은 부적절한 식습관이나 장폐색에서 비롯되는 질병이라고 했다. 장 독혈증을 좀 더 잘 이해하기 위해 먼저 장폐색의 보다 극단적인 예를 생각해봐야 한다. 장폐색 상태가 독혈증으로 발전되는 경우는 확률적으로 아주 낮다. 그러나 장폐색 상태가 독혈증으로 발전되면 식습관으로 인한 장 정체에서 발전되는 독혈증보다 훨씬 더 위험하다. 장폐색 유형을 잘 연구하면 극한 상황에 대한 이해도를 높이는 데 도움이 될 수 있을 것이다.

수술로 실험실 동물들의 장에 폐쇄된 장 고리를 만들어 인위적으로 장폐색 상태를 조성할 수 있다. 먼저 고리에서 위와 간, 췌장의 분비물은 물론 음식 소화물까지 깨끗이 씻어낸 뒤, 수술로 폐쇄시켜 버린다. 모든 실험 결과는 동일했다. 세균이 급격히 증가했고, 특히 다른 모든 세균보다 단백질 분해에 관여하는 단백질 분해 세균이 더 많아져 그 과정에서 독성 화학 물질이 만들어진다. 독성 물질이 흡수되자 실험실 동물들은 시름시름 앓기 시작하면서 급속도로 독성 충격에 빠졌고, 그 결과 저혈압, 심부전, 간 기능 저하가 일어났다. 독성 물질 중에는 히스타민도 있었는데, 히스타민은 모든 세포에 존재하지만 장내 폐색증이 걸린 부위에 집중적으로 생겨났다. 또한 단백질 부패로 다른 여러 가지 독성 물질도 생겨났다.

실험 기간 중 폐쇄된 장 고리에서 생겨난 독성 물질을 빼내 건강한 동물에게 주입했다. 그러자 그 동물들은 수술로 폐쇄된 장 고리를 만든 동물들과 비슷하거나 더 심한 독성 충격 상태에 빠졌다. 또 독성 물질을 실험실 동물의 간문맥 안에 주입했더니 독성 물질이 그대로 간으로 옮겨갔고, 그 결과 간이 제 기능을 발휘하지 못해 특정 독성 물질을 해독하지 못했다. 평상시에도 존재하는 단백질 분해 세균들은 장폐색 상태가 된 장내에서 급격히 불어나 다른 어떤 세균보다 많아졌고, 단백질 분해 세균들에 의해 독성 물질이 만들어졌다. 실험실 동물들의 이런 상태를 감안해보면, 완전한 장폐색 상태가 아닌 장 정체 상태에서 만들어지고 흡수되는 독성 물질은 다량의 단백질 섭취를 통해 급증한다는 추정이 가능하다.

이 시점에서 수술로 장폐색 상태를 만든 동물들에게서 관찰할 수 있었던 일들이 인간에게서 나타나는 경우는 드물다는 점을 강조할 필요가 있을 것 같다. 인간의 장 독혈증은 실험실 동물들처럼 그렇게 완벽한 장폐색 상태를 일으키지 않는다. 그러나 실험실 동물들의 극단적인 장폐색 상태를 관찰함으로써 인간의 장 독혈증에 대해 좀 더 잘 이해할 수 있다. 연구원들이 같은 기간 동안 인간이 섭취할 수 있는 발암 물질의 10배나 되는 양을 실험실 동물들에게 먹일 때 적용되는 논리도 이와 같다.

이제 세균의 단백질 분해 활동으로 인한 장내 부패로 생겨나는 독성 물질들에 대해 알아보자. 우리의 주요 관심 대상은 단백질이다. 단백질을 소화하는 신진대사 과정에서 가장 많은 독성 물질이 생겨나기 때문이다.

단백질 분해 세균에 의해 만들어지는 독성 화학 물질들

우리는 암모니아가 장내 단백질 분해 세균의 활동 결과 만들어지는 물질 중 하나라는 사실을 알고 있다. 장의 기능 중 하나가 암모니아를 요소로 전환하는 것이며, 요소는 신장에 의해 배설된다. 그런데 간이 제 기능을 하지 못하거나 간경화 같은 질병에 걸릴 경우, 또는 간에 혈액순환 장애가 일어나면 혈액 속 암모니아 수치가 비정상적으로 변할 수 있다. 또한 뇌척수액 내의 암모니아도 그만큼 혹은 그보다 조금 적게 증가할 수 있다. 그리고 뇌척수액 내의 암모니아 밀도가 높아질 경우 정신 장애나 떨림증, 뇌파 패턴의 변동 같은 심각한 신경 이상 증상들이 야기된다. 또한 혈액 내 암모니아 밀도가 높아지면 간성 혼수상태에 빠져 사망에 이를 수도 있다. 인체가 혼수상태에 빠지거나 사망에 이르는 것은 늘어난 독성 노폐물을 해독해 제거하지 못하면서 뇌를 포함한 여러 기관이 제 기능을 발휘하지 못하는 데서 기인한다. 또한 지나치게 높은 암모니아 수치는 세포의 악성 변환에까지 관여하는 것으로 알려져 있다. 단백질 함유량이 적은 음식을 섭취하면 간에 부담을 덜 주며, 간 관련 질병의 경우 독성 물질로 인한 증상도 최소화해준다.

오늘날 암모니아에 대한 의학계의 견해는 커트 이셀바처 등이 엮은 《해리슨의 내과 원칙들》에 이렇게 나와 있다.

> 간성 혼수와 만성적인 간-뇌 질환 모두 고암모니아 혈증의 특징을 보이며, 그런 증상에 고암모니아 혈증이 중요한 역할을 하는 것으로 보인다. 장내 단백질에 대한 세균 활동으로 암모늄이 생겨나며, 대개 간에서 요소로 전환된다. 정신 혼란과 졸림 같은 간성 혼수의 징후들이 나타날 경우, 즉시 단백질 섭취를 하루 20~30g 이하로 줄여서 치료해야 한다.

쉽게 말해, 다량의 단백질 섭취로 인한 장내 부패는 간에 많은 부담을 준다. 그리고 만일 간의 신진대사 결과 생겨나는 이런 단백질 노폐물을 해독하지 못하면 심각한 건강상의 문제가 발생할 수 있다. 따라서 간 기능 저하를 치유하고 관리하기 위해 단백질 섭취를 줄이는 것이 포괄적인 해결책 중 하나다.

암모니아 외에 클로스트리듐 페르프린젠스 장독소도 제 기능을 상실한 장내에 쌓이는 부패 노폐물 속에서 다량 발견되는 또 다른 독성 물질이다. 클로스트리듐은 세균의 한 종류이며, 페르프린젠스는 특정 동물들에게 이질을 유발하는 것으로 알려져 있다. 장독소는 장 내벽 세포들에 많이 생기는 독성 물질이다.

흔히 장내에 쌓이는 부패 노폐물 속에서 발견되는 또 다른 물질인 인돌 역시 단백질 분해 세균의 활동을 통해 단백질 구성 아미노산의 일종인 트립토판에서 생겨난다. 실험실 동물은 물론 인간을 대상으로 한 실험에서도 인돌은 독성 물질로 밝혀졌다. 트립토판의 신진대사 결과 생겨나는 다른 물질들도 독성이 있는 것으로 알려져 있다.

간이 정상적으로 기능하면 인돌 같은 독성 물질들은 전부는 아닐지라도 거의 다 공여(즉 다른 원소들과의 화학적 결합)를 통해 해독되거나 적어도 독성이 줄어든다. 공여는 간이 독성 물질의 독성을 줄일 때 사용하는 중요한 방법 중 하나다. 특정 질병에 걸렸을 때, 인체 내 주요 배설기관에 과부하가 걸리거나 심각한 수준의 기능 장애가 일어났을 때 고단백·저탄수화물 식사를 하면 공여에 의한 인돌 분비가 증가한다. 그리고 공여에 의해 생겨난 인돌은 다시 '인디칸'이라는 새로운 물질이 된다. 소변으로 배출되는 인디칸의 양은 실험실 검사로 정확히 알 수 있기 때문에 소변에 함유된 인디칸의 양은 장내 부패 상황을 파악하는 데 널리 활용될 수 있지만, 그것만으로는 정확한 양성 진단을 내릴 수 없다. 인디칸 검사 외에 페놀 검사까지 곁들인다면 장내 부패 상태를 좀 더 정확히 알 수 있다.

페놀은 독성이 매우 강한 물질로, 흔히 항균제로 쓰인다. 그리고 인체의 특정 부위를 부식시키거나 전신을 중독시킬 수 있어 위장 내벽은 물론 신장과 간세포까지 파괴한다. 페놀은 장을 통해 혈액에 흡수되며, 대부분 공여되지 않은 상태로 다른 원소들과 배설되므로 해독되지 않는다. 그리고 단백질을 섭취하면 소변 속에 인돌과 함께 페놀 수치도 높아진다.

스카톨은 트립토판에 대한 세균 활동의 부산물로 생겨나는 또 다른 독성 물질이다. 스카톨은 혈액순환과 중추신경계의 기능을 저하시키며, 다량의 단백질을 섭취하면 장 속에 점점 더 쌓여간다. 그리고 혈액 속에 과다 축적되면 숨을 내쉴 때마다 악취가 나게 된다. 대변 특유의 냄새에 일조하는 것이 바로 스카톨과 인돌이다.

황화수소 역시 단백질 분해의 또 다른 부산물로 어느 정도 축적되면 청산가리만큼 독성이 강해진다. 독성이 강한 가스여서 장 내벽에 나쁜 영향을 미친다. 황화수소에 노출되면 장 내벽에 충혈이 생기며, 그 결과 독성 물질 등을 포함한 장내 내용물이 보다 쉽게 장벽을 침투해 혈액 속으로 흘러 들어가게 된다. 황화수소에 중독되면 몸이 허약해지고, 속이 메스껍고, 피부가 축축해지고, 맥박이 빨라지고, 청색증이 나타나게 된다.

아미노에틸 메리캅탄은 세균이 아미노산 시스테인을 분해하면서 만들어진다. 아미노에틸 메리캅탄은 혈압이 극도로 낮은 상태에서 관찰되며, 역시 악취가 심하다. 만약 집에서 천연가스가 누출되어 역한 냄새를 맡은 적이 있다면 그것은 아마도 메르캅탄 냄새였을 것이다. 천연가스 공급업체들은 천연가스에 소량의 메르캅탄을 첨가하는데, 무색 무취의 천연가스가 누출되었을 때 사람들이 쉽게 알아챌 수 있게 하기 위해서다. 사람의 장내에서 부패가 진행될 때에도 메르캅탄과 악취가 심한 다른 가스들이 나온다.

티라민은 타이로신이 부패하면서 생겨나는 아미노산의 일종으로, 인체 내에서 호르몬의 일종인 노르에피네프린의 분비를 촉진하는 역할을 한다. 노르에피네프린은 혈관을 좁혀 혈압을 상승시킨다.

과학자와 연구원들은 장내 부패 물질이 장벽 내 신경 말단을 자극한다고 믿고 있다. 그 결과 신경에 비정상적인 충격이 발생해 척수 부위에 해를 끼치며, 척수 부위들과 관련된 다른 부위와 기관들에까지 부정적인 영향을 미치게 된다. 따라서 장내 독성 물질이 순환계뿐 아니라 신경계를 따라 온몸으로 퍼져 나가게 될 수도 있다.

그 밖에도 세균 활동에 의한 장내 부패 과정에서 생기는 화학 물질은 일일이 열거하기 어려울 만큼 많다. 알려진 화학 물질 외에 아직 그 특성이 제대로 밝혀지지 않은 화학 물질도 많은데, 그런 화학 물질들도 정도 차이는 있지만 독성이 있다고 봐야 한다. 일부 화학 물질은 간에 의해 완전히 해독되지만, 어떤 화학 물질들은 전혀 해독되지 않는다. 또 어떤 물질들은 부분적으로만 인체에 해를 끼친다. 장 독혈증에 관여하는 화학 물질의 종류와 특성 등은 워낙 복잡해 아직까지 완전히 연구되거나 밝혀지지 못했다. 그러나 앞으로 살펴보게 되겠지만, 임상학적 측면에서는 훨씬 더 많은 것이 밝혀진 상황이다.

장 독혈증과 자가중독증의 임상학적 징후

영국 왕립외과의협회 회원이자 영국 왕실 의사로 이름을 날렸던 윌리엄 아버스노트 레인 경은 장 독혈증을 연구한 가장 권위 있는 의사 중 한 사람이었다. 주로 외과적인 수술로 장 독혈증을 치료했던 레인 박사는 많은 환자들의 장 상태를 직접 관찰할 기회가 많았다. 그가 사용한 치료법은 장의 병든 부위를 제거하는 것이었다. 그런 방법은 일시적으로 환자의 건강 상태를 향상시키는 데는 효과적이었다. 그러나 이 책에서 주장하고 있듯 장세척을 하고 생활 방식과 식습관을 바로잡지 않는 한 외과적인 수술이나 다른 방법을 통한 치료는 그 효과가 일시적일 수밖에 없다. 시간이 지나면 다시 장 기능 장애가 나타나게 된다. 뒤에서 자세히 다루겠지만, 다른 예방책이나 치유책을 써야 일시적인 효과가 아닌 영구적인 효과를 볼 수 있고, 장 중독이 다른 곳으로 퍼지지 않는다.

레인 박사는 만성적인 장 정체 현상에 대해 이렇게 설명했다.

"장 정체란 장 내용물이 위장관의 특정 부위를 통과되지 못한 채 비정상적으로 정체되는 현상으로, 그 결과 변비가 나타난다."

또한 장 정체 현상으로 인해 장내에 유해한 미생물들이 급증하게 되고, 결국 장 독혈증으로 이어진다며 이렇게 말했다. "그로 인해 모든 세포에서 점진적인 퇴행성 변화들이 일어나게 되면 십중팔구 여러 가지 질병이나 징후가 나타난다." 앞서 말했듯 장폐색이 일어나면 장내에 세균이 급증하게 되며, 특히 다른 세균보다 단백질 분해 세균이 많아지게 된다. 일부 만성적인 장 정체의 특징들은 장폐색 증상과 매우 유사하며, 경우에 따라서는 완전한 장폐색만큼 증상이 심할 수도 있다.

일반적인 생각과는 달리, 임상학적으로 매일 변을 잘 본다는 사실 하나만으로는 장이 제대로 기능하고 있다고 생각할 수 없다. 오래전에 시카고 소재 척추 지압 내셔널 칼리지에서 공부할 때 다음과 같은 경험을 한 적이 있다. 당시 해부학 실험실에서 300구의 시신에 대한 부검이 있었다. 사망한 사람들의 병력에 따르면, 300명 중 285명은 변비 증상 없이 장이 제대로 기능하고 있다고 주장했고, 단 15명만 변비 증상이 있다고 했다. 그러나 검시 결과는 그 반대로 나타나 15명만 변비 증상이 없었고, 285명은 변비 증상이 있는 것으로 밝혀졌다. 그리고 변비 증상이 있었던 285명 중 일부는 하루에 변을 5~6차례나 봤다고 했지만, 검시 결과 그들 중 일부는 대장 지름이 30㎝나 됐다. 보통 사람의 대장 지름이 5~7㎝ 정도밖에 안 된다는 것을 감안하면 지나치게 비대했다. 그리고 장벽은 아주 오랫동안 쌓인 물질로(한 시신의 경우는 땅콩으로) 덮여 있었다. 보통 사람들은 자신에게 변비 증상이 있는지 없는지 잘 모른다. 변비에 대해서는 보다 정확하고 폭넓은 정의가 필요하며, 특별한 관심을 기울일 필요가 있어 3장에서 자세히 다루기로 한다.

변비는 장이 제대로 기능하지 못하고 있다는 것을 보여주는 한 가지 증상에 지나지 않는다. 이 책의 집필에 많은 도움을 준 연구원이자 척추신경 전문의인 도널드 보딘 박사는 장 독혈증 및 그 결과로 나타나는 전신 자가중독증과 관련된 여러 가지 증상의 목록을 만들었다. 흥미로운 점은 보딘 박사 자신이 여러 해 동안 자가중독증으로 고생한 적이 있어 자연스럽게 장 건강에 관심을 갖게 됐다는 것이다. 그런데 그를 치료한 의사들은 원인에 대해서는 아무런 설명도 없이 약물치료만 했고, 보딘 박사 자신이 직접 자기 병에 대해 연구하기 시작했다. 그 결과 나온 것이 다음과 같은 자가중독증 증상들의 목록이다.

• 다양한 종류의 두통 • 요통 • 치매 • 우울증 • 건망증 • 졸음 • 얼굴, 눈, 손, 발 등에 나타나는 화끈거림 • 경련('틱'이라고도 함. 얼굴 등에 반복적으로 나타나는 원치 않는 떨림) • 집중력 저하 • 혼미 • 주저함 • 팽창 • 피로 • 각종 피부 질환 • 복통 • 안구 건조증 • 눈물 • 시력 장애 • 부비강(副鼻腔) 문제들 • 경련성 복통 • 심장

부정맥(불규칙한 심장 박동) •소화불량 •메스꺼움 •치핵 통증 •입 냄새 •몸 냄새 •발 냄새 •과민증 •변비 •설사 •장내 가스 발생 •코감기(일반 감기) •카타르(점막에 생기는 염증) •불면증 •자다 깨다 하며 자는 잠 •복부 장기 탈출증 •관절염 •광선 혐기증(빛에 예민한 증상) •눈 뒤쪽의 통증 •소리에 대한 예민반응 •우울증 •정신 이상 •혼수상태 •섬망 또는 망상 •백내장 •고혈압 •저혈압 •동맥경화증 •충수돌기염 •비장의 염증 또는 확대 •난소 낭종 •종양 •근육 위축 •각종 장기의 퇴화 •피부 주름 •안색 변화 •종기 •부스럼 •가려움 •여드름 •자세 변화 •축축한 피부 •평발 •섬유아세포 유방 질환 •다리 통증 •권태감 •근육 경련 •근육 염증 •생각의 퇴화 및 불명확함 •유두 염증(젖멍울) •신장 장애 •편도선 장애 •방광염 •악몽

이것은 전체 목록의 일부에 불과하다. 이 목록 중에서 혹시 앓고 있는 질환이 있는가?

먼저 정신 질환 시설이나 감옥 또는 그런 비슷한 시설에 갇혀 지내는 사람들 수가 얼마나 많은가부터 생각해봐야 할 것이다. 정신 기능 장애와 관련해 사회적으로 용인될 수 없는 행동이 결국 장의 기능 장애에서 오는 것이니 말이다. 병원은 늘 만성적인 장 중독과 관련된 건강 문제를 가진 사람들로 북적대는데, 의사와 환자들은 정작 병의 진짜 원인에 대해서는 관심이 없다. 매일 집이나 직장에서 소리 소문 없이 조용히 장 문제로 고생하는 사람들, 장의 거북함을 완화하거나 증상을 덮기 위해 임시방편으로 권해지는 각종 약물치료나 처방에 정신적·육체적으로 중독된 사람들의 수도 생각해봐야 할 것이다.

보딘 박사의 목록에 나오는 모든 증상이 장 독혈증에서 비롯된다고 주장하는 것은 아니다. 그러나 목록에 열거된 많은 증상을 보면 사람들이 흔히 상상하는 것보다 훨씬 더 많은 건강 문제가 장 독혈증에 뿌리박고 있다는 사실을 알 수 있을 것이다.

일반적으로 장 독혈증은 다음 증상들 가운데 최소 한두 가지 증상을 보인다. 그리고 열거한 모든 증상이 장 독혈증 치료에 반응을 보인다.

- 피로 • 신경과민 • 위장 질환 • 영양분 흡수 불량 • 피부 병변 • 내분비호르몬의 불균형 • 신경혈관계 이상 • 두통 • 관절염 • 요통 • 좌골신경통(엉덩이 내 좌골신경에 생기는 염증으로 인한 통증) • 알레르기 • 천식 • 눈, 귀, 코, 목 질환 • 불규칙한 심장 박동 • 유방의 병리학적 변화

나는 지금 장 중독 상태를 완화시키는 치료 전반에 대한 대략적인 이야기만 하고 있다. 각 증상에 대해 일일이 설명하는 것은 이 책이 의도하는 범위를 넘어서기 때문이다. 다음에 언급되는 치료법들은 몸에 칼을 대는 외과적인 치료와 약물치료를 제외하고 많은 의사들이 사용해온 치료법들이다. 그리고 인용하는 거의 모든 사례는 항생제가 발견되기 몇 년 전의 사례들이다.

툴레인대학교 의과대학 앨런 유스티스 박사는 1912년 기관지천식을 앓던 환자 121명이 흔히 볼 수 있는 장 독혈증을 치료한 뒤 기관지천식까지 치료됐다는 보고서를 냈다. 버팔로대학교 의과대학 로체스터 박사는 1906년 23년간의 관찰 끝에 위장관 내 독혈증이 천식의 근본적

인 원인이라는 결론을 내렸다. 그러면서 그는 "치료 결과들을 보건대 내 생각이 옳다고 믿는다."고 말했다.

앞서 언급한 윌리엄 아버스노트 레인 경은 "관절염은 장 독혈증이 없는 상태에서는 발생할 수 없다."면서 관절염 환자들의 경우 임상학적으로 또는 X레이를 찍어보면 장 정체 증상이 있다고 말했다.

"장 정체 증상을 치료하자 관절염 증상도 사라졌으며, 환자들은 놀랄 만큼 빠른 속도로 회복되는 경우가 많았다."

그 외에 다른 사람들도 장 독혈증과 관절염은 밀접한 관련이 있다는 사실을 확인해주고 있다. 예를 들어, 미국 노스다코타 주의 척추신경 전문의 맥스 거튼은 자신의 저서 《문명화된 질병들과 그들의 속임수》에서 "관절염은 단식 후 곧이어 생식과 생채소즙 위주의 식이요법을 하면 치료할 수 있다."고 주장하였다. "심한 관절염은 격일 단식과 채소즙 식이요법을 하면서 적어도 식사의 75%를 날것으로 섭취하면 치료가 가능하다."

위와 같은 식이요법이 효과가 있는 가장 큰 이유는 생채소에 들어 있는 다량의 섬유질로 음식의 장 통과 속도가 빨라지기 때문이다. 장 통과 속도가 빠르다는 것은 음식물이 장내에 오래 머물지 않아 장내 부패가 일어나지 않는다는 뜻이기도 하다. 게다가 채소는 대개 복합 탄수화물로 이루어져 있어 단백질이 다량 함유된 음식만큼 많은 부패 노폐물을 만들어내지 않는다. 장 독혈증은 심장처럼 인체 내에서 천성적으로 가장 약한 기관과 계통 등에 해를 끼치는 경우가 많다. 의학박사 아서 가이튼은 '심장의 중독 상태'가 부정맥을 야기할 수 있다고 말한다.

앞서 언급한 도널드 보딘 박사 역시 이에 동의한다. 1980년대 말, 그는 심장 부정맥을 앓던 젊은 여성 환자 사례를 보고한 적이 있다. 장세척을 한 뒤 식습관을 바꿔 만성적인 장 중독 상태를 크게 개선하자, 심장 부정맥까지 완화되었다. 그 젊은 여성은 여러 차례 입원했고, 그녀에 관한 기록들이 전통적인 의학계에서 사용되는 많은 진단 연구에 제출됐지만, 만성적인 장 중독 진단을 받기 전까지는 심장 부정맥의 원인을 찾아낼 수 없었다. 그때까지만 해도 만성적인 장 중독 증상과 가끔씩 발생하는 심장 부정맥 간의 관계를 그 누구도 생각하지 못한 듯하다. 두 질환 간의 관계는 1916년 생리학 교수였던 배리 박사에 의해 발견되었다. 당시 그는 이렇게 말했다. "겉보기에는 아무런 이상도 없어 보일지 모르지만, 실은 대장과 소장 안에서 심장 근육과 신경에 악영향을 주는 물질들이 만들어진다는 것은 의심의 여지가 없는 것 같다."

임신의 경우에도 마찬가지 원리가 적용된다. 1930년, 영국 산과 외과의였던 브라운은 장 독혈증과 자간(나중에 흔히 '임신중독증'으로 알려지게 됨) 간에 연관이 있다는 사실을 밝혀냈다. 자간과 임신중독증은 임신 합병증으로 나타나는 질환이다. 두 질환의 특징은 혈압이 상승하고, 소변에 알부민이 섞여 나오고, 부종이 생긴다. 치료하지 않고 내버려둘 경우 혼수상태에 빠지거나 경련성 발작을 일으킬 수도 있다. 발병 원인은 공식적으로 아직 밝혀진 바 없지만, 만성적인 장 독혈증은 순환계와 신경계를 통해 인체의 어느 부위에든 해를 끼칠 수 있다.

해럴드 페파드 박사는 자신의 저서 《안경 없이 보기》에서 이렇게 주장하고 있다. "예를 들어 심하게 중독된 상태에서 눈을 사용할 경우, 눈의 피로도가 아주 심해진다." 그가 열거하는 '심하게 중독된 상태'에는 일반 감기도 포함된다. 그는 또 이런 말도 하고 있다. "열이 펄펄 나는 상황에서 평소 하던 활동을 계속하는 것이 자신의 몸을 혹사하는 것이듯, 감기에 걸려 앓아누운 상황에서 책을 읽는 것은 자신의 눈을 무자비하게 혹사하는 것이다." 사실이 그렇다면 만성적인 장 중독 상태는 장기간에 걸쳐 눈에 어떤 영향을 줄까?

뉴욕종합병원의 하터 박사는 1892년 환자 31명의 사례에서 장내 부패가 간질과 관련이 있다는 사실을 발견했다. 그는 당시 장내 세균 활동을 억제하기 위한 약물치료 과정에서 간질이 치료됐다는 결론을 내렸다.

장 중독증은 신경계와 관련된 많은 장애에 영향을 미친다. 1917년 미국의사협회 연차총회에서 새틀리 박사와 엘드리지 박사는 자신들의 논문에서 환자 518명의 정신 증상 사례를 보고했다. 이들이 보고한 정신 증상에는 정신적 나른함, 둔함 및 멍함, 집중력 및 기억력 상실, 정신적 불균형, 과민증, 자신감 결여, 과도하고 쓸데없는 걱정, 지나친 자기성찰, 건강 염려증 및 공포증, 우울증, 강박증 및 망상, 환각, 자살 충동, 섬망 및 혼수상태 등이 포함되어 있었다. 새틀리 박사와 엘드리지 박사는 외과적으로 장 독혈증을 완화시켰더니 위의 증상들이 제거되었다고 보고했다. 논문 발표 후에 이어진 토론에서 다른 외과 의사들 역시 비슷한 경험을 한 적이 있다고 보고했다. 두 사람의 발표 내용은 오늘날에는 널리 알려진 것이지만, 그 당시로서는 정말 대단한 것이었다.

보다 최근에 나온 허버트 스프린스의 논문 〈정상인과 정신분열증 대상에 나타난 인돌 신진대사의 생화학적 측면들〉의 내용은 아주 흥미롭다. 이 논문에 따르면, 11개의 독립된 연구소가 정신분열증 환자들의 소변에서 정상인들의 경우보다 적어도 5배나 많은 6-하이드록시스카톨이 발견된 것으로 보고했다고 한다. 의료업계에서는 의견이 일치되기보다는 서로 상충되는 경우가 많은데, 스프린스는 그렇게 많은 연구소에서 일치된 의견을 내놓은 것은 아주 이례적인 일이었다고 말했다.

6-A 하이드록시스카톨은 대개 장내에서 흔히 발견되는 물질인 스카톨에서 생기는 것이며, 앞서 설명했듯 스카톨은 단백질 구성 아미노산의 일종인 트립토판에 대한 부패 세균들의 활동 결과로 생겨난다.

호주 비엔나 소재 퍼스트 메디컬 클리닉 교수인 칼 폰 누르덴 박사는 1913년 좌골신경이나 늑간신경에 똑같은 통증이 특히 자주 일어난다는 사실을 발견했다. 좌골신경통의 경우, 통증이 한쪽 다리 또는 두 다리 모두에 번져 내려간다. 그리고 늑간신경통의 경우, 통증이 흉부 내 늑골 사이에서 느껴진다. 그런데 그 두 질환으로 같은 통증을 느낀다는 것이다. 누르덴 박사는 장 독혈증을 완화시킴으로써 그 두 질환을 치료했다.

척추 지압사들은 이런 상황을 많이 목격한다. 이런 이유에서 나는 허리 부위의 신경에 통증이 느껴지는 경우, 장 독혈증 여부를 확인해봐야 한다고 생각한다.

여러 가지 피부 질환 또한 장 독혈증과 관련이 있다. 캐나다 몬트리올종합병원 피부병학 부교수 버제스 박사는 습진 환자 109명에 대한 연구 결과를 보고하면서 이렇게 말했다.

"다양한 아미노산과 프토마인에 대한 임상학적 관찰과 민감도검사 등의 결과, 습진은 장 독혈증 때문에 생겨나는 듯하다."

앞서 언급한 도널드 보딘 박사와 나는 그간 장관을 해독한 뒤 심한 건선 증상이 말끔히 사라진 환자들의 사례를 보아왔다. 보딘 박사와 나는 장 독혈증이 모든 건선 질환의 원인이라고 주장하는 것은 아니지만, 장 중독과 많은 종류의 피부 병변 및 습진성 질환 사이에 밀접한 관련이 있다는 생각을 갖고 있다.

장 독혈증 때문에 암 발병 가능성이 높아질 수 있다는 연구 결과들도 있다. 일부 의사들은 인체 내 다양한 장기에 발생하는 악성 질환인 암이 장 정체와 광범위한 관련이 있다고 믿는다. 앞서 언급한 윌리엄 아버스노트 레인 경은 이런 말을 남겼다.

"나는 암과 장 정체 사이에 연관성이 있다는 확신을 갖고 있다."

보다 근래에 와서 영국 외과 의사인 데니스 버킷 박사가 아프리카 동부 원주민들 사이에 특정 형태의 암 발병률이 낮다는 사실을 확인했는데, 그들은 주로 장 통과 시간이 빠른 고섬유질 식사를 하고 있었다.

대부분의 의사와 보건 종사자들은 장운동 개선에 도움이 되는 고섬유질 식사의 가치에 대해 오래전부터 잘 알고 있다. 역사적으로 켈로그 사는 지금은 고인이 된 존 하비 켈로그 박사와 그의 유명한 요양소와 관련이 많은데, 1980년대 말 자사의 시리얼 포장지 뒤쪽에 다음과 같은 문구를 인쇄해 넣은 적이 있다.

"저지방 · 고섬유질 음식을 섭취하면 일부 암 발병률을 줄일 수 있다."

미국식품의약국(FDA)이 제조업체에게 그런 문구를 공개적으로 쓸 수 있게 허용한 것은 극히 드문 일이었다.

지난 60여 년간 암의 원인과 치료법을 찾기 위해 애써오는 과정에서 의료업계는 "암을 제대로 이해하기 위해서는 무엇보다 식습관과 장 정체 문제에 관심을 가져야 한다."는 저명한 옛 의사들의 확신이나 증거들을 무시했다. 최근 연구들 역시 식습관보다는 석면이나 담배 같은 다른 원인들에 초점이 맞춰졌다. 치료법도 수술이나 방사선치료, 화학요법 등에 국한됐다. 의료업계와 연관 단체들이 암의 원인이나 치료와 관련해 받아들일 수 있는 이론과 받아들일 수 없는 이론이라는 경직된 패러다임을 만들어버린 것이다. 그래서 그 틀에 맞지 않는 제안은 모두 외면당했다. 그러나 1970년대에 들어오면서 그러한 패러다임에 균열이 생기기 시작했다.

1980년 샌프란시스코 소재 캘리포니아대학교 의과대학의 연구 덕에 장내 독성 물질들이 인체에 악영향을 줄 수 있다는 이전 세기의 주장이 다시금 활기를 띠었다. 캘리포니아대학교의 연구는 장 정체가 암의 원인이 될 수도 있다는 것을 보여주었다. 연구 결과 고지방·저섬유질 식사와 유방암 발병 가능성 증가 사이에 관련이 있다는 사실이 밝혀졌다. 모유를 먹이지 않는 여성 1,481명을 대상으로 한 연구에 따르면, 만성 변비는 그녀들의 가슴에서 분비된 액체에서 발견되는 비정상적인 세포들과 관련이 있었다. 그 세포들은 유방암에 걸린 여성들에게서 발견된 세포와 동일했다. 그런데 그 비정상적인 세포들이 매일 1회 이상 변을 보는 여성들보다 1주일에 3회 이내의 변을 보는 여성들 사이에서 5배나 많이 발견되었다. 그리고 만성적인 변비는 과일이나 채소, 전곡류 같은 고섬유질 음식보다 고단백질과 고지방, 정제된 탄수화물 음식을 더 자주 섭취할 때 생기는 것으로 밝혀졌다. 사실 과일이나 채소, 전곡류 같은 고섬유질 음식을 많이 먹는 사람들이 변비를 앓는 경우는 드물다.

독혈증 그리고 그와 관련된 질환은 세균들이 특정 아미노산에 대한 세균 활동에 의해 만들어지는 화학 물질들을 흡수하면서 발생한다. 유명한 프랑스의 외과 의사로, 1912년 노벨 생리의학상 수상자이기도 한 알렉시 카렐 박사는 닭 배아의 심장과 관련된 실험에서 그 관계를 분명히 보여주었다. 카렐은 뉴욕 소재 록펠러 의학연구소에 근무하던 시절, 닭의 배아에서 떼어낸 심장 조직을 현미경 슬라이드 위에 올려놓고 의학 역사상 가장 놀라운 실험 중 하나를 실시했다. 그는 적절한 환경만 조성해준다면 살아 있는 세포가 아주 오랜 기간, 어쩌면 무한정 오래 살 수도 있다는 것을 증명하려 했다.

현미경 슬라이드 위에 놓인 세포 조직들은 매일 영양분이 들어 있는 배양액에 헹궈졌다. 세포 조직들은 그 과정에서 필요한 영양분을 제공받았고, 세포 조직에서 나오는 노폐물들은 배양액 속에 침전됐다. 용액은 매일 교체됐다. 그런 식으로 세포 조직들은 놀랍게도 29년이나 살았다고 한다. 세포 조직들은 어느 날 갑자기 죽었는데, 순전히 실험실 조수가 세포 조직들을 신선한 배양액에 헹궈주는 걸 소홀히 한 탓이었다. 결국 과학적 탐구에 쓰인 그 위대한 걸작품의 생명을 앗아간 것은 자가

중독이었다. 그 결과를 보고 카렐 박사는 이렇게 말했다.

"세포는 죽지 않는다. 다만 세포가 담겨 있는 용액이 퇴화할 뿐이다. 용액만 규칙적으로 새것으로 갈아주고 세포에 뭔가 먹고살 것만 제공해준다면 세포는 어쩌면 영원히 살 수 있을지도 모른다."

카렐 박사의 실험은 부패된 노폐물이 어떻게 병리학적 상황을 야기하는지를 보여주는 한 예에 지나지 않는다.

'병리'라는 말은 '비정상적인 기능'이라는 뜻이다. 이 장의 앞부분에서 언급한 여러 의사들은 장 독혈증과 비정상적인 세포 기능 사이에는 임상학적으로 분명한 관련이 있다는 것을 보여주었다. 그리고 그들의 보고서에는 다양한 병을 앓던 사람들이 장 독혈증을 치유한 이후 호전되었다는 사례가 수도 없이 나온다. 예를 들어 습진은 일종의 병리학적 변화로, 질환의 근원인 장 독혈증을 치유하는 순간 함께 치유되는 경우가 많다.

임상학적 측면에서 볼 때, 다양한 병을 앓던 환자들이 장 독혈증을 치유하면서 호전됐다는 사실은 아주 중요하다. 의료계의 공식 입장에 따르면, 크론병, 휘플씨병, 궤양성 대장염 같은 병들의 원인은 아직 밝혀지지 않았다. 그러나 그런 병들에 걸렸을 때 염증을 일으키는 주요 원인은 분명히 어딘가에서 오는 것이며, 그런 이유에서 병리학계에서는 근본적인 가정부터 재고해야 한다. 여러 해 동안 영양학과 장세척 관련 일을 해온 입장에서 볼 때 많은 만성 질환 증상들이 직접 또는 간접적으로 장내 부패와 연관이 있다는 결론을 내리지 않을 수 없다. 임상학적 경험에 따르면 그 외에 다른 결론은 내릴 수 없다.

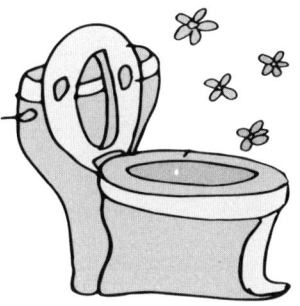

3장 흔히 볼 수 있는 장 질환들

위장 질환은 종류가 아주 많다. 점점 더 많은 사람들이 소화기 장애로 입원하고 있다. 장 장애보다는 소화기 장애라는 말이 더 나아 보일지는 몰라도 위장관은 입에서부터 항문에 이르는 하나의 계통이며, 거기에 위와 장까지 포함된다는 것을 잊어서는 안 된다.

식습관 외에도 장에 큰 영향을 주는 요소 중 하나는 정신적 압박감이다. 인체에 가해지는 정신적 압박감은 장관에도 영향을 미친다. 그리고 사실 장관 또한 정신에 영향을 준다. 흔히 정신은 심장과 관련이 있다고 말한다. 정신적으로 고통이나 억압받는 사람들은 심장에 문제가 있는 경우보다 위염이나 속 쓰림, 궤양, 대장염, 과민성 대장 증후군, 변비, 설사 같은 장 문제를 가진 경우가 훨씬 더 많다.

신경이 불안하면 인체의 모든 구멍이 수축된다. 스트레스와 압박감에 시달리는 사람들은 눈의 동공이 수축된다. 그러나 그런 부정적인 것들에서 벗어나게 되면 항문과 다른 구멍 주변의 근육이 풀리듯 동공도 풀린다. 만일 배설하는 순간 항문이 수축된다면 직장 내의 모든 독성 물질을 배출하기 어려워진다. 따라서 그런 문제들을 지속적으로 해결하려면 먼저 정신적 긴장 상태와 함께 장협착을 일으키는 원인부터 해결해야 한다.

각종 위장 스트레스가 일어나는 위는 부풀어진 소화관에 지나지 않으며, 음식을 저장하는 임시 주머니이고, 소화의 예비 단계가 진행되는 곳이다. 이른바 위 장애로 불리는 장애 중 일부는 보다 아래쪽에 위치한 장관에서 비롯된다. 주방 싱크대에 비유하면 이해하기 쉽다. 싱크대에 문제가 생길 경우, 그 원인은 싱크대 자체가 아니라 파이프 안쪽이 막힌 것이다.

사람들은 각종 소화 장애를 호소하는데, 그중 상당수는 장 문제에서 그 원인을 찾을 수 있다. 특히 변비가 원인인 경우들도 있다. 위 장애는 펩신 부족이 원인인 경우가 많지만, 장 장애는 음식 노폐물의 장 통과 시간의 차이에서 쓸개즙의 부적절한 분비에 이르기까지 그 원인이 다양하다. 그러나 현재까지 가장 흔한 장 장애는 역시 변비다.

변비

지금까지 장에 대한 인식을 새롭게 하면서 장 독혈증과 자가중독증의 영향에 대해 살펴보았다. 여기서는 다른 장 문제를 모두 합친 것보다 더 많이 경험하고 있는 장 문제에 대해 살펴보려 한다. 이 장애는 워낙 흔해 사실상 모든 사람이 경험하고 있다. 어떤 사람들의 경우에는 잠시 나타났다가 사라진다. 그러나 더 많은 사람들의 경우에는 자주 또는 지속적으로 경험하기도 하며, 장기적인 장 중독 상태에 이르게 된다. 나는 지금 변비 얘기를 하고 있다.

변비가 단순히 일시적으로 배설하지 못하거나 만성적으로 배설에 어려움을 겪는 데 그치는 일이 아님을 보게 될 것이다. 변비와 그 결과 나타나는 자가중독증 같은 장 장애들은 잘못된 식습관이나 생활 방식에서 생겨나는 것으로, 인체에 여러 가지 해로운 결과들을 초래한다. 내가 이 장을 변비 이야기로 시작하려는 것은 이 책에서 다루는 거의 모든 장 장애가 어떤 식으로든 변비와 관련이 있기 때문이다.

변비에 대해 연구하는 사람들은 종종 변비를 '현대의 역병'이라고 부른다. 변비야말로 오늘날 우리의 건강을 위협하는 가장 큰 장 장애라고 생각한다. 변비는 곧바로 장 독혈증과 자가중독증으로 이어지기 때문이다. 변비에 걸리면 저항력이 떨어지고, 여러 가지 급성 질환에 노출되며, 퇴행성 질환 및 만성 질환으로 이어지게 된다. 현재 미국에서 다른 그 어떤 단일 질병보다 더 많은 사람을 간접적으로 각종 질병으로 몰아넣고 죽음에 이르게 하는 것이 바로 변비다.

변비가 생기면 피부, 신장, 림프계, 폐 같은 다른 배설기관의 부담까지 늘어나게 된다. 변비 때문에 배설기관들이 과잉 활동을 하면서 지쳐 버리게 된다. 그 결과 세포들의 신진대사가 둔화되고, 치유와 성장이 지체되며, 노폐물 제거 능력은 물론 인체 에너지까지 떨어지게 된다. 그리고 세포들 역시 생기를 잃고 활동이 둔화된다. 그 결과 생리학적으로 가장 약한 인체 기관과 분비샘, 세포 조직, 계통들부터 기능이 떨어지게 된다.

많은 사람들, 그리고 심지어 일부 의사들조차 2~3일마다 변을 보는 것이 정상이라고 생각하지만 내 생각은 다르다. 내 경험에 따르면 부적절한 배변과 잘못된 장 위생(자가중독으로 발전됨)은 인체 내 많은 장애와 질환의 근원이 된다. 우리는 건강이라는 관점에서 정상인 상태와 올바르거나 바람직한 상태의 차이를 구분할 수 있어야 한다.

변비는 워낙 흔해서 실제 변비 증상이 있는 사람조차 그런 사실을 잘 모른다. 의사들은 전문가적인 판단으로 1주일에 2~14회 정도 변을 보는 것을 '정상적인' 배변 빈도로 생각하기도 한다. 현대 문명과 완전히 동떨어진 원시문화에서 가공되거나 익히지 않은 음식을 먹고사는 사람들은 대개 매 식사 후 30분 정도 만에 변을 본다. 그러나 많은 가공식품과 익히거나 너무 익혀 신선도가 사라진 음식을 섭취하는 서구인들은 대개 하루 한 번 변을 보는 것만으로도 감지덕지한다. 그래서 정확히 얼마 만에 변을 보는 것을 변비로 봐야 할 것인지를 판단하기란 그리 쉽지 않다. 바람직한 배변 빈도와 시기를 결정하기 위해서는 개인과 사회 전체 차원에서 생활 방식을 고려해야 한다.

음식을 섭취하면 연동운동을 통해 음식과 잔여물이 배설계의 마지막 부분인 대장까지 밀려 내려가게 된다는 사실을 생각해야 한다. 보통 음식이 인체를 통과해 밖으로 배설되기까지는 18시간이 걸린다. 소화된 음식이 긴 장관을 따라 이동해 배설될 준비까지 걸리는 시간을 '장 통과 시간'이라고 한다. 우리가 잘 소화되지 않는 섬유질이 다량 함유된 음식을 먹고, 적절한 양의 맑은 공기와 햇볕을 쬐고, 적절한 양의 물을 마시고, 적절한 양의 운동을 한다면 장 통과 시간은 줄어든다. 그러나 하루 종일 실내에서 지내고, 섬유질이 부족한 음식과 익힌 음식 그리고 가공식품을 먹고, 주로 앉아서 지낸다면 장 통과 시간은 길어진다. 무엇보다 중요한 것은 음식 잔여물이 장 속에 필요 이상 오래 머물면 독성 물질이 생겨나고 장내 세균들도 달라져 결국 장 독혈증과 자가중독증에 이르게 된다는 점이다. 어떤 사람들은 1주일에 변을 한 번밖에 안 보고, 어떤 사람들은 1주일에 변을 두 번 본다. 내가 아는 환자 중에는 무려 18일에 한 번 변을 보는 환자도 있었다. 그런데도 그 환자는 여전히 하루 세 끼를 먹었다. 우리가 하루 세 끼를 먹고 5일에 한 번씩 변을 본다고 가정하면, 한 번 변을 보고 나서도 14끼의 음식은 몸 안에 남아 있게 된다.

〈그림 3-1〉은 음식이 24시간 동안 어떻게 위장관을 통과해 움직이는지, 그리고 장이 제때 배설하지 못할 경우 어떤 일이 일어나는지를 보여준다.

그러나 배변 빈도 하나만으로 변비 여부를 판단할 수는 없다. 사람들은 흔히 설사를 변비의 반대라고 생각한다. 그러나 사실 설사는 변비의 또 다른 형태일 뿐이다. 장에 변이 정체되어 있으면 인체는 축적된 독성 노폐물을 제거하기 위한 마지막 수단으로 종종 장 내용물을 액체로 만든다. 설사가 계속되면 몸 안에서 탈수 현상이 심해져 전해질 균형 상태가 깨지게 된다. 그런데 사람들은 설사도 변비의 한 징후일 수 있다는 사실은 모른 채 약국으로 달려가 설사를 멈추는 약을 사먹는다. 이런 종류의 설사를 내버려두면 변비와 그 원인들 역시 그대로 방치된다.

〈그림 3-1〉 음식이 삼켜져서 장관 내를 이동하는 모습

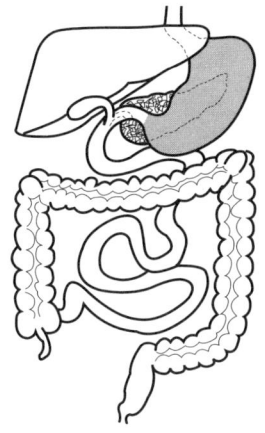

오전 8시
아침 식사 직후 위 속에 음식이 들어 있다.

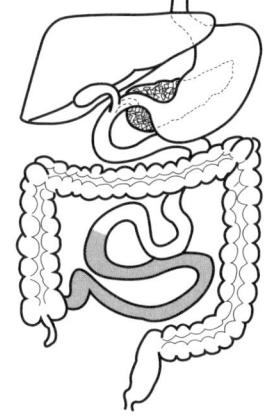

정오
아침 식사 4시간 뒤. 음식이 회장과 회맹판에 도달해 있다. 소화와 흡수가 끝나고 아침 식사 잔여물이 대장 안으로 들어갈 준비를 하고 있다.

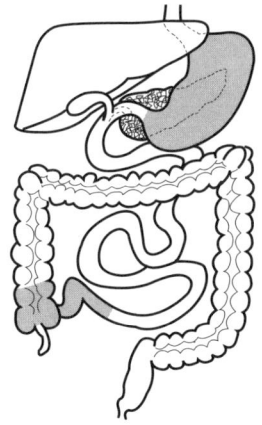

오후 1시
① 아침 식사 잔여물이 회맹판을 지나 대장 속으로 들어가고 있다. ② 점심 식사가 위 속에 들어온 것을 보여준다.

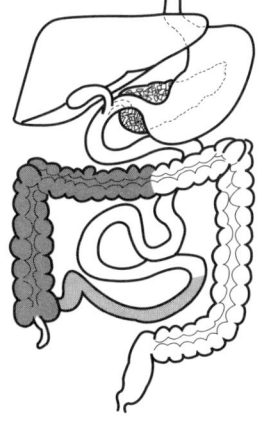

오후 5시
① 아침 식사 잔여물이 대장 속에 들어 있다. ② 점심 식사 잔여물이 대장 안으로 들어갈 준비를 하고 있다.

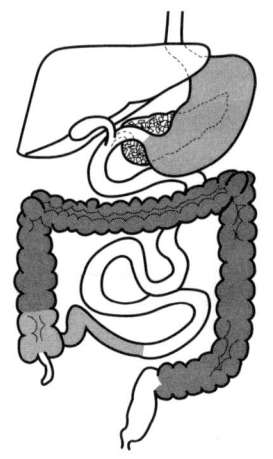

오후 6시
① 아침 식사 잔여물이 하행결장에 도달해 있다. ② 점심 식사 잔여물은 대장 안으로 들어가 아침 식사 잔여물과 뒤섞이고 있다. ③ 위에는 방금 먹은 저녁 식사가 들어와 있는 것이 보인다.

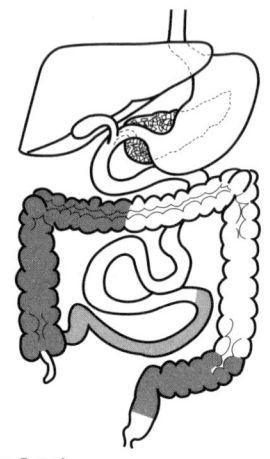

오후 9시
① 아침 식사 잔여물이 S상결장 안에서 배출될 준비를 하고 있다. ② 점심 식사 잔여물은 맹장과 상행결장, 횡행결장에 들어 있다. ③ 저녁 식사 잔여물이 대장으로 들어갈 준비를 하고 있다.

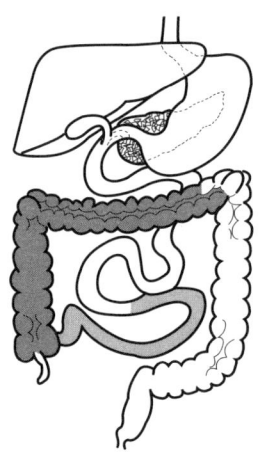

오후 10시
① 아침 식사 잔여물이 잠자리에 들기 직전 대변을 통해 배출됐다. ② 점심 식사 잔여물은 대장을 통과하고 있다. ③ 저녁 식사 잔여물은 대장 안으로 들어갈 준비를 하고 있다.

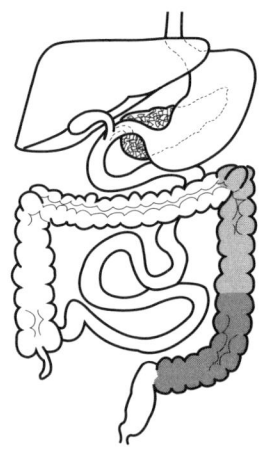

오전 6시
저녁 식사 잔여물이 하행결장과 S상결장 안에서 배설 준비를 하고 있다.

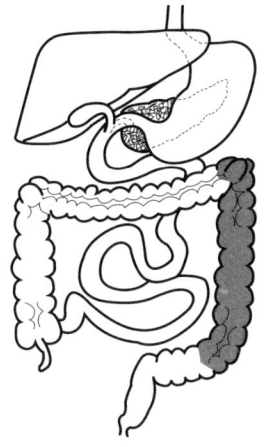

오전 6시 30분
①막 배변이 이루어졌다. ②전날 저녁에 먹었던 음식 잔여물이 아직 대장에 남아 있다.

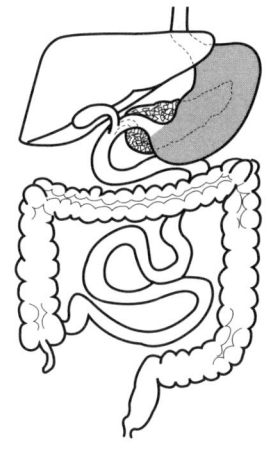

오전 8시
장이 완전히 비워져 다시 세 끼를 받아들일 준비가 되어 있다. 아침 식사가 위에 들어와 있다.

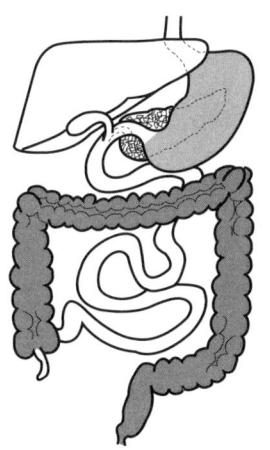

배변이 하루에 한 번만 이루어진다면 장 안에는 6끼의 식사 잔여물이 들어 있게 된다.

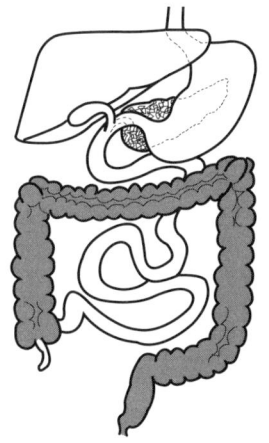

장 안에 9끼 이상의 식사 잔여물이 들어 있을 경우, 만성적인 변비가 생기게 된다.

내 환자들 가운데 일부는 하루에 변을 세 차례 본다면 설사를 하고 있는 것이라고 생각하고, 일부는 1주일에 두 차례 변을 보는 것이 정상이라고 생각한다. 후자에 속하는 한 여성 환자는 매주 화요일과 금요일 아침에 규칙적으로 변을 본다면서 자신은 지극히 정상적인 배변을 하고 있다고 주장했다. 나는 하루에 서너 차례 변을 보는데도 장벽이 굳어 있고, 장 자체도 변비가 심한 사람들을 알고 있다.

대부분의 사람들은 자신의 장 상태를 잘 모른다. 그리고 유감스럽게도 자신의 장 기능이나 상태에 대해 잘 모르는 사람들에게 최악의 장 장애가 생기는 경우가 많다. 대부분의 사람들은 어린 시절 매일 적절한 배변을 하는 것이 중요하며, 생리적 요구에 따라 적절히 장을 비워줘야 한다는 것을 제대로 교육받지 못했다. 배설에 대한 인체의 자연스러운 욕구를 무시하는 것은 변비가 시작되는 원인이 될 수도 있다.

영국과 남아프리카공화국의 일부 의학자들은 흔히 말하는 규칙적인 배변이 생사를 좌우하는 중요한 문제라고 강력히 주장하고 있다. 배변 횟수가 너무 적거나 변에 섬유질이 너무 적게 있으면 쓸개 장애, 심장 질환, 정맥의 이상 확장, 충수돌기염, 심정맥 내의 응고, 횡격막 탈장, 게실증, 관절염, 대장암 등이 발생할 수 있다. 이러한 의학계의 완전한 입장 전환은 앞서 언급한 데니스 버킷 박사 같은 의학계 최고 연구원들의 연구에서 비롯된 것이다.

미국 미시간 주 배틀크리크 요양소의 존 하비 켈로그 박사는 장 위생과 관련해 미국에서 그 누구보다 많은 일을 했다. 그는 91세까지 살았는데, 그의 조언은 귀 기울여 들을 만한 가치가 있다. 그는 식사를 하고 나서 15~18시간 후에는 장에 남아 있는 음식 노폐물을 배출해야 한다고 믿었다. 아기들과 새, 그리고 동물들은 음식을 섭취한 뒤 매우 빨리 변을 본다. 켈로그 박사는 수술하지 않고도 세척을 통해 장의 활력을 되찾은 수많은 사례들을 봤다고 한다. 그는 현대 문명사회의 질병 가운데 90%는 대장이 제 기능을 하지 못하는 데서 기인한다고 주장했다. 윌리엄 아버스노트 레인 경 역시 장 독혈증과 다른 질병들 간에 관계가 있다고 말했다. 그는 다음과 같은 말로 장 중독의 영향이 얼마나 심각한지를 단적으로 보여주었다. "장 하단부의 크기는 음식 노폐물을 비우는 데 6시간 정도 걸리는데, 우리는 습관적으로 24시간 동안 그 노폐물을 장 안에 담고 산다. 그 결과 나타나는 것이 궤양과 암이다."

어떤 형태의 변비든 결과는 대장이 막히는 것으로 나타난다. 그리고 대장은 여러 가지 방식으로 막힌다. 가장 흔한 것은 음식 노폐물로 인해 자극받은 점막과 장벽에 점액이 축적되어 변이 잘 통과하지 못하는 경우다. 한 시신을 부검해봤더니 대장 지름이 20㎝ 넘게 확장되어 있었지만, 정작 음식물이 통과하는 통로의 지름은 연필 굵기 정도밖에 안 되었다. 나머지 부분은 전부 겹겹이 쌓인 점액과 변으로 가득 차 있었다. 위 속에 축적된 점액은 자동차 타이어처럼 딱딱한 고무의 밀도를 갖게 된다. 다른 시신을 한 구 더 부검했더니 꽉 막힌 대장 안에 들어 있는 음식 노폐물 무게가 무려 18㎏이나 됐다. 그 많은 유해 음식 노폐물을 몸 안에 담고 다녔다고 상상해보라. 이처럼 사람들은 장 위생과 청결을 등한히 하고 있다.

장 속에는 우리가 생각하는 것보다 더 오래된 음식 노폐물이 담겨 있다고 확신한다. 장을 세척해 오래돼 썩어가고 있는 모든 물질과 가스를 제거한다면 당연히 자가중독증은 완화된다. 나는 S상결장 속에서 부패 중인 독성 물질들이 각종 퇴행성 질환이 발생할 수 있는 환경을 조성한다고 믿는다.

장 내용물을 제때 비우려면 어떻게 해야 할까? 장에 적절한 활력을 주어야 장관이 음식 노폐물을 제대로 밀어낼 수 있다. 장의 활력은 적절한 식사와 충분한 운동을 할 때 생겨나고 유지된다. 그리고 장 근육을 활기차게 움직이게 하려면 장에 섬유질이 풍부한 음식을 공급해주어야 한다. 역도 선수가 근육운동을 위해 무거운 물건들을 어떻게 이용하는지 생각해보라. 장에 근육운동이 필요한 음식을 공급해주지 않고서는 장 근육의 힘과 활력을 기르거나 유지할 수 없다. 식이섬유는 장에 잘 소화되지 않는 물질을 제공해 근육운동을 하게 만든다. 마찬가지로 몸통 운동, 특히 복부 벽 및 허리 운동은 장이 제 위치에 자리 잡게 해주고, 장 근육을 단련시켜 적절한 활력을 유지하게 해준다. 원시문화에는 대개 몸통, 허리, 복부 근육을 운동시켜주는 춤 동작들이 있었다. 반면에 현대 서구인들은 춤출 때 주로 다리를 쓰며, 몸통이나 팔, 목 등은 잘 움직이지 않는다. 그러나 적절한 식사와 운동을 하면 외부적으로는 장이 운동을 하게 돼 장 근육이 발달하고, 내부적으로는 소화가 잘 안 되는 섬유질도 잘 소화할 수 있게 된다. 잘못된 식습관과 생활 방식 등을 갖고 있으면 발달장애나 기타 질병과 무관하게 대장 기능 저하로 인해 나타나는 기능성 변비에 걸릴 가능성이 높아진다. 기능성 변비도 그냥 내버려둘 경우 구조적인 문제나 질병으로 발전될 수 있다. 매일 적절한 식습관을 유지하지 않을 경우에도 인체가 규칙적이고 일관된 기능을 하지 못하게 된다. 바쁜 일정에 쫓기며 생활하는 사람들은 시간 여유가 있을 때나 제대로 된 식사를 하고 대개 식사를 대충 때우는 경우가 많다. 그런 사람들은 휴식을 취하거나 잠을 자거나 운동을 하지도 못한다. 그런 식의 생활을 계속할 경우, 인체는 다음에 어떤 일이 있을지 알 수 없어 늘 방어적인 자세를 취하게 된다. 그래서 결국 인체는 활력을 잃게 되며, 장 기능도 불규칙해져 변비에 걸리게 된다.

또한 대부분의 사람들은 적절한 장 기능에 필요한 물을 충분히 마시지 않는다. 부족한 수분 섭취는 만성 탈수로 이어지며, 변비가 생기는 중요한 요인 중 하나가 된다. 수분이 부족하면 인체 내 모든 용액의 양이 줄어들게 되고, 그중 일부는 걸쭉해진다. 인체 세포 조직들도 건조해지면서 기능이 떨어지게 된다. 대장의 점막 농도 또한 변화되어 변을 밀어내는 데 필요한 매끄러움을 상실한다.

다른 배설기관의 기능 저하도 변비를 일으키는 또 다른 요인이 된다. 우선 지방을 유화시키고 장이 제대로 기능하게 하려면 쓸개와 간에서 충분한 양의 쓸개즙이 나와야 한다. 그리고 인체의 신진대사율을 조정하는 갑상선 역시 제 기능을 해야 한다. 갑상선은 인체 내에 '티록신'이라는 호르몬을 배출해 많은 인체 기능을 통제하고 정상적으로 유지하게 해주는 역할을 한다. 그래서 갑상선 기능이 저하되면 인체의 모든 기능이 저하된다. 그중 특히 소화 기능이 떨어지면 변비가 생길 수 있다.

콩팥 위에 있는 내분비기관인 부신의 기능이 저하되면 쉽게 피로해지고 지쳐 몸을 움직이기도 싫어진다. 피로와 운동 부족 또한 변비로 이어지기 쉽다. 사람은 원래 활력이 있어 계속 움직이고 싶어 한다. 빈혈 역시 쉽게 피로감을 느끼게 만드는 또 다른 요인으로, 빈혈이 있으면 건강한 육체 활동을 하지 못하게 될 수 있다. 빈혈 증상이 있다는 것은 혈액 속에 산소가 부족하다는 뜻이며, 그럴 경우 인체 세포 조직의 활력이 떨어지게 된다. 말하자면 전신이 피곤해지는 것이다. 그리고 피곤해진 몸은 배변도 원활하지 않다.

완하제의 함정

많은 사람이 변비를 없애거나 극복하기 위해 많은 돈을 쓴다. 예를 들어 장 근육의 활력이 부족해 내용물을 만족스럽게 밀어내지 못하면 완하제를 찾는다. 시중에 나와 있는 완하제의 약 95%는 장에 자극을 주어 억지로 연동운동을 하게 만드는 역할을 한다.

완하제는 가급적 사용을 자제하고 비상시에만 써야 하며, 실제로 사용할 때에도 아주 조심해야 한다. 인체의 배설 메커니즘은 아주 섬세하며 망가지기도 쉽다. 그래서 한 번 잘못되면 다시 정상으로 회복되는 데 몇 주, 심지어 몇 달이 걸리기도 한다. 대장을 비울 목적으로 쓰는 완하제는 근본적으로 일종의 독약이며 자극제다. 그래서 완하제는 정상적이며 자연스러운 배설 기능을 회복하는 데는 아무런 도움도 주지 못한다. 독성 물질이 들어오면 대장은 최대한 빨리 그 물질을 내보내려 하며, 그 과정에서 단단하게 뭉친 변을 포함해 모든 것을 대장 밖으로 밀어내게 된다.

아주 강한 독성 물질인 완하제는 종종 혈관과 림프관에 흡수되어 인체 구석구석까지 퍼지게 된다. 상황이 이렇게 되면 완하제 중독이 되거나 과용하기 쉽다. 오랜 기간 완하제에 의존하다 보면 스스로 변을 제거할 수 있는 장의 정상적인 기능이 손상된다. 계속 완하제의 자극에 반응하느라 장 근육이 녹초가 되어버리기 때문이다. 이런 식으로 장 근육이 쉬지 못하고 혹사당하게 되면 곧 제 기능을 상실하게 되고, 그 결과 이 장 후반부에서 설명하는 질병들에 걸리게 된다. 장은 운동과 정상적인 신경 자극, 적절한 식습관에 의해서만 자극받아야 한다. 장이 인위적으로 자극받을 경우, 장 근육이 활력을 잃게 됨은 물론 근육 조직까지 약해진다.

게실 질환

변비는 서구 문화에서만 빈번히 목격되는 대장 장애가 아니다. 게실, 즉 대장의 일부가 부풀어 오르는 현상은 절대 희귀한 현상이 아니다. 대장에 게실이 있는 것은 일종의 대장 질환으로, 흔히 '대장 게실증'이라고 한다.

게실은 정상적인 장벽의 일탈이라고 할 수 있다. 장에서 배출이 제대로 이루어지지 않을 경우, 조그만 주머니를 닮은 게실이 대장벽을 따라 생겨난다(〈그림 3-2〉 참조). 게실은 식도, 위, 십이지장, 공장 등에도 생겨날 수 있으며, 맹장이 대장의 다른 부위에서 단 하나만 생겨날 수도 있다.

영어로 게실증과 게실염은 각각 diverticulosis와 diverticulitis이며, 혼동하기 쉬워 서로 뒤바꾸어 잘못 사용되는 경우가 많다.

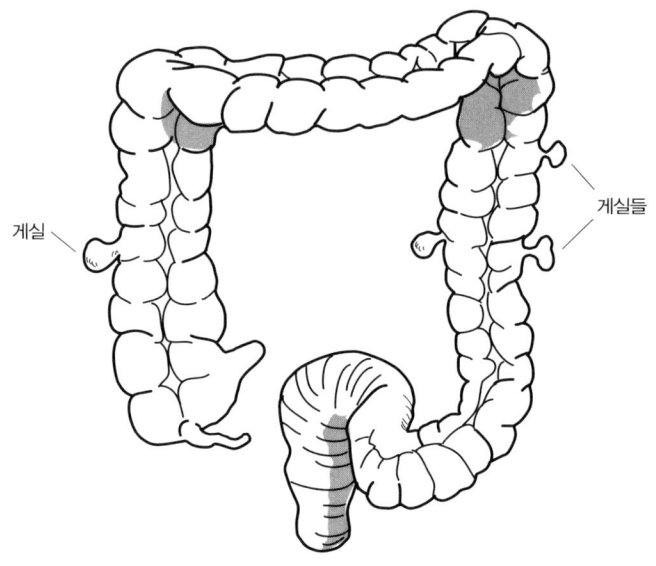

〈그림 3-2〉 게실

diverticulosis와 diverticulitis는 둘 다 '벗어나다'라는 뜻을 가진 라틴어 divertu에서 온 말이다. 앞서 말했듯 게실은 장벽에서 튀어나온 주머니를 가리킨다. 게실 자체가 직접 어떤 증상을 나타내지 않을 수도 있지만, 앞으로 살펴보게 되듯 인체 내 다른 데서 발생하는 문제의 근원이 될 수도 있다. 대장에 발생하는 게실 질환은 심각한 장애가 되어 많은 문제를 야기할 수도 있다. 따라서 대장 게실은 예방하고 통제해야 한다. 게실에 염증이 생기는 상태를 '게실염', 영어로는 diverticulitis라고 한다. 접미사 '-itis'는 염증을 뜻한다. 그리고 염증이 생긴 게실이 세균에 감염될 경우 '급성 게실염'이라는 심각한 질환이 되어 즉각 전문적인 치료를 받아야 한다. 게실염 합병증에 걸리면 값비싼 대가를 치러야 할 수도 있다. 게실염이 더 악화되면 사망에 이를 수도 있는데, 많은 만성 질환과 증상들은 초기에 발견된다. 장 주머니, 즉 게실은 제대로 신경 쓴다면 염증이 생기는 상태까지 가지 않는다. 많은 사람이 게실을 갖고 있지만, 그 가운데 급성 게실염으로까지 발전하는 사람은 몇 안 된다.

게실과 S상결장

게실은 장의 다른 어떤 부위보다 S상결장에서 자주 발견된다. 영국에서 실시한 연구에 따르면, 게실을 가진 환자 461명 가운데 44명의 게실이 S상결장에서 발견됐다고 한다. 호주에서 휴스 박사가 실시한 연구에서도 대장 질환 환자 90명 중 89명이 S상결장에 게실이 있었다. 휴스 박사는 "이처럼 S상결장에서 게실염이 많이 발생하는 것은 S상결장이라는 대장 부위가 워낙 좁기 때문"이라고 말한다. S상결장은 지름이 짧아서 가장 단단한 변이 모이게 되며, 장 근육의 압력도 가장 높다.

평소 먹는 음식에 섬유질이 많이 부족할 경우, 장 근육은 음식 노폐물을 밀어내는 데 아주 큰 어려움을 겪게 된다. 그 결과 근섬유가 가장 약한 곳에 탈장 현상이 일어나며, 장벽에 게실이 생기게 된다. 탈장은 자동차 타이어 한쪽이 터져 나가는 것과 비슷한 현상으로, 가장 많이 닳은 부분으로 공기가 몰려 나가면서 터지는 것이다.

구불구불 흘러가는 개천 웅덩이에 본류에서 떠내려온 온갖 표류물들이 걸려 쌓이듯, 장 속을 통과하던 변 중 일부도 웅덩이처럼 생긴 게실로 들어가기 쉽다. 그리고 시간이 지날수록 게실 속에는 점점 더 많은 노폐물이 쌓이게 된다. 게다가 장 기능이 저하되어 장 통과 시간이 길어지면 게실과 축적된 노폐물 간의 접촉 시간이 길어져 세균 감염이 일어날 수도 있다. 결국 게실이 강력한 독성 물질을 만들어내는 온상처럼 되어 가뜩이나 독성 물질에 중독되어 부담을 느끼는 인체에 더 큰 부담을 안겨준다. 그렇게 되면 곧바로 자가중독으로 발전되고, 잘못하면 패혈증에 걸린다.

만일 감염된 게실이 파열되면 각종 세균과 독성 물질이 복강 안으로 흘러들어가게 되어 급성 복막염으로 발전한다. 그 경우 즉각적인 치료나 외과적인 응급조치를 취해야 하는 상황이 된다. 결장 조루술을 받아야 하는 경우도 많다. '인공 항문 형성술'이라고도 하는 결장 조루술은 복벽을 절개해 구멍을 내어 변을 인위적으로 배출해내는 수술이다. 대장 상태가 매우 안 좋을 때는 그 부위 일부 또는 전체를 제거하는 '대장 절제술'을 해야 한다. 결장 조루술을 받을 경우 대개 대장 일부를 제거하게 된다. 그 부분에 염증이 생겨 감염됐거나 파열된 게실들이 있어 환자의 생명까지 위협할 수 있기 때문에 아예 제거해버리는 것이다. 환자 입장에서는 대장 합병증이 생기는 것을 예방하고 정상적인 삶을 살려면 결장 조루술이나 다른 수술을 받는 수밖에 없다.

수술을 생각해야 할 정도가 되면 그전에 이미 많은 증상들이 나타난다. S상결장은 늘 가장 건조한 변을 담고 있기에 변을 밀어내기 위해 가장 많은 부담을 걸머진다. 가장 건조한 변 때문에 장 점막에 가장 큰 부담을 안게 되는 곳도 바로 S상결장이다.

나는 게실이 생겨나는 것은 대개 선천적으로 가장 약한 장벽 부위에 대한 부담이 증가하기 때문이라고 믿고 있다. 그리고 계속 움직이지 않고 자리에 앉아 있는 직업을 갖고 있거나 그런 생활 방식을 유지하는 경우, 내내 다리를 꼬고 있거나 구부리고 있는 경우, 대장 환상근이나 종주근이 뻑뻑해지는 경우 장벽에 가해지는 부담이 증가한다. 게다가 현대식 화장실의 잘못된 디자인 때문에 장관의 다른 어떤 부위보다 S상결장에 부담이 커지게 된다. 앞서 열거한 생활 방식이나 상황들이 각종 질병을 유발하기도 하지만, 대장에 게실 질환이 생기는 가장 큰 원인은 유전적으로 또는 체질적으로 장에 약한 부위가 있기 때문이라고 생각한다.

그간의 경험과 연구에 비춰볼 때, 게실 질환은 배아기부터 시작되는 것으로 보인다. 사람은 태어날 때부터 장벽 구조에 취약한 부위가 있다는 것이 내 결론이다. 그 상태로 나이가 들면서 잘못된 식습관이나 생활 방식 때문에 장벽이 계속 혹사당하고 스트레스를 받아 약해지는 것이다. 그러면 유전적으로 약한 장 부위는 지속적인 혹사에 더 이상 견디지 못해 게실 질환 같은 병으로 발전된다. 오늘날 많은 의사들은 이런 현상을 '장 누수 증후군'이라고 한다.

한때 대장 게실 질환은 주로 나이 든 사람들에게서 나타난다고 믿어졌지만, 각종 연구에 따르면 오늘날에는 젊은 사람들 중에도 대장 게실을 가진 사람들이 갈수록 늘어나고 있다. 나는 최근 들어 젊은 사람들 사이에서 대장 게실이 흔히 나타나고 있는 것은 어린 시절부터 먹는 음식 또는 먹어야 함에도 먹지 않는 음식 때문이라고 생각한다. 영양분을 올바로 섭취하지 못해 젊은 시절부터 이미 유전적으로 약한 인체 부위에 그런 영향이 나타나는 것이다. 1920년에는 터너가, 1939년에는 부이에가 "대장 게실증은 선천적인 것이 아닐까?" 하는 가정을 처음으로 제기했다. 또한 부이에는 대장 게실증이 어린 시절부터 생겨날 수 있다는 것도 예견했는데, 불행히도 이후 그의 예견이 옳았다는 것이 입증됐다.

게실이 생겨나는 것이 유전적인 것이라는 데 동의하지 않는 연구원들도 있다. 코넬, 라일리, 페인터 같은 연구원들은 대장 게실증이 선천적으로 대장 근육에 취약한 부위가 있어 생겨나는 것이 아니라는 결론을 내렸다. 그들은 대장 근육이 태어날 때는 정상이지만, 이후 성장 과정에서 변한다고 주장했다. 그러나 태어날 때부터 대장 근육에 선천적으로 취약한 부위가 없다는 사실을 어떻게 증명할 수 있겠는가? 선천적으로 취약한 부위는 X레이로 촬영할 수도 없어 날 때부터 취약한 특정 세포 조직을 분석할 수 있는 분석 시스템이 있어야 확인할 수 있다. 그러나 오늘날의 전통 의학은 그런 시스템을 갖고 있지 못하며, 설사 재래식 대체 의학에 그런 시스템이 있다 해도 인정하려 하지 않는다.

유전적으로 취약한 부위들은 잘못된 습관 때문에 적절한 배변을 하지 못하고 장에 가스가 차면서 더 악화될 수도 있다. 가스를 발생시키는 음식을 먹거나, 규칙적으로 배변 보는 것을 등한시하거나, 굳은 변을 배설하려고 장 근육을 혹사하거나, 스트레스를 많이 받고 바쁜 생활을 하면서 적절치 못한 음식을 먹거나 하는 것이 모두 잘못된 습관들이라고 할 수 있다.

올바른 식습관으로 게실증을 억제할 수 있다는 생각을 처음으로 한 사람은 영국 왕립 외과의협회 회원인 닐 페인터 박사와 데니스 버킷 박사다. 처음 연구에 착수하면서 두 사람은 "게실증 환자들은 대장 내 가스 압력이 있어 찌꺼기가 가장 적게 나오는 음식, 즉 섬유질 함유량이 최소화된 음식이 치료에 도움이 될 것"이라고 생각했다. 그런데 이후 연구가 진행되면서 두 사람은 자신들의 생각이 잘못됐다는 확신을 갖게 됐다. 섬유질 함유량을 최소화한 음식이 오히려 배설 과정에서 더 많은 가스와 압력을 만들어내고, 그것을 외과적으로 치유하려는 시도가 문제를 오히려 더 복잡하게 만든다는 사실을 알게 되었다. 환자들의 식단에 귀리 시리얼을 포함시키자 대장 내 압력 등의 증상이 눈에 띄게 좋아지는 것을 보면서 두 사람은 섬유질 함유량이 높은 음식이 도움이 된다는 결론을 내렸다. 그러면서 두 사람은 현재 게실증 치료법의 근간을 이루는 여러 가지 중요한 결론에 도달하게 된다.

1930년대에 메이오 클리닉의 의사들은 섬유질 함유량이 높은 음식과 낮은 음식이 S상결장에 미치는 영향을 비교하는 연구를 했다. 그 과정에서 섬유질은 장이 활력을 잃고 늘어지는 것을 막아준다는 사실을 알게 됐다. 영양가가 파괴되지 않은 온전한 자연식이 장의 활력 유지에 도움이 됐다. 그래서 수술을 대체할 치료법으로 적절한 식이요법이 도입됐다.

게실 질환은 하루 이틀 섬유질이 충분히 함유된 식사를 하지 않았다고 해서 생기는 것은 아니다. 여러 해 동안 충분한 섬유질을 섭취하지 못했을 때 생기는 질환이다. 조화롭지 못하고 바쁜 생활 방식, 음식을 제대로 씹지 않고 삼키는 버릇, 잦은 패스트푸드 섭취, 천연 섬유질이 부족한 음식 섭취, 채소나 과일 껍질을 먹지 않고 버리는 습관 등으로 장이 제 기능을 하지 못하게 된다. 의당 섭취해야 하는 천연 섬유질을 섭취하지 않을 경우, 대장 근육은 운동 대상이 없어져 적절한 활력을 유지할 수 없게 된다. 그리고 섭취하는 음식에 섬유질이 부족하면 대장 근육은 건조해진 변을 대장에서 밀어내기 위해 아주 큰 어려움을 겪어야 한다. 또한 대장 근육이 자연스럽게 운동하지 못하면 대장 내의 압력이 높아지며, 그 결과 선천적으로 취약한 장벽 부위에 게실이 생겨난다.

미국에서는 정제된 음식과 가공 음식, 그리고 과도하게 익힌 음식을 많이 먹어 고섬유질 음식을 주로 먹는 나라들에 비해 장 질환 발병률이 높다. 반면에 아프리카 원주민들은 섬유질 함유량이 높은 음식을 주로 먹고, 가공식품이나 지나치게 익힌 음식은 전혀 먹지 않는다. 그래서 아프리카에서는 게실 질환이 거의 발견되지 않는다. 그러나 아프리카 원주민도 서구식 식습관에 길들여지면 게실 질환 발병률이 높아진다. 자연 상태 그대로 먹고사는 이른바 원시사회의 사람들에게는 실제로 대장 게실 질환이라는 것 자체가 존재하지 않는다. 연구 결과에 따르면, 소화가 잘 안 되는 섬유질을 많이 섭취하는 원시 상태의 사람들은 현대 서구 문명에 사는 사람들보다 2.5~4.5배 가까이 더 많은 변을 배설한다고 한다. 그리고 연구 결과, 변질된 흰 밀가루나 가공 설탕이 함유된 음식 같은 고탄수화물·저섬유질 음식을 섭취하는 것과 대장 게실 질환의 발병 간에는 직접적인 관련이 있다는 사실이 밝혀졌다.

식단에 많은 섬유질을 포함시키는 것이 바람직한 일이기는 하지만, 팬케이크나 파스타, 다른 부드러운 음식을 즐겨 먹다가 갑자기 섬유질이 많은 거친 음식으로 바꾸면 장에 탈이 나기 쉽다. 장에 가스가 차거나 기타 장애가 나타나 식습관을 바꾸는 문제를 다시 생각해보게 만들 수도 있다. 이는 우리 몸이 너무 갑작스러운 변화에 빨리 적응하지 못해 일어나는 부작용이다. 섬유질 섭취를 늘리는 식습관의 변화를 보다 장기간에 걸쳐 행할 경우, 대개 그런 부작용을 완전히 없애지는 못하더라도 최소화할 수는 있다. 섬유질 섭취를 점진적으로 늘리면서 우리 몸 역시 새로운 식습관에 맞춰 서서히 변화해가면 된다.

유전적으로 취약한 대장 부위가 있다는 것을 확인할 수만 있다면, 다음과 같은 네 가지 생활 방식의 변화로 게실증을 예방할 수 있다.

1. 장내 세균 분포의 불균형과 관련해 생겨나는 가스 압력을 줄인다.
2. 배변 욕구가 있을 때 자연스럽게 배변을 한다.
3. 현대식 좌변기를 쓰면서 발생하는 직장과 S상결장에 대한 부담을 줄여주기 위해 화장실에 쪼그려 앉는다.
4. 현대식 좌변기에 앉을 때는 두 손을 머리 위로 올려 섬세한 직장 조직에 힘이 가해지는 것을 피하도록 한다.

오늘날 우리는 아이들에게 인체 기능 중에서 배변이 가장 중요하다는 사실을 가르치고 있지 않다. 그리고 성인이 되어도 너무 바쁘게 사느라 돌봐야 할 일들을 제대로 돌보지 못한다. 장을 돌보는 일 역시 뒤로 미룬다. 지금 당장은 장을 돌볼 수 없다고 생각하는 경우가 많은데, 나중으로 미뤘다간 너무 늦을 수도 있다. 오늘날 많은 의료 전문가들은 인체의 나머지 부위들과 마찬가지로 대장 역시 나이가 들면서 게실증이나 다른 질환에 걸릴 가능성이 더 높아진다고 결론짓고 있다. 거기서 한 걸음 더 나아가 S상결장에 오랜 기간 부담이 가해지면 특정한 형태의 심장 장애들을 유발하게 되며, 특히 중년 이후에 접어들면 가슴과 왼쪽 팔에 통증이 느껴지는 등 심장마비 비슷한 증상까지 나타난다.

최근 대장 게실 질환이 점점 증가하는 추세다. 과거 25년간의 꾸준한 연구 덕에 이제 우리는 대장 게실 질환에 대해 많은 것을 알고 있다. 대장 게실증에 대해서도 앞서 언급한 호주의 휴스 박사의 연구 외에 다양한 연구가 행해졌다. 해럴드 에드워즈 박사 등은 대장 환상근이 굳어지고 장내에 가스 압력이 높아지면 장 기능이 저하된다는 사실을 밝혀냈다. 그런 상태에서는 얼핏 대장 환상근이 강해진 듯 보일 수도 있지만, 좀 더 자세히 살펴보면 근육 자체의 구조에 틈이 생긴 상태로 근섬유가 뭉친 것이다. 에드워즈 박사는 이런 상황에서는 심한 통증과 일시적인 고열 증상을 느끼게 되며, 유핵 백혈구 수가 증가한다고 보았다.

대장에 게실이 있는지 여부를 확인할 수 있는 가장 좋은 방법은 바륨 관장(조영제 바륨을 이용해 대장의 상태를 파악하는 일련의 대장 X레이 촬영-역자 주)을 실시하는 것이다. 바륨 관장에서는 한 번은 장을 바륨으로 가득 채운 상태에서, 그리고 또 한 번은 장을 완전히 비운 상태에서 두 차례 X레이검사가 행해진다. 여러 해 전에 나는 어느 환자의 바륨 관장 결과를 보고 놀란 적이 있다. 처음 바륨 관장을 했을 때는 조그만 게실 안에 바륨이 조금 남아 있었다. 그리고 1주일 뒤 쓸개 부위를 보기 위해 두 번째 바륨 관장을 했다. 그랬더니 대장 여러 부위의 게실에 소량의 바륨이 여전히 남아 있는 것이 보였다. 바륨이 대장 안에 1주일간 그대로 있다면 변도 대장 안에 그래도 있을 것이 아니겠는가? 어떤 물질이든 대장 안에 1주일씩이나 그대로 있으면 안 되는데 말이다.

에드워즈 박사는 바륨 관장을 받은 환자 179명을 연구했는데, 그중 91%가 게실 질환을 갖고 있었다. 95명은 S상결장에만 게실 질환이 있었고, 38명은 S상결장과 하행결장에 게실 질환이 있었으며, 18명은 S상결장과 하행결장 그리고 횡행결장에 게실 질환이 있었고, 13명은 대장 전체에 게실 질환이 있었다.

의료 전문가들은 X레이검사를 하거나 몸이 안 좋아 병원을 찾기 전에 게실을 찾아낼 수 있는 검사 프로그램을 개발해야 할 것이다. 그리고 장에 유전적으로 취약한 부위가 있으면 게실증에 걸릴 가능성이 있고, 그럴 경우 다른 장기에도 유전적으로 취약한 부위가 있을 가능성이 높다. 장에 게실이 있는 것으로 확인되면 장 건강에 좋은 식이요법을 쓰고 잘못된 생활 방식을 바로잡아 게실이 생길 가능성을 최소화해야 한다.

대장염

대장염은 장에 염증이 생기는 질환으로, 정신적 스트레스에서 오는 경우가 많다. 'colon', 즉 대장에 염증이 생긴다고 해서 영어로 대장염은 colitis다. 대장염을 앓는 사람들은 변비 증상이 있을 수도 있으며, 피가 섞인 설사와 경련성 복통, 고열, 불안감 등의 증상을 보이기도 한다. 대장염에 걸리면 하루에 15~25회 묽은 변을 보며 심지어 밤에도 변을 보지만, 속이 개운하지는 않다. 그 결과 체중이 감소하며 식욕을 상실하기도 한다.

　대장염은 잘못된 식습관을 갖고 있거나 선천적으로 장이 약해 걸리기도 하지만, 거의 대부분은 정신적인 문제들로 생긴다. 사람들은 마음이 몸의 기능에 얼마나 큰 영향을 주는지 모르는 경우가 많다. 두려움, 분노, 우울증, 스트레스, 긴장, 걱정, 강박증 등이 모두 인체의 민감한 기능, 특히 소화 기능과 배설 기능에 큰 영향을 줄 수 있다. 그리고 다른 대부분의 질병과 마찬가지로 대장염 역시 그 원인을 제거하는 것이 가장 좋은 치료법이다. 가능하다면 정신적 스트레스와 노이로제의 원인을 찾아내 제거해야 한다. 정신적인 문제가 원인인 자가중독과 변비의 경우에는 적절한 정신적 완하제를 써야 할 때도 있다. 물론 잘못된 식습관과 생활 방식을 바로잡아야 할 필요도 있다.

　궤양성 대장염에 걸려 심한 통증을 느낄 때는 대장이 워낙 안 좋은 상태이므로 씹지 않고 삼킬 수 있는 유동식을 먹어야 할 수도 있고, 아마씨차처럼 끈적끈적한 점액 성분의 음료수를 마셔 속을 달래야 할 수도 있다. 과일이나 채소처럼 장을 자극하지 않는 고품질 식품을 믹서로 갈아 액체 상태로 마셔도 좋다. 대장의 염증이 가라앉은 후에는 차전자피처럼 장을 자극하지 않는 식이섬유를 복용하는 것이 좋다. 액체 엽록소도 장에 좋은 식품으로, 염증이 생긴 대장 부위를 치유하는 데 도움이 된다. 어떤 경우든 대장염은 위험한 질환이므로 자격이 있는 건강 전문가의 도움을 받아 전문적인 치료를 해야 한다.

　염증이 생긴 대장 부위를 치료하기 위해서는 항염증제를 복용하거나 결장 조루술을 받아야 하며, 대장 절제술을 받아야 하는 경우도 있다. 인공 항문 형성술이라고도 하는 결장 조루술은 염증이 생긴 대장 부위를 쉬게 해주는 것으로, 그 효과가 일시적인 경우가 많다. 의료 전문가들도 인정하는 바이지만, 이런 질병들에 대해 지난 수십 년간 많은 연구가 행해졌지만 아직 명쾌한 치료법이 없다.

협착증

장 협착증은 대개 대장염 같은 염증성 질환 때문에 장 조직이 파괴된 이후에 발생한다. 장 통로가 만성적으로 좁아져서 발생하는 장 협착증에 걸리면 변이 좁아진 내강(장내 공간)에서 막혀 통과할 수 없게 된다. 그 결과 〈그림 3-3〉에서 보듯 협착증이 생긴 부위 앞에 변이 쌓이면서 대장이 부풀어 오르게 되며, 협착증이 생긴 부위 바로 뒷부분도 함몰된다. 이처럼 협착증에 걸리면 병 입구처럼 좁은 부위가 생겨 변이 통과할 수 없게 된다. 좁아진 부위가 제대로 퍼져야 비로소 변이 다소 자유롭게 통과할 수 있다.

일부 협착증은 정도가 더 심하다. 장 협착증은 스트레스나 스트레스 관련 질환으로 인해 대장의 특정 부위에 장기간 비정상적인 신경 자극이 흐를 때 발생할 수도 있다. 그런 상태가 오래 지속되면 어떤 신경 경로가 생기게 된다. 그렇게 되면 신경 자극이 그 신경 경로를 따라 흐르게 된다. 게다가 장의 특정 부위가 선천적으로 취약할 수도 있으며, 그런 부위에는 협착증이 발생하기 쉽다. 장 협착증은 선천적으로 취약한 장 부위와 관련이 있을 수도 있지만, 대개는 비정상적인 신경 자극 때문에 생겨난다.

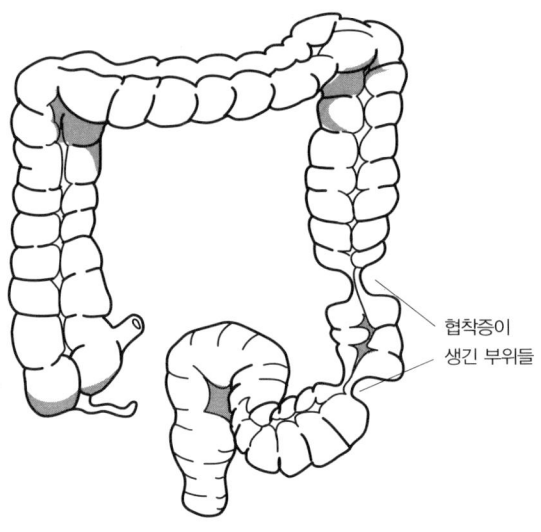

〈그림 3-3〉 장 협착증

협착증이
생긴 부위들

　신경 자극과 스트레스는 장 협착증을 일으키고 지속시키는 중요한 요인들이다. 이처럼 정신적인 요소들로 인해 장 협착증이 생기기 때문에 정신적 스트레스나 노이로제가 있으면 배설 기능까지 저하되는 경우가 많다. 따라서 장 협착증을 치료하려면 먼저 육체적·정신적 요인에 따른 비정상적인 신경 자극 문제를 살펴봐야 한다. 일단 협착증과 관련된 신경 경로가 생기게 되면 그 경로를 완전히 제거하기란 매우 어렵다. 신경 자극은 이미 정해진 경로로 흐르는 경향이 있기 때문이다. 그러나 장 협착증을 일으키는 육체적·정신적 요소들을 제거해 장 협착증을 관리하는 것은 가능하다.

장내 가스

장에 가스가 차는 요인은 여러 가지다. 대장 내에서 특정 화학 작용들이 일어나면 정상적인 장 기능의 부산물로 여러 형태의 가스가 만들어진다. 이산화탄소 같은 가스들은 아무 냄새도 안 나지만, 황화수소 같은 가스들은 아주 심한 냄새가 난다. 대장이 건강할 때는 장에 가스가 차는 것이 별 문제가 되지 않는다. 그러나 대장이 병들거나 제 기능을 하지 못할 경우에는 문제가 된다. 가스가 과도하게 많이 찼다는 것은 장에 탈이 났다는 뜻이며, 그 결과 아주 심각한 상황에 이를 수도 있다. 예를 들어 변비로 인한 장폐색 증상이나 장 협착증이 있을 경우, 장의 특정 부위에 가스가 밀집될 수 있다. 장의 특정 부위에 가스가 밀집되면 심한 압박감을 받게 되며, 그로 인해 장 팽창이나 통증이 나타날 수도 있다. 또한 그런 상태에서는 부패나 발효가 일어나는 경우가 많으며, 그 결과 상당량의 가스가 발생해 속이 거북해지고 독성 물질이 인체에 재흡수되어 자가중독증에 걸리게 된다.

장에 게실이 있으면 가스가 찬다. 많은 사람이 게실을 갖고 있어 장에 가스가 전혀 없다고 할 수 있는 사람은 거의 없다. 게실 질환이 워낙 흔한데다가, 장에 가스가 차지 않을 정도로 올바른 식습관과 생활 방식을 가진 사람도 드물어 장에서 가스를 완전히 제거한다는 것은 거의 불가능하다. 그러나 잘못된 식습관만 바로잡는다면 장 안의 가스를 줄여 장 장애와 스트레스를 최소화하고, 다른 사람 앞에서 역한 방귀 냄새로

민망해지는 상황은 피할 수 있다.

장에 가스가 차는 것을 줄이려면 식습관을 바꾸어야 한다. 장에 가스가 차는 문제를 겪고 있다면 어떤 음식 탓인지를 찾아내야 한다. 그래서 식단에서 그런 음식을 완전히 빼거나 줄이고, 아울러 가스를 발생시키지 않는 음식을 먹어야 한다.

일부 음식의 경우 어떤 사람들이 먹으면 장에 많은 가스가 생기지만, 또 어떤 사람들이 먹으면 거의 또는 전혀 생기지 않는다. 대개 녹말이나 단백질을 과다 섭취하면 많은 가스가 생긴다. 미국인들이 주로 섭취하는 단백질 음식으로는 소고기나 돼지고기 같은 붉은 살코기, 생선, 닭이나 오리 같은 가금류, 우유나 버터, 치즈 같은 유제품이다. 물론 이런 동물성 단백질은 적정량을 섭취하면 별 문제가 없지만, 어떤 사람들에게는 심각한 가스 문제가 생길 수도 있다. 특히 단백질이 완전히 소화되지 못할 때 장에 가스가 생기는 경우가 많다.

소화되지 않은 단백질이 대장으로 들어가면 유해한 세균들이 그 단백질을 먹고 번성하게 된다. 그리고 그 세균들이 부패 과정을 통해 유기 화합물들을 분해한다. 그 같은 부패 과정은 인체에 해로운데, 그 과정에서 세균들이 독성이 있고 질병을 유발하며 가스를 방출하는 노폐물을 만들어내기 때문이다. 그렇게 만들어지는 노폐물 중 일부는 인체 세포 조직을 손상시킨다. 원래 인간의 장에는 그런 노폐물이 다량 들어 있어서는 안 된다. 더럽고 가스도 많고 변비 증상도 있으며, 유해 세균이 우글거리는 장 안에서 건강에 유익한 세균들은 살 수 없다.

콩류는 대략 절반은 단백질이고 절반은 녹말이다. 그리고 녹말은 소화되지 않는 당분들을 함유하고 있어 많은 가스를 만들어낸다. 스타키오스, 베르바스코스, 라피노스 등의 당분들은 전혀 소화되지 않은 상태로 소장에 이르게 되며, 거기에서 세균들에 의해 소화되면서 이산화탄소나 수소 또는 종종 메탄이 방출된다. 자연적으로 가스를 방출하는 또 다른 음식으로는 브로콜리, 양배추, 양파 등 유황이 많이 함유된 식품을 꼽을 수 있다. 이처럼 유황 함유량이 많은 식품은 날것으로 먹을 때보다 익혀서 먹을 때 더 많은 가스를 발생시킨다. 따라서 유황이 든 채소들을 익혀 먹어야 한다면 스테인리스 찜기에 물을 넣지 말고 뚜껑을 덮은 채 아주 낮은 열에서 부드럽게 그리고 질척거리지 않게 익혀 먹는 게 좋다.

내가 연구한 바에 따르면 견과류, 특히 땅콩처럼 너무 많은 섬유질을 함유한 식품을 섭취해도 가스가 많이 발생할 수 있다. 건포도 같이 말린 과일을 곧바로 용기에서 꺼내 먹어도 문제가 생길 수 있다. 말린 과일을 섭취할 때는 물에 끓이거나 하룻밤 정도 공기에 노출시키면 촉촉해져 다음 날 아침 신선한 과일 상태와 유사해져 장 안에서 가스를 발생시키지 않는다.

사람들은 과일이나 채소 등은 날것으로 먹는 게 바람직하다고 생각하면서도 장에 가스가 차지 않게 하려면 음식들을 빠른 속도로 장을 통과하게 해야 한다는 데는 그다지 신경 쓰지 않는다. 과일이나 채소 등을 날것으로 먹으면 장 통과 속도가 더 빨라지지만, 만성적인 대장 기능 장애를 가진 사람이 날음식을 과다 섭취하는 것은 현명하지 않다. 장 기능이 저하된 상태에서 날음식이나 살아 있는 음식(열에 익혀 효소가 파괴되지 않은 음식)을 섭취할 경우 많은 가스가 발생할 수 있기 때문이다. 장 기능이 개선되면 좀 더 많은 날음식을 먹어도 되지만, 천천히 양을 늘려 몸이 적응할 시간을 갖게 해주어야 한다.

장에 심하게 가스가 차는 것을 없애려면 무엇보다 먹는 것을 조심해야 한다. 예를 들어 상한 음식을 먹게 되면 먼저 소장 안에서, 그리고 이어 대장 안에서 계속 상하게 되며, 그 같은 부패 과정에서 가스가 발생한다. 동물성 단백질, 특히 햄버거, 핫도그, 소시지 그리고 일부 편육에서 흔히 볼 수 있는 갈아 만든 육류 제품은 소화관 내의 따뜻한 온도에서 쉽게 부패된다. 이는 육류의 각 세포에 '라이소자임'이라는 효소 주머니가 있는데, 그 라이소자임이 세포를 화학적으로 분해하고 소화하는 일을 하기 때문이다. 육류를 갈게 되면 효소 주머니가 터지면서 효소들이 세포를 뒤덮어 마치 내장된 자폭 장치 같은 역할을 하게 된다. 갈아 만든 육류가 원 상태 그대로의 육류보다 빨리 상하는 이유도 바로 이 때문이다. 따라서 갈아 만든 육류를 섭취하게 되면 그만큼 부패 과정이 더 심해진다.

육류와 생선, 가금류를 섭취하는 사람들 중 일부에서 장에 가스가 생기는 또 다른 이유는 그 음식들이 섬유질이 부족해 장의 연동운동에 의해 잘 밀리지 않아서 장 통과 시간이 길어지기 때문이다. 장 통과 시간이 길어지면 음식이 장 속에서 부패되는 시간이 더 길어지며, 특히 36.5℃라는 체온 때문에 부패가 더욱 가속화된다. 그리고 바로 그런 분해 또는 부패 과정 때문에 가스가 생기게 된다. 대중교통도 통과 시간이 빠를수록 좋듯이, 장의 경우도 장 통과 시간이 빨라야 가스가 차지 않는다. 따라서 동물성 단백질 음식을 먹을 때는 충분한 양의 고섬유질 음식을 함께 먹어야 장 통과 속도가 빨라지며, 그래야 부패로 인해 가스가 배출되기 전에 장에서 노폐물을 제거할 수 있다. 이는 주로 동물성 단백질 음식에 해당되는 얘기지만, 식물성 단백질 음식은 물론 모든 종류의 음식에 해당된다.

또한 액체의 역할에 대해서도 잘 알고 있어야 한다. 식사 중에 많은 양의 액체를 마셔도 가스가 발생한다. 들이마시는 공기도 신경 써야 한다. 특히 너무 서둘러 음식을 먹으면 공기도 같이 마신다. 거품을 내는 음식도 많은 공기를 품고 있어 가스 문제를 일으킬 수 있다. 처방약이든 일반 의약품이든 일부 약도 장의 활동에 지장을 줄 수 있다. 어떤 약들은 흥분제 성분이 들어 있으며, 완하제도 그 범주에 포함시켜야 한다. 알레르기 치료제인 항히스타민제, 항생제, 설파제도 가스 문제를 포함해 각종 위장 문제에 큰 영향을 주는데, 그런 약들이 장 안에 있는 유익한 세균들까지 죽여버리기 때문이다. 약 잔류물들이 장벽의 세포 조직들 속에 들어가 계속 문제를 일으킬 수도 있다.

음식을 흡수할 수 있는 상태로 만들어줄 소화효소가 충분치 않은 사람들은 장 안에 가스가 차는 것이 문제가 될 수 있다. 나이가 들면 침에서의 효소 분비 능력과 위에서의 염산 분비 능력이 떨어지며, 췌장에서의 추가적인 소화효소 분비 능력도 떨어진다. 이 같은 효소 및 산 분비 능력은 특정 질환이나 폐색 또는 기능 장애가 있을 경우에도 저하된다. 그러면 섭취한 음식은 부분적으로 소화된 많은 양의 음식과 함께 소장을 지나 아래쪽 장으로 내려가게 된다. 그리고 부분적으로 소화된 음식이 부패되면서 가스를 방출하게 된다. 그럴 경우 식사를 할 때 소화효소 보충제나 염산 보조제를 같이 복용하면 도움이 된다.

장에 가스가 차는 사람들은 민트 차나 민트 추출물을 먹으면 가스 제거에 큰 효과가 있다. 야생 얌 추출물도 효과가 뛰어나다. 장 상태가 안 좋을 때는 아마씨차를 권한다. 아마씨차에 한 스푼의 액체 엽록소를 곁들여 마시면 가스가 차서 더부룩한 장 상태를 개선하는 데 도움이 된다. 장에 찬 가스를 없애는 데는 쌀과 보리수프도 좋고 사과도 좋다. 특히 사과는 유기 나트륨과 칼륨이 매우 풍부해 장벽에 필요한 미네랄들을 제공해준다. 나트륨이나 칼륨이 부족하면 장벽이 약해져 장 안의 내용물을 제대로 밀어내지 못해 게실이 생길 수도 있다. 또한 장 기능이 떨어지면서 장 통과 시간이 길어져 음식물이 부패되면서 더 많은 가스가 발생할 수도 있다. 소화 보조제, 췌장 효소, 염산 정제, 유익한 세균 보조제 등은 장 안에 찬 가스를 제거하는 데 도움이 된다. 가스가 발생하는 음식이나 유익한 세균을 죽이는 음식을 피하는 것이 도움이 된다는 것도 잊지 말라.

| 유익한 세균들 |

불가리아는 예부터 100살 넘게 사는 사람이 많은 장수국이다. 불가리아인들은 그 비결을 평소 쉬어서 굳힌 우유를 많이 섭취하기 때문이라고 말하는데, 거기에는 유산균의 일종인 락토바실러스 불가리쿠스가 다량 함유되어 있다. 장 문제가 있는 사람들은 적어도 1년에 세 차례, 한 달 정도 그런 유산균을 복용하는 것이 좋다.

나는 존 하비 켈로그 박사에게서 우리 장 속에는 '유익한' 세균들도 있다는 사실을 배웠다. 그 세균들은 장을 깨끗하게 만들어주고 '유해한' 세균들을 억제시킨다. 유익한 세균과 유해한 세균 간에 균형이 잡히면 장 속에서의 부패 및 발효가 최소화되어 과도한 가스와 악취도 덜 발생하게 된다. 켈로그 박사는 건강한 장을 위해서는 유익한 세균인 유산균과 가스를 방출하는 유해한 세균인 대장균의 비율이 '85:15'가 적절하다고 했다.

나는 환자들의 장 안에 살고 있는 다양한 세균, 즉 유익한 세균과 유해한 세균 모두에 대해 자세히 알고 싶었다. 그래서 환자 500명의 대변 샘플을 임상 연구소에 보냈는데, 제법 많은 세균 이름들이 나왔다. 연구소의 검사 결과에 따르면, 평균적으로 유해한 세균 대 유익한 세균의 비율은 85:15로, 존 하비 켈로그 박사가 제시한 바람직한 비율과 정반대였다. 그래서 나는 대부분 사람들의 장내 세균 비율이 적절한 균형을 이루지 못하고 있다는 사실을 알게 됐다. 따라서 그 많은 사람들의 장에 가스가 차는 것도 하등 이상할 것이 없다.

우리는 동물성 단백질, 즉 육류가 장 안의 유익한 세균 수를 줄일 수 있다는 사실을 알고 있어야 한다. 특히 장 기능이 떨어진 상태에서 동물성 단백질을 과도하게 섭취할 경우, 유해한 세균들이 그 단백질을 먹고 번성하면서 유익한 세균들이 사라지게 된다. 커피나 초콜릿에 들어 있는 카페인 또한 유익한 세균을 줄어들게 한다. 거의 모든 익힌 음식, 특히 과도하게 익힌 음식은 장 안의 유익한 세균들에게 타격을 주는데, 날 음식이 장내 세균 비율을 적절하게 유지하는 데 도움을 준다는 사실에 놀라는 사람들도 있을 것이다. 보다 바람직한 장내 세균 비율을 유지하려면 익힌 음식 섭취는 줄이고 유익한 세균이 함유된 음식 섭취를 늘리면 된다. 그리고 유익한 세균이 함유된 음식은 다양한 보충제 형태로 섭취하는 것이 가능하다.

이러한 식습관은 가스를 제거하는 데 꼭 필요하기는 하지만, 식습관 변화를 통해 장내 가스를 줄이는 것은 가장 실천하기 힘든 일 중 하나이기도 하다. 식습관을 바꿔 천연 고섬유질 음식을 먹기 시작하면 오히려 이전보다 더 장에 가스가 차는 경우가 많기 때문이다. 갑자기 천연 고섬유질 음식을 섭취하는 것은 마치 먼지가 잔뜩 쌓인 더러운 지하실을 휘젓는 것과 비슷하다. 바닥을 청소하려고 빗질을 하는 순간 먼지가 자욱하게 일어난다. 섬유질 음식이 장의 팽창된 부위와 게실에 쌓인 노폐물을 쓸어내는 빗자루 역할을 해 일시적으로 가스가 더 생기게 된다. 그러나 장이 깨끗해져 제 기능을 되찾으면 자연스럽게 가스도 줄어든다.

올바른 식습관을 시작하는 사람들을 도우면서 특이한 상황을 목격했다. 장에 가스가 심하게 찼던 사람들이 어렵게 식습관을 바꿨다가 예전 습관으로 되돌아가도 예전보다는 가스 문제가 줄어들었다. 그리고 고섬유질 음식을 먹게 되면 또다시 장에 가스가 발생했다. 그러나 그들은 음식물이 장을 통과하는 것이 좀 더 수월해졌고, 변도 더 부드러워졌다고 말했다. 그들은 더 이상 완하제 같은 것으로 억지로 변을 볼 필요가 없었다. 변이 장 속을 쉽게 통과하면서 변비도 사라졌다. 장에 가스가 차는 현상은 한동안 계속됐지만, 점차 나아져 더 이상 문제가 되지 않았다.

장에 가스가 가득 차 있는데도 올바른 식이요법을 쓰거나 치료를 받지 않는다면 정말 심각한 문제로 발전할 수 있다. 머지않아 인체 내에 심각한 가스 관련 문제들이 발생하게 되는데, 그전에 이미 장 안에서 그 증상들이 나타날 것이다. 따라서 가스 관련 문제들이 발생하기 전에 그런 증상들에 잘 대처할 수 있어야 한다.

궤양

장이 자극을 받거나, 긁히거나, 세균에 감염될 경우 또는 독성 물질이 민감한 세포 조직에 계속 쌓이면 궤양이 생긴다. 부적절한 식습관, 정신적 스트레스, 조화롭지 못한 생활 방식, 방사선에 의한 화상, 척추 일탈로 인한 비정상적인 신경 자극, 암, 기회 감염(2차 감염) 등이 궤양의 원인이 될 수 있다. 궤양은 다른 소화 장애에 수반되어 생겨날 수도 있다.

위궤양, 십이지장궤양의 경우에서처럼 궤양은 대개 상처가 아물지 않은 상태에서 피가 나며 통증이 느껴진다. 궤양은 상부 소화관에서도 발생하지만, 특히 하부 소화관인 S상결장과 직장 부위에서 가장 많이 나타난다. 입과 식도 그리고 위와 십이지장에서도 궤양이 자주 나타난다.

다른 장 관련 장애와 마찬가지로 궤양 문제도 많은 관심을 두고 다루어야 한다. 그리고 늘 그렇듯 원인을 찾아내 제거하는 것이 가장 좋은 해결 방법이다. 다른 건강 문제에서 비롯된 궤양이라면 당연히 건강 문제도 해결해야 한다. 또한 어떤 치료 요법이나 건강관리 프로그램에서도 식습관과 생활 방식 문제는 반드시 고려되어야 한다.

장 경련

〈그림 3-4〉에서 볼 수 있듯이 장 경련은 근육 활동을 통제하는 신경 자극의 과다 활동으로 인해 근섬유가 만성적으로 조여지면서 나타난다. 변비와 설사가 번갈아가며 나타나는 것이 일반적인 증상이다. 그리고 장 경련은 대개 하행결장, S상결장, 상행결장에서 발생하며, 횡행결장에서는 거의 발생하지 않는다. 장 경련은 대장염 및 대장 게실증과 관련이 있는 경우가 많다. 어떤 장 근육이 과하게 움직이거나, 자극을 받거나 긴장할 때에도 장 경련이 일어난다.

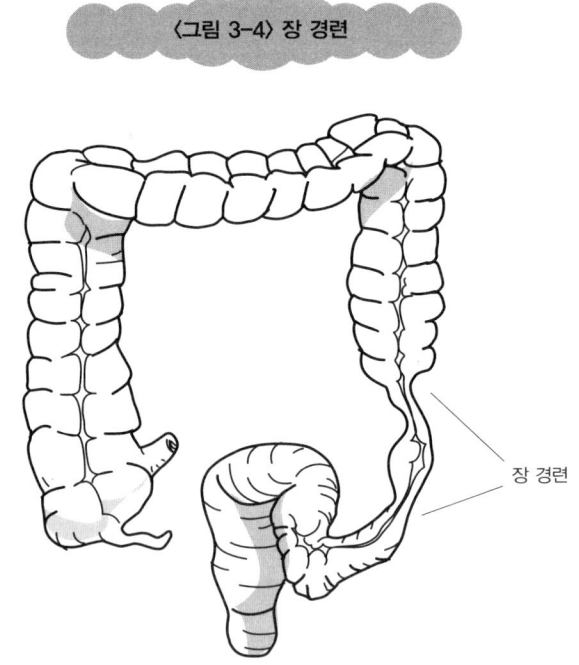

〈그림 3-4〉 장 경련

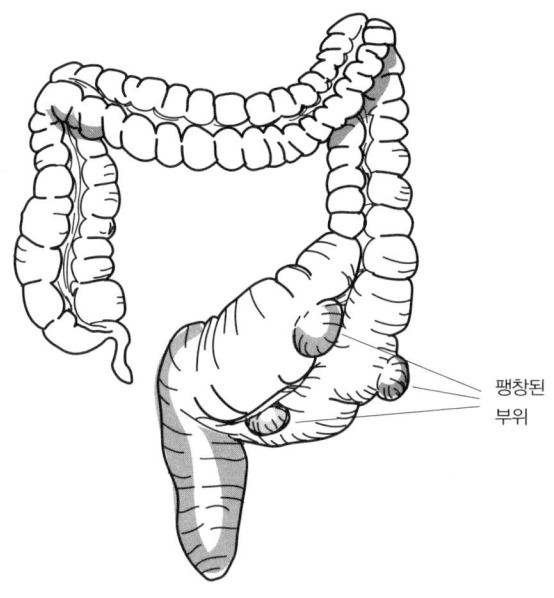

〈그림 3-5〉 장의 팽창

팽창된 부위

대장 부위에서 근육 경련이 일어난 상태에서 시간이 지나면서 경련이 일어난 부위 바로 앞 대장이 팽창하는 경우가 많다(〈그림 3-5〉 참조). 그것은 경련으로 인해 장 속의 변이 장을 압박하기 때문이다. 이런 예를 통해 우리는 장에 어떤 문제가 생기면 소화관 전체에 영향을 주게 된다는 사실을 알 수 있다.

장 경련은 대장염과 관련이 있을 수도 있고 없을 수도 있는데, 흥미로운 점은 어떤 경우든 장 경련 문제를 겪는 사람들은 거의 다 정신적인 문제가 있거나 과도한 정신적 스트레스를 받고 있다는 사실이다. 격정, 두려움, 불안, 슬픔 등으로 신경 계통에 비정상적인 신경 자극이 흐르게 되기 때문이다. 그리고 소화관은 늘 그런 신경 자극에 영향을 받는다. 미국 전역에는 다음과 같은 문구를 써 붙인 식당들이 많다.

"궤양은 여러분이 먹는 음식 때문에 생기는 것이 아니라 정신적인 스트레스 때문에 생깁니다."

그러나 실제로 이렇게 생각하는 사람은 드물다. 음식이 모든 장 문제에 중요한 역할을 하는 것은 사실이지만, 장 경련이나 대장염 같은 장 문제를 가진 사람들은 그런 문제를 효과적으로 해결하기에 앞서 부정적인 내적 감정과 정신적 스트레스를 줄이려는 노력을 해야 한다.

장 경련과 관련해 별다른 정신적 문제가 없다면 척추 문제로 인한 신경 자극이 원인일 수도 있다. 그런 경우라면 척추 지압사나 물리치료사가 도움을 줄 수 있다.

유착

대장의 유착 현상은 장벽에 생기는 염증이나 장벽에 가해지는 자극 때문에 발생한다. 염증과 자극으로 장벽의 점막이 벗겨져 속이 드러난다. 만일 그런 장벽 부위가 두 군데 이상이고 서로 가까이 있다면 노출된 세포 조직에서 분비된 풀처럼 끈끈한 물질 때문에 서로 유착될 수 있다. 이 같은 유착 현상은 손상된 세포 조직을 치유하기 위한 자연스러운 과정일 수도 있지만, 서로 붙어서는 안 될 세포 조직이 들러붙는 경우가 있다. 바람직하지 않은 이런 유착 현상은 장 수술 이후에 발생하는 경우가 많으며, 섬세한 수술을 필요로 하는 심각한 문제가 될 수도 있다.

장 기생충

정확히 장 장애라고 할 수는 없지만, 건강하지 못한 불결한 장에는 기생충이 번성한다. 장 속에 일부만 소화된 단백질이 들어 있으면 놀랄 만큼 다양한 유해 세균과 기생충이 번식할 수 있다.

기생충은 전 세계적으로 인체 건강에 가장 해로운 적이다. 미국 〈시카고 트리뷴〉지가 41만 4,820명의 대변 샘플을 미국 50개 주의 국립과 사립 연구소 570곳에 보내 검사한 결과를 발표한 적이 있는데, 6명 중 한 명이 한 가지 이상의 기생충을 갖고 있는 것으로 나타났다. 현미경으로나 관찰 가능한 미생물부터 무려 4.5m에 달하는 촌충에 이르기까지 그 종류도 다양했다.

종류도 다양한 장내 기생충은 사실 전 세계적으로 암보다 치명적인 적이다. 미국에서는 기생충이 그리 심각한 문제를 일으키지는 않지만, 장 안에 기생충이 서식하는 사례 또한 최근 몇 년 사이 계속 늘고 있는 추세다. '궁극적인 세포 조직 세척 프로그램'을 운영하면서 나는 많은 사람들의 몸에서 나온 다양한 기생충을 보았다. 그들은 자신의 몸 안에 기생충이 살고 있었다는 사실에 크게 놀랐다.

장내 기생충은 여러 가지 방법으로 인체에 들어온다. 가장 흔한 경우는 기생충에 오염된 음식이나 물을 통해서다. 음식이나 물에 기생충의 알이나 유충이 들어 있을 수도 있다. 일부 기생충 또는 알과 유충은 위에서 분비되는 강력한 염산이나 장 분비액에도 박멸되지 않고 살아

남아 가장 좋아하는 번식처인 장 부위까지 이동한다.

　식도, 위, 십이지장 등의 상부 소화관에서 각종 산과 효소에도 죽지 않고 살아남는 기생충 중에 가장 흔한 것은 엔테로비우스 베르미쿨라리스로, 흔히 '요충'이라고 불린다. '요충증'이라고 알려진 기생충 질환은 주로 아이들에게서 발생하는데, 미국도 예외는 아니다. 거의 모든 아이들의 몸속에 여러 차례 요충이 들어온다. 요충은 특별히 해롭지는 않지만, 항문을 빠져나가는 과정에서 직장 부근에 가려움증을 일으킨다. 요충은 항문 부근에 작은 알들을 낳는데, 그 알들이 가려움증을 일으키는 끈끈한 물질로 뒤덮여 있기 때문이다. 아이들은 가려워 항문을 긁게 되는데, 그때 손가락에 알들이 묻는다. 그리고 어린아이들이 흔히 그렇듯 손가락을 입에 물게 되면 그 알들이 입 안에 들어가고, 상부 소화관에서 살아남아 또다시 하부 소화관까지 내려간다. 이 같은 요충의 재감염이라는 악순환을 끊으려면 아이들에게 손가락을 입에 물지 못하게 해야 한다. 요충은 대개 며칠 뒤 사라진다. 요충은 아주 흔한 기생충이며 건강에 심각한 위협 요인이 되지는 않지만, 선모충증을 일으키는 선모충 등의 기생충은 아주 심각한 질환을 일으킬 수도 있다. 그래서 기생충 감염을 절대 가볍게 여겨서는 안 된다.

　장 안에 서식하는 유익한 세균과 유해한 세균 간의 균형이 깨지거나 소화관, 특히 대장이 불결해 게실 같은 게 생긴다면 그만큼 더 기생충이 살기 좋은 환경이 된다. 그렇게 되면 대장은 기생충의 온상이 되어버린다. 마치 쓰레기 처리장이 쥐들의 온상이 되는 것과 같다고 보면 된다. 모든 생명체는 가장 살아남기 좋은 여건을 갖춘 곳으로 모여들게 마련인데, 장내 기생충들도 예외는 아니다. 좋은 식습관을 유지하고, 가능한 한 장을 깨끗이 유지해야 하는 또 다른 이유이기도 하다.

기생충에 감염됐을 때 나타나는 증상으로는 복통, 메스꺼움, 구토, 만성 설사 등이 있다. 그러나 기생충 감염은 검사해도 오진하는 경우가 많다. 마늘이나 흑호도를 먹는 것이 기생충을 막거나 제거하는 한 가지 좋은 방법이다.

대장 탈출

인체의 특정 부위가 원래 있어야 할 자리에서 이탈해 내려앉는 현상을 '탈출'이라고 한다. 〈그림 3-6〉과 같은 대장 탈출은 아주 흔히 나타나는 현상이다. 대장 중에서도 가장 자주 탈출되는 부위는 복부 상부를 가로지르는 횡행결장 부위다. 횡행결장이 탈출되면 아래쪽 복부 부위를 내리누르고 위쪽 장기를 끌어당기게 된다. 대장 탈출이 야기할 수 있는 다양한 합병증에 대해 알아보기에 앞서 어떤 이유 때문에 대장 탈출이 발생하게 되는지를 살펴보도록 하자.

대장 탈출은 인체 내의 화학적·영양학적 불균형 및 변비와 관련이 있는 경우가 많다. 그 두 가지 요인 외에 인체에 작용하는 중력의 힘까지 더해져 대장의 횡행결장 부위가 제자리를 이탈해 밑으로 내려앉게 된다. 횡행결장은 인체 내에서 가장 부드러운 세포 조직으로 이루어져 있으며, 인체의 한쪽에서 다른 쪽으로 수평으로 뻗어 있는 유일한 장기이기도 하다. 만일 횡행결장이 뼈처럼 단단하다면 중력에 의해 밑으로 내려앉는 일은 없을 것이다.

장은 '대망막'이라 불리는 지방질로 된 질긴 막과 인대에 의해 지탱된다. 대망막은 과도한 외부 충격과 진동으로부터 장을 지켜주는 완충제 역할을 해 제자리에서 이탈되지 않게 해준다. 또한 주로 인대 조직으로 되어 있어 위쪽에 있는 장이 내려앉아 아래쪽 장기들을 압박하는 것을 막아준다. 그런데 인대는 인체의 다른 세포 조직들과 마찬가지로 최적의 건강 상태를 유지하기 위해 특정 영양분들을 필요로 한다. 어떤 형태의 세포 조직이든 최적의 상태를 유지하려면 적절한 운동도 중요하지만, 세포 조직 복구와 재생에 필요한 미네랄과 기타 영양분이 필요하다. 그리고 장을 지탱하는 인대의 세포 조직들이 제대로 복구되고 재생된다면 장이 내려앉는 일은 없을 것이다.

미네랄은 인체 조직을 구성하는 가장 중요한 성분이다. 대부분 인체가 필요로 하는 가장 중요한 영양분은 각종 비타민과 효소라고 생각하지만, 사실 인체 세포 조직을 구성하는 가장 중요한 성분은 미네랄이다. 비타민과 효소는 인체 내의 각종 화학 반응과 과정을 촉진시켜주지만, 세포 조직의 구성 요소가 되지는 못한다. 반면에 미네랄은 세포 조직의 기본적인 구성 요소다. 자동차가 움직이려면 휘발유나 기타 연료가 필요한 것이 사실이지만, 자동차를 구성하는 기본 요소와 힘의 원천은 강철이나 다른 물질들인 것과 같은 이치다. 그리고 자동차에 구조적인 결함이 생기면 단순히 연료만 보충해서는 안 되며 필요한 부품들을 교체해주어야 한다. 마찬가지로 우리 몸의 인대가 약해지면 세포 조직의 복구와 재생을 위해 '망간'이라는 미네랄이 필요하다. 망간이 부족하면 인대가 약해져 중력의 힘에 저항하지 못하기 때문이다. 인대가 늘어나면 지탱해줘야 하는 장기들이 밑으로 내려앉는다.

　미국식품의약국의 최근 연구 결과에 따르면, 미국인의 40%가 칼슘이 부족한 상태라고 한다. 칼슘은 뼈의 복구 및 관리는 물론 근육의 정상적인 기능을 위해서도 꼭 필요한 미네랄이다. 또한 칼슘은 근래 들어 건강 전문가들로부터 큰 관심을 받게 된 미네랄 중 하나이기도 한데, 그 이유는 폐경기 이후의 미국 여성들 사이에서 뼈에 칼슘이 부족할 때 나타나는 골다공증이 거의 전염병 수준으로 확산되고 있기 때문이다. 골다공증에 걸리는 여성들은 출산 시에 충분한 칼슘을 공급받지 못한

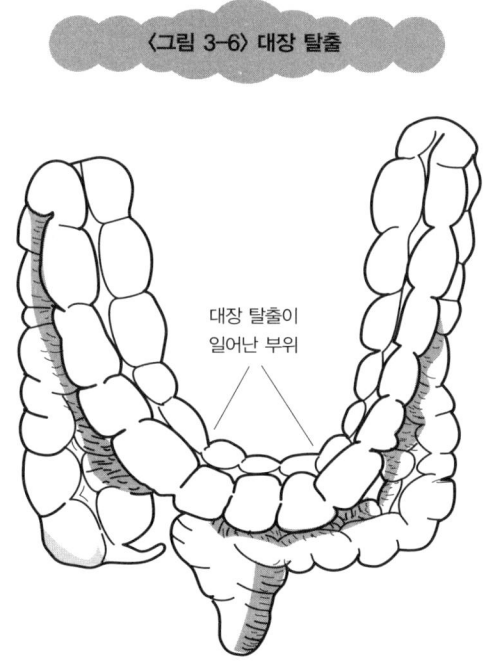

〈그림 3-6〉 대장 탈출

것으로 밝혀졌다. 그런 여성들은 종종 '과부의 혹'이라 불리는 질환에 걸리기도 한다. '과부의 혹'은 흉추가 심하게 구부러지는 질환으로, 골다공증으로 칼슘이 빠져나간 뼈가 골절되면서 발생한다. 그러면 허리가 구부정해지면서 복부의 장기들에 압력이 가해지고, 그로 인해 대장 탈출증이 일어나게 된다.

대장 탈출을 야기할 수 있는 또 다른 요인으로는 변비를 꼽을 수 있다. 어떤 이유에서든 변비가 생기면 장 안의 변이 건조한 상태로 쌓이고, 장기간 장 관리를 제대로 하지 않으면 대장벽에 점액이 두껍게 쌓이게 된다. 변과 점액이 늘어나면 밀어내야 할 물질들로 가득 차 횡행결장 부위가 아주 무거워지게 된다. 변과 점액의 무게에 중력의 힘이 추가되고, 장 근육 및 인대에 영양분까지 제대로 공급되지 않게 되면 결국 대장이 탈출된다.

피로 역시 대장 탈출의 한 요인이다. 나는 그동안 기회가 있을 때마다 모든 질병이 시작될 때 피로 증상이 나타난다고 말했다. 몸이 피로할 때, 중력은 우리 몸에 가장 큰 영향력을 행사한다. 피로하면 몸의 근육들도 활력을 잃어 장기들은 더 밑으로 내려앉는다. 피로가 엄습하면 어깨도 처지기 시작하며, 척추가 비정상적으로 굽을 수 있다.

대장 탈출 현상이 나타나면 이탈된 대장 부위가 바로 아래 복부 장기들을 압박하게 된다. 그리고 그런 상태가 오래 지속되면 장기들을 잡아주는 인대에 부담이 가중되고, 눌린 장기 부위에 혈액 및 림프 공급도 줄어든다. 그 결과 압박이 커지면서 그 부위의 세포 조직들이 비정상적으로 성장하게 되고, 독성 물질이 쌓이면서 늘어나 제자리를 이탈

한다. 그리고 대장이 내려앉으면 바로 위의 장기들까지 끌어내려 위의 맨 아래쪽에 위산이 고이면서 위가 낚싯바늘 모양으로 굽을 수 있다. 자궁 탈출은 물론 방광과 질, 자궁, 난소 등에 생기는 종양이 대장 탈출과 관련된 경우가 많다.

여성들의 나팔관과 난소가 압박을 받는 경우를 종종 본다. 그렇게 되면 난소에서 나오는 난자들이 제대로 자궁 안으로 들어가지 못해 불임이 될 수도 있다. 또한 여성들은 인체의 다른 어떤 장기보다 난소에 낭종이 생기는 경우가 많다. 여성들은 자궁 절제 수술을 많이 받는데, 그 이유는 나팔관이 심한 압박을 받아 혈액이 제대로 순환되지 못하거나 자궁에 쌓인 독성 물질을 제대로 제거해주지 못하기 때문이라고 생각한다.

남성들은 전립선이 압박을 받아 막히거나 제 기능을 하지 못하게 되는 경우가 많다. 방광에 모인 소변이 흘러나오는 요도는 전립선 중앙을 통과한다. 그래서 전립선이 압박을 받으면 소변을 보기 힘들어진다. 인체에 다시 흡수될 수도 있는 소변이 쌓이게 된다. 일부 의료 전문가들은 소변이 인체에 남아 혈액의 화학적 특성에 영향을 미칠 경우, 특히 나이가 들면서 관절염이나 관절 문제가 생길 수 있다고 주장한다. 혈액 속으로 들어가 순환되는 독성 물질들은 심장에서 가장 먼 부위에 쌓이는 경향이 있다. 심장에서 멀수록 혈액순환이 잘 안 되기 때문이다. 독성 물질들은 주로 팔이나 다리, 손, 발 등의 관절에 영향을 주게 된다. 그래서 관절염 환자들은 심장에서 가장 먼 부위인 손발 등에 통증을 느끼거나 결리는 경우가 많다.

우리는 전립선과 방광 문제 그리고 자궁과 난소 문제는 모두 대장 탈출과 관련이 있을 수 있다는 사실을 알고 있다. 그리고 횡행결장의 압박으로 인해 발생하는 항문 문제나 직장 또는 다른 장 문제, 그리고 치질 덕에 먹고사는 위장 전문가나 의사가 많다는 사실도 알고 있다. 오늘날에는 횡행결장이 탈출되는 경우가 워낙 흔해 그와 관련된 증상이 전혀 없는 사람을 보기 드물 정도다.

대장암

미국인의 사망 원인 2위는 암이며, 매년 약 5만 명의 미국인이 대장암으로 목숨을 잃고 있다. 최근 미국암협회에서는 다음과 같은 보고서를 내놓았다.

"최근 몇 년간 수집한 증거들에 따르면, 대부분의 장 관련 암은 환경적인 요인으로 발생한다. 일부 과학자들은 육류를 많이 섭취하고 섬유질을 적게 섭취하는 것이 그 주된 원인이라고 믿고 있다."

실제로 미국암협회의 보고서는 신선한 과일과 채소, 특히 브로콜리와 일명 '브뤼셀양배추'라 불리는 싹양배추, 일반 양배추를 익히지 않거나 살짝 삶아 먹는 것이 건강에 좋다는 점을 강조하고 있다.

불과 얼마 전까지만 해도 식습관이 암 발생에 영향을 준다고 생각하는 의사와 과학자들은 돌팔이 의사 정도로 여겨졌다. 영국의 유명한 외과 의사인 데니스 버킷 박사도 1972년에 이미 식습관이 암을 비롯한 많은 질병에 영향을 준다고 주장했다.

그러나 이제 식습관이 암 예방에 중요한 역할을 한다는 사실은 널리 인정받고 있고, 장세척 역시 암은 물론 다른 질병들을 예방하는 데 도움이 된다. 사람들은 질병, 특히 암에 대해 얘기하는 것에 많은 부담을 느낀다. 특히 암은 섣불리 거론하기 힘들 만큼 민감한 질병이다. 암 치료 분야는 연간 수십억 달러의 돈이 투입될 뿐 아니라, 암이라는 질병 자체가 쉽게 거론하기 힘든 무서운 질병이기 때문이다. 그래서 감히 장세척이 암 예방에 도움이 된다는 얘기는 하지 않겠다. 그러나 장을 세척해 장 기능을 되살린다면 모든 질병의 예방 및 퇴치에 도움이 된다는 것만은 분명히 말할 수 있다.

나는 편파적인 시각에서 건강하고 깨끗한 장의 중요성을 강조하고 있다는 인상을 주고 싶지는 않다. 그러나 오랜 세월 관찰해온 바에 따르면, 사람들은 독성 물질의 체내 축적이 거의 모든 질병의 근원이라는 점을 깨닫지 못하고 있다. 게다가 사람들은 의외로 건강 문제를 그리 심각하게 받아들이지 않고 있다. 사람들은 보다 현실적인 다른 문제들에 몰두해 건강 문제를 부차적인 문제로 여기는데, 개인이든 국가든 가장 먼저 다뤄야 할 것은 건강 문제다. 건강이 없다면 이 세상에 제대로 누릴 수 있는 것은 거의 없기 때문이다.

인류가 요즘처럼 독성 물질이 많은 환경 속에서 살아간 적은 없다. 공기와 물, 음식, 흙, 의류 그리고 우리가 접촉하는 모든 것에 독성 물질이 포함되어 있으며, 그 모든 환경오염 물질들이 다양한 경로를 통해 우리 몸 안에 들어온다. 장에 있는 독성 물질이 인체 세포 조직들에 스며들면 장 속에 지속적으로 방출되는 독약을 담고 있는 것이나 다름없다. 독약의 효과는 서서히 나타나 우리가 의식하지 못하는 가운데 세포 조직과 각종 장기의 활력과 저항력, 그리고 건강 상태를 떨어뜨린다. 마치 독성 물질 처리장을 몸 안에 담고 살아가는 꼴이라고 할 수 있다. 그리고 장 안에 독성 물질이 있으면 그 독이 아주 조금씩 계속 혈액 속으로 흘러 들어가게 된다.

일찍이 지금보다 더 인체 내의 독성 물질을 해독하고 세척해주어야 할 필요성이 제기된 적은 없었다. 현대인은 역사상 그 어느 때보다 독성 물질에 시달리고 있다. 독성 물질이 워낙 광범위하게 퍼져 있는데다가 그 정도도 아주 심해 사람들은 각종 질병에 시달린다. 자신들은 잘 모르고 있지만, 내가 접하는 환자들은 거의 독성 물질과 관련된 장 장애를 갖고 있다.

인체 기능과 관련해 다시금 균형과 평화, 조화를 살려주는 것이야말로 의사들이 할 일이다. 몸을 세척해 독성 물질을 제거하고, 건강에 좋은 필수 영양분을 공급해주고, 더 이상 몸을 독성 물질에 중독되지 않게 한다면 몸은 스스로 질병을 치유하게 될 것이다.

건강을 되찾고 유지하려면 몸을 세척하고 해독해 몸 안의 모든 기능이 균형과 평화, 조화를 되찾게 해주는 일로 시작되어야 한다. 현대 문명사회에 살고 있는 사람들 중에 적절한 장 기능의 혜택을 누리며 사는 사람은 거의 없다. 자연의 섭리에 따라 인체 기능의 균형을 유지하며 사는 사람이 거의 없는 것이다. 어차피 자연의 섭리대로 살지 못할 상황이라면 자신의 환경 속에서 생겨나는 각종 건강 문제에 대처하는 법을 제대로 배우는 것이 현명할 것이다.

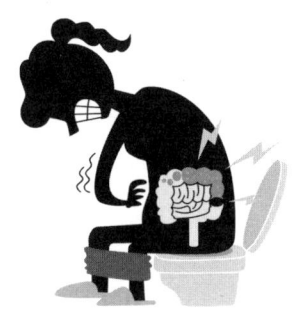

4장 신경궁 반사

 이 장은 아주 특별하다. 바로 나 자신의 이야기이기 때문이다. 여러 해에 걸쳐 요양소에서 직접 수천 명의 환자들을 치료하면서, 그리고 나 자신의 건강 문제를 다루면서 얻은 결론을 이 장에서 소개하려 한다.
 76세 때 나는 왼쪽 엉덩이와 다리에 문제가 있었다. 나는 도움을 받을 수 있으리라는 희망을 안고 대여섯 명의 척추 지압사를 찾아갔다. 그들의 기술과 치료법은 뛰어났지만, 일시적인 통증 완화 효과밖에 볼 수 없었다. 얼마 지나지 않아 나는 내 문제가 단순한 관절 치료나 척추 지압을 통한 교정만으로는 치유될 수 없다는 사실을 깨달았다. 다른 무엇인가가 필요했다. 그래서 나는 혹시라도 해결책을 찾을 수 있을지도 모른다는 생각에 주치의를 찾아갔지만, 역시 별 효과가 없었다. 곰곰이 생각한 끝에 결국 내 힘으로 직접 문제를 해결해야겠다고 마음먹었다. 다른 사람들이 다 실패했으니 이제 나 스스로 해결할 수 있는지 알아볼 때가 됐다고 생각했다. 그래서 나는 바륨 관장으로 나의 하부 소화관을 면밀히 검사하기 시작했다.

바륨을 이용한 하부 소화관 검사에서는 직장을 통해 대장에 바륨 액체를 가득 집어넣은 뒤 약간의 압력을 가해 혹시 있을지도 모를 대장 게실 안에 들어가게 만든다. 바륨은 X레이 상에서 하얗게 나타나며, 장벽과 게실은 물론 다른 비정상적인 상태를 뚜렷이 보여준다.

바륨 관장 결과 대장에 상당히 큰 게실이 하나 있다는 것을 알게 됐다. X레이 사진으로 확인한 뒤, 곧바로 대장을 해독하는 작업을 시작했다. 섬유질 함유량이 많은 음식을 섭취하는 것으로 식습관을 개선하고, 완하제 효과가 있는 쌀·보리 겨 및 질경이 씨로 만든 보충제를 꾸준히 복용하였다. 그런 식이요법을 쓰면서 꾸준히 운동량도 늘렸다. 그러자 2주 정도 후부터 변을 규칙적으로 아주 많이 보게 됐고, 엉덩이와 다리 문제도 사라졌다.

내가 만나본 의사들은 아주 유능한 임상의들이었지만, 그들은 하나같이 내 엉덩이와 다리에 나타난 증상을 장과 연결하지는 못했다. 나 역시 사람들에게 올바른 식습관과 장 관리 그리고 운동의 중요성을 역설해왔지만, 직접 장의 특정 부위에 있는 게실과 다른 부위가 밀접한 관련이 있다는 사실을 경험으로 체득하고 나니 정말 놀라웠다. 오랜 세월 환자들을 관찰하고 연구해오면서 개념상으로는 알고 있었지만, 직접 체험해보니 가슴에 깊이 와 닿았다.

몇 년 전 나는 장의 특정 부위와 인체의 다른 특정 부위 간에 밀접한 관련이 있는 현상에 나 나름대로 이름을 붙였다. 그런 현상에 '신경궁 반사'라는 이름을 붙였는데, 자극에 대한 생리학적·무의식적 반사 현상에서 따온 것이다.

반사, 즉 무의식적인 반응은 의사가 반사 망치로 무릎 바로 아래쪽을 톡 칠 때 무릎이 자신도 모르게 저절로 쭉 펴지는 것과 비슷한 현상이다. 정지 상태에서 부패된 노폐물로 인해 생겨나는 독성 물질이 장을 자극하고 비정상적인 신경 자극이 신경 경로를 따라 멀리 떨어진 부위로 전달될 때 신경궁 반사가 일어난다. 비정상적인 신경 자극이 멀리 떨어진 부위에서 반사 작용을 일으키듯 어떤 증상을 일으킨다. 즉 장의 특정 부위와 다른 특정 장기 및 분비샘, 세포 조직 사이에 밀접한 관련이 있다는 뜻이다. 나의 X레이 사진에서 봤던 더러운 장 게실과 엉덩이 또는 다리에 나타난 증상들 사이에도 밀접한 관련이 있었다. 따라서 아무리 이런저런 방법으로 엉덩이와 다리를 치료해봐야 문제의 근원이 해결될 리 없었다. 대장 문제를 해결하지 않고 내버려두었으니 증상들은 계속됐다. 신경궁 반사는 장이 왜 배설기관들의 왕인지를 보여주는 완벽한 예다.

장에서 발생하는 문제들 역시 다른 여러 질병의 증상과 비슷한 증상을 보인다. 의사들은 환자들이 장의 한 부위에서 어떤 문제가 발생했을 때 또 다른 부위의 통증을 하소연하는 경우를 많이 접하게 된다. 이런 현상을 '관련통'이라고 부른다.

관련통은 실제로 아주 흔히 일어나는 현상이다. 인체의 한 부위에서 나타나는 어떤 증상이 실은 다른 부위의 문제에서 비롯된 것이기 때문에 의사들은 그 원인을 정확히 진단하는 데 애를 먹는다. 환자들 역시 그런 상황이 당혹스러울 수밖에 없다. 흔히 볼 수 있는 관련통의 한 예로는 쓸개에서 생긴 문제 때문에 오른쪽 어깨에 통증을 느끼는 경우를 들 수 있다. 심장에서 생긴 문제 때문에 왼쪽 팔에 통증을 느끼는 경우 역시 관련통의 예다. 이 두 가지 경우에서 사실 오른쪽 어깨와 왼쪽 팔 그 자체에는 별다른 병리학적 문제가 없다. 관련통의 경우, 문제의 원인은 내버려둔 채 통증이 느껴지는 부위만 치료해서는 별 효과가 없고, 오히려 위험할 수도 있다.

관련통은 인체의 각 부위가 아주 복잡하고 정교하게 연결되어 있다는 사실을 보여준다. 소화관은 인체의 위대한 원격 조정 장치다. 또한 인체의 조화나 부조화를 만들어내는 창조자이기도 하다. 소화관에서 만들어지는 부조화는 멀리 떨어진 인체의 다른 부위들에도 영향을 미친다. 신경계는 수없이 많은 경로를 통해 소화관의 벽과 인체 구석구석을 연결하고 있다. 이 같은 신경학적·해부학적 연결을 통해 장은 인체 전체를 통제하거나 장악한다.

장은 5대 배설기관의 왕이며, 소화계의 중심이다. 장은 인체 내에서 가장 규모가 큰 조직 중 하나로, 그 어떤 인체 내 조직보다 큰 공간을 차지한다. 소화관이 입에서부터 시작해 항문까지 이어져 있다는 것을 상기하기 바란다. 따라서 목과 식도, 위, 소장, 대장까지 모두 소화관의 일부다. 이미 언급했듯 대장은 '하부 소화관'이라고 부르기도 하며, 그 속에 상행결장과 맹장 그리고 횡행결장과 두 개의 만곡부가 포함된다. 대장에는 그 외에 하행결장도 있고, 직장과 항문으로 이어진다. 장의 각 부위는 고유의 기능을 갖고 있어 전체 소화관이 제 기능을 발휘하는 데 기여한다. 장의 길이를 다 합치면 거의 9m에 달한다.

문제의 뿌리까지 파고들다

오랜 세월에 걸친 인류의 연구를 통해 인체의 비밀들 중 일부가 밝혀지긴 했지만, 인체의 놀라운 구조와 기능을 제대로 알려면 앞으로 더 많은 연구가 필요할 것이다. "인체의 구조와 기능은 긴밀한 관련이 있다."는 생물학 분야의 격언이 있다. 장 기능과 소화 기능이 제대로 발휘되는 것이 중요하다고 생각하는가? 그렇다면 장의 구조에 관심을 기울여야 한다. 제대로 된 기능은 무엇보다 제대로 된 구조에서 나오기 때문이다.

지금까지 우리는 소화관 문제와 기능 장애가 많은 사람이 하소연하는 가장 흔한 건강 문제와 장애라는 사실을 알게 되었다. 살아오면서 입냄새와 배탈, 경련, 두통, 소화불량, 변비 같은 문제를 겪어보지 않은 사람이 있을까? 그런 사람은 거의 없다. 사람들이 그런 문제들을 해결하기 위해 복용하는 약이 전체 약 가운데 가장 큰 부분을 차지한다는 것만 봐도 알 수 있다. 그런데 인체 내부의 어떤 부위, 심지어 장에서 멀리 떨어진 머리나 발에서 발생하는 증상들이 소화관의 문제에서 비롯되는 것일 수도 있다는 사실은 잘 모르는 경우가 많다.

수정에 대한 새로운 사실

우리 몸의 뿌리를 찾기 위한 노력은 생명이 탄생하는 수정(受精) 순간부터 시작되어야 한다. 정자와 난자가 합쳐지면서 만들어지는 새로운 세포는 즉시 두 개의 세포로 분열되기 시작한다. 그런 뒤 새로 형성된 각 세포가 다시 분열을 거듭해 3~4일 후에는 조그마한 공 모양의 세포 덩어리가 만들어진다. 현미경으로나 볼 수 있는 이 세포 덩어리는 12~16개의 세포로 이루어지며, 흔히 '상실배'라고 한다. 임신 첫째 주말에 이르면 여성의 자궁 안에서는 '접합자'라고도 불리는 배아가 자리 잡을 준비가 끝난다. 그리고 거기에서 모체로부터 영양분을 공급받게 되면서 드디어 새로운 한 인간이 태어나기 시작한다.

수정 후 첫 달이 끝나갈 무렵, 몇 가지 환상적인 일들이 일어난다. 배아는 이제 원통형을 띠게 된다. 곧 한 개의 홈이 나타나 더 깊어지고, 그것이 뇌와 척수를 포함하는 신경계의 전신인 신경관이 된다. 그리고 가장 안쪽 세포층에서는 '원시 장관'이라 불리는 관이 생겨나는데, 이것이 나중에 소화관이 된다.

사람의 원시 장관과 나무 몸통을 비교해 말하자면, 나뭇가지들이 나무의 몸통에서 나오듯 사람의 내부 장기들 역시 장관에서 생겨난다. 그리고 나뭇가지들을 덮고 있는 껍질과 마찬가지로 장벽 그 자체가 각종 장기를 에워싸거나 덮는다. 〈그림 4-1〉에 이런 과정을 분명히 보여주는 그림이 나와 있다. 간은 장관에서 생겨나기 때문에 장벽으로 덮여 있다. 췌장 역시 장벽으로 덮여 있다. 쓸개나 위, 폐 그리고 심지어 방광도 마찬가지다. 기도와 후두, 그리고 인두는 어떨까? 그것들 역시 장벽으로 덮여 있다. 그 모든 장기가 원시 장관과 장관에서 생겨나기 때문에 신경 기능까지 갖춰진 장벽으로 덮여 있다. 인체가 '은밀하게 만들어질 때' 장관은 물론 거기에 딸린 신경 기능은 배아의 초기 발달 단계에서 우리의 뿌리를 이루는 중요한 부분이다.

생물학적 측면을 살펴보았으니, 지금부터는 장을 왜 배설기관의 왕이라고 하는지, 신경궁 반사는 어떤 원리로 작동되는지에 대해 살펴보기로 하겠다.

싱크대 밑에 있는 구부러진 파이프와 마찬가지로 장에 발생하는 게실은 일종의 덫 같은 역할을 한다. 장에 게실이 없다면 음식 노폐물은 정상적인 배변 활동을 통해 장에서 빠져나가지만, 장에 게실이 있다면 그곳에 쌓이기 쉽다. 앞에서도 말했지만, 음식 노폐물이 게실이라는 덫에 걸려 쌓이는 것은 개천이 구부러지는 곳에 온갖 표류물이 걸려 본류의 흐름에서 벗어나 더 이상 흘러가지 못하고 쌓이는 것과 비슷하다. 대장 속을 통과하는 음식 노폐물이 대장 한쪽에 있는 조그만 주머니인 게실들에 모여 쌓이게 된다. 그렇게 쌓인 음식 노폐물은 세균이 우글거리는 습기 차고 따뜻한 몸 안에서 부패되고 발효되어 대장벽을 자극하게 된다. 세균이 대장벽을 자극하면 신경 자극이 이미 나 있는 신경 경로들을 따라 멀리 떨어진 인체 부위들에 전달되어 거울에 반사되듯 그대로 나타나게 된다. 이처럼 장의 특정 부위가 자극되면 그것이 그대로 인체의 다른 부위에 전달되어 여러 가지 증상으로 나타난다. 그런데 사람들은 증상이 나타난 다른 부위들을 치료하면서 문제의 근원지인 장은 전혀 신경 쓰지 않는다.

신경궁 반사의 예는 흔히 심장 문제로 나타난다. 하행결장으로 내려가는 중간에 생긴 게실은 신경 자극을 통해 심장 쪽에 그대로 전달되어 부정맥 형태로 나타난다. 또한 게실은 노폐물 발효로 인해 가스를 방출하고 심장에 압박을 가해 심장마비 비슷한 증상을 유발한다. 병원의 응급실 근무자들에 따르면, 많은 사람들이 관상동맥에 문제가 생겼다고 생각하며 응급실에 오지만, 실은 장 안에 찬 가스가 장벽을 압박하고 그것이 그대로 심장 쪽에 전달되어 생겨난 증상인 경우가 많다고 한다. 장

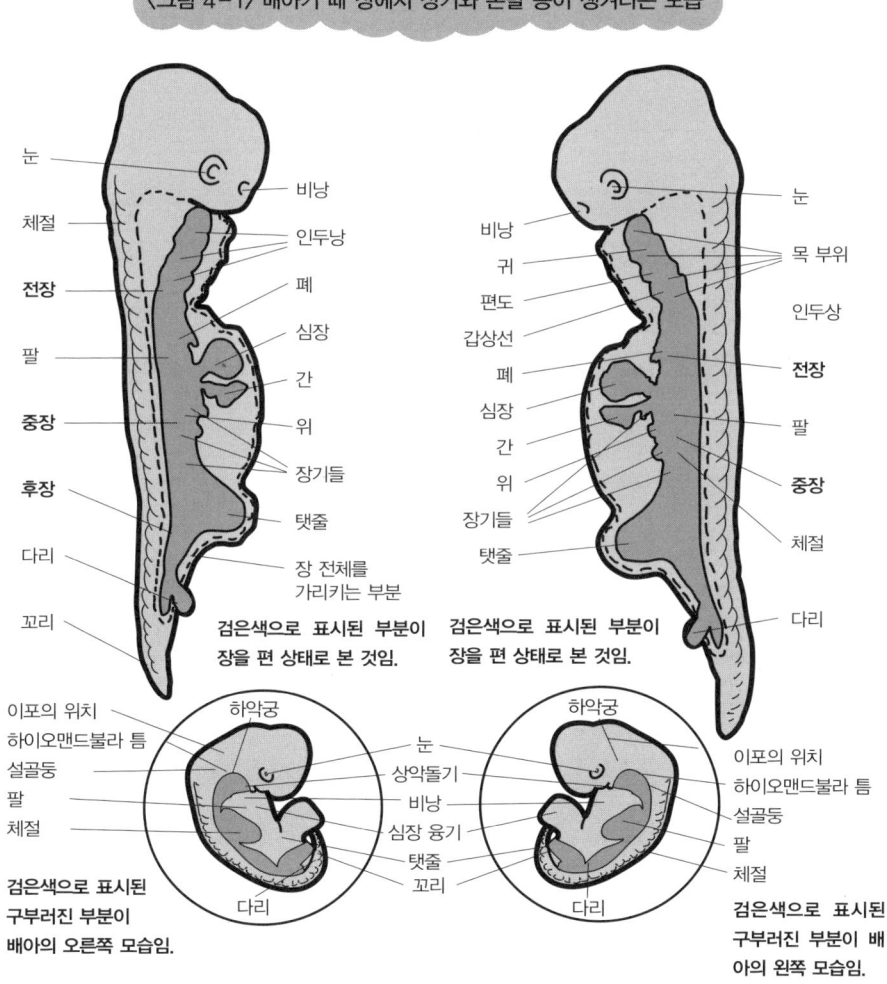

〈그림 4-1〉 배아기 때 장에서 장기와 손발 등이 생겨나는 모습

이 자극을 받았을 때 흔히 심장 쪽에 문제가 생기기도 하는데, 그런 경우 사실 심장 자체에는 아무 문제가 없다.

신경궁 반사는 대장의 S상결장 부위가 만성적인 자극에 노출될 때에도 나타날 수 있다. 여성의 경우는 주로 난소 쪽에서 그런 현상이 나타난다. 내가 경험한 바로는 여성들에게 난소나 생리 문제가 생길 때 상당수는 그런 경우였다. 환자들이 그런 문제로 하소연할 때 얼마나 많은 의사들이 장 문제를 생각해보는지 의문이다.

대장의 특정 부위에 자극이 주어질 때 엉뚱하게 간 쪽에서 '비명'이 나오는 것이 이해되는가? 장에서 생겨난 각 장기는 그 뿌리인 장에서 완전히 자유로울 수 없다.

신경궁 반사는 신경학적으로 장의 게실들과 관련된 세포 조직들이 선천적으로 더 취약할 때 자주 발생한다. 천성적으로 취약한 인체 부위는 독성 물질들이 쌓여 세균 감염이 일어나는 부위이기도 하다. 문제는 인체 어느 부위에서도 일어날 수 있지만, 신경궁 반사 현상에 따라 이 같은 세균 감염은 거의 예외 없이 장에 자극이 주어질 때 생긴다. 오랫동안 관찰해온 바에 따르면, 장의 특정 부위의 상태와 인체 내 다른 특정 부위의 상태는 놀랄 만큼 밀접한 관계가 있었다. 예를 들어 환자가 유방 쪽에 어떤 증상을 하소연할 경우, 장의 특정 부위에 발생한 세균 감염이 유방 쪽에 영향을 주고 있을 것이라고 추정한다. 다음에 열거하는 사례들을 보면 그 양자 간의 관계를 좀 더 분명히 알 수 있을 것이다.

의사들이 눈으로 보면서도 깨닫지 못하는 것들

존스 부인은 왼쪽 어깨가 결리고 통증이 있다고 하소연했는데, 몇 년간 잊을만하면 한 번씩 그런 증상이 나타난다고 했다. 그녀는 이렇게 말했다. "그런 증상이 나타났다가는 사라져요. 1년에 두 번 정도 그런 일을 겪죠. 치료도 받고 진통제도 먹는데, 그러면 증상이 좀 가라앉고 6~8개월간은 괜찮아요. 그러다가 또다시 도지는 거죠." 그녀는 자신은 오른손잡이고 왼쪽 어깨를 혹사하거나 다친 적도 없는데, 어째서 왼쪽 어깨에 그런 증상이 되풀이되는 거냐고 물었다. 그녀의 병력을 살펴보니 여러 해 동안 병원에 드나들었고, 코르티손 주사를 맞는 등 다양한 어깨 치료를 받은 것으로 나타났다. 그 모든 치료가 급성 증상들은 완화시켜 주었지만, 자꾸 되풀이되는 것을 막아주지는 못했다.

정밀검사를 해보니 특정한 어깨 움직임에 심한 근육 통증이 나타났다. 팔과 어깨의 정상적인 움직임에서는 통증이 현저하게 줄어들었다. 그러나 그녀는 문제가 있는 왼쪽 팔을 머리 위로 들어 올리지 못했다. 왼쪽 팔을 아주 조심스레 조금만 움직여도 즉각 통증이 느껴졌다. 얼핏 봐서는 점액낭염이나 건염으로 진단하기 좋은 증상들이었다. 오십견이나 건초염으로 진단할 수도 있을 것이며, 급성 근염으로 볼 수도 있다. 이 모든 것이 어깨 부위에 염증이 생겨 발생하는 질환으로 통증을 수반한다. 하지만 나는 위에서 열거한 질환들은 그녀가 겪고 있는 문제의 근본 원인과는 거리가 멀다는 점을 말하려 한다.

존스 부인의 증상을 위에서 열거한 질환들로 진단하는 것은 의사들이 너무도 자주 범하는 실수다. 환자들은 대개 어떤 증상이 되풀이해서 나타난다고 하소연한다. 그들은 아무리 생각해도 그런 문제가 생기는 이유를 알 수 없다. 왜냐하면 그들은 어떤 증상이 나타나는 부위를 다쳤거나 혹사한 적이 없기 때문이다. 그런 경우가 바로 "장을 보라!"에 해당되는 경우다. '의학의 아버지'로 불리는 히포크라테스도 신경궁 반사에 대해 알고 있었다. 그는 의사들에게 환자들이 어디가 안 좋다고 하소연할 때는 척추뿐 아니라 장을 봐야 한다고 말했다.

존스 부인은 결국 식이요법으로 치료됐다. 그녀는 적절한 장 관리에 대한 교육도 받았고, 이 책에서 소개하는 장세척 프로그램과 비슷한 프로그램도 시도했다. 특기할 만한 일은 정작 통증을 하소연한 어깨에 대해서는 아무 치료도 하지 않았다는 것이다. 그렇게 존스 부인은 완치되어 더 이상 어깨에 통증을 느끼지 않게 되었다.

또 하나의 사례로, 한 남자아이가 왼쪽 다리에 문제가 있어 나를 찾아왔다. 그 아이는 3년간 마사지 외에 기계적인 치료와 화학적인 치료까지 받아오고 있었다. 나는 바륨 X레이 검사를 해보았다. 아이는 그간 단 한 번도 하부 소화관 X레이 사진을 찍지 않았다. 결국 S상결장에 암이 있는 것으로 밝혀졌고, 몇 달 후 세상을 떠났다. 아이의 다리 문제는 S상결장에 있던 종양에서 기인한 것이라는 게 그 당시의 내 소견이었지만, 엉뚱하게 다리 치료만 받아왔다. 그간 나는 인체 내 여러 장기에 문제가 있던 환자 수천 명을 치료하면서 문제의 원인을 장에서 찾으려 했고, 결국 장에 문제가 있다는 것을 확인할 수 있었다.

나는 한때 독일에 있는 마르틴 박사의 세포 치료법 전문 요양소에서 세포 조직 세척 일을 한 적이 있다. 당시 미국에서 가장 인기 있는 강연자 중 한 사람이었던 벤저민 게일로드 하우저의 장을 찍은 X레이 사진을 볼 수 있었는데, 하행결장 아래 중간쯤에 게실들이 있었다. 경험상 나는 그 위치에 게실이 있으면 신경궁 반사 현상에 따라 기관지나 폐에 문제가 있는 경우가 많다는 것을 알고 있었다. 유럽에 있는 의사들이 하우저에게 장 문제와 관련해 나와 상담해보라는 조언을 해주었다. 그러나 그는 날 만나지 않은 채 자신의 90회 생일을 자축하기 위해 미국으로 돌아갔고, 그 직후 폐렴에 걸려 세상을 떠났다. 그가 만일 신경궁 반사 현상 때문에 장 문제가 기관지 문제로 발전했다는 것을 알았더라면 장 문제를 해결하기 위한 조치를 취했을 것이고, 그랬더라면 아마 몇 년은 더 살 수 있었을 것이다.

또 언젠가 만성적인 사경(목이 비뚤어지는 병―역자 주)이 급속도로 악화되어 고통 받는 중년 여성을 검사한 적이 있다. 사경에 걸리면 목 근육이 위축되어 목이 삐뚤어지게 된다. 검사가 끝난 뒤 척추 지압으로 목을 교정할 거라고 했더니 뜻밖에도 그녀는 목 교정 치료를 거부했다. 지금까지 몇 차례 목 교정 치료를 받았는데, 그때마다 오히려 상태만 더 악화됐다고 말했다. 그녀는 그 누구든 다시 자신의 목에 손대는 것을 참을 수 없었다. 척추 지압사로서 나는 내 본분을 다해야 한다고 생각했지만, 다른 한편으로는 신경궁 반사에 대해서도 익히 알고 있었다. 그래서 장에 문제가 있었냐고 물어보자, 그녀는 몇 년째 장 문제로 고생하고 있다고 말했다. 최근 목 증세가 악화되면서 장이 더욱 나빠졌다고 했다. 그래서 목 교정 치료를 하는 대신 즉시 관장을 해보자고 했다. 그녀는 1시간 동안 세 차례 관장을 받았는데, 목의 통증이 완전히 사라졌다. 정말 내 눈으로 직접 보고도 믿을 수 없었던 놀라운 경험이었다.

신경궁 반사와 관련된 극적인 또 다른 사례를 도널드 보딘 박사에게 들었다. 세포 조직 세척 프로그램을 운영하는 보딘 박사와 그의 아내 조이스는 목소리가 나오지 않는 한 여성(그녀는 캐나다에서 전화 교환원으로 일하고 있었다)을 치료하고 있었는데, 그녀가 내 관심을 끌었다. 그 여성은 말할 때 속삭이듯 작게 말할 수밖에 없었는데, 뚜렷한 이유도 없이 가끔 그런 증상이 나타나 며칠에서 몇 주씩 계속된다고 했다. 그녀는 그런 증상이 나타날 만한 질병을 앓았거나 사고를 당했거나 정신적 충격을 받은 적도 없었다.

다행히 그녀는 세포 조직 세척 프로그램을 시도한 지 3일 만에 자신의 목소리를 되찾았다. 게다가 목소리가 더욱 강하고 또렷해졌다. 그녀의 문제는 그야말로 전형적인 신경궁 반사 사례였다. 그녀를 치료했던 의사들은 그녀의 발성기관에서는 전혀 문제를 찾을 수 없다고 했는데, 그것은 아주 정확한 진단이었다. 장은 멀리 떨어져 있으나 신경으로 연결된 다른 관련 부위에 문제를 일으켰다. 그 환자의 경우, 지금까지도 예전과 같은 증상은 나타나지 않고 있다. 당시 그녀의 목이나 성대에는 아무 치료도 하지 않았다. 그리고 어떤 종류의 약물치료도 행해지지 않았다. 장세척이 유일한 치료였다.

소개한 모든 사례들을 보면 신경궁 반사가 얼마나 중요한지 그리고 그것이 얼마나 많은 질환과 관련이 있는지 실감할 수 있을 것이다. 장을 왕이라고 부르는 것도 이처럼 수많은 건강 문제가 소화관의 기능 장애와 밀접한 관련이 있기 때문이다.

당신의 장이 간에 영향을 줄 수 있다고 생각하는가? 신장에도 영향을 줄 것인가? 발은 어떨 것 같은가? 장은 그 어떤 것에도 영향을 줄 수 있다. 사람들은 설마 장과 관련이 있으리라고는 상상조차 하지 않지만, 실은 장과 관련이 있는 많은 질병으로 고생하고 있다. 대개 문제의 원인은 도외시한 채 어떤 증상이 나타난 부위에 대해서만 치료를 받는다. 그 이유가 뭘까? 이제부터 그 이유를 설명하고자 한다.

장에는 신경이 적어 통증을 못 느낀다

대부분의 사람들이 의사를 찾는 이유 중 하나는 통증 때문이다. 그런데 뇌에서 통증이라고 해석하려면 특정 신경이 뇌에 전달되어야 한다. 인체 안에는 수많은 신경이 있지만, 그중 일부 신경만 통증 정보를 전달한다. 사실 뇌 자체에는 통증 감지 기능이 없다. 특정 신경 자극을 통증으로 해석하는 기관인 뇌가 자체에 통증을 감지할 능력이 없다는 것은 기이해보이기도 한다. 외과 의사들은 사람의 뇌는 건드리거나 심지어 절개해도 아무런 통증을 느끼지 못한다는 사실을 알고 있다. 장도 마찬가지라는 사실을 알고 있는가? 외과 의사가 장 수술을 할 때 마취하는 것은 통증에 민감한 복부 근육들을 절개하기 위해서다. 일단 환자의 배를 절개하고 복강 안으로 들어가면 외과 의사는 대장이든 소장이든 마음대로 다룰 수 있다.

왜 오랜 기간 장에 문제가 있어도 별다른 통증을 느끼지 않는지 그 이유를 알 수 있을 것이다. 출혈이 있을 정도로 장에 심각한 문제가 있어도 그 부위에 통증이나 거북함을 느끼지 않는 경우는 흔하다. 이제 우리는 그런 사실을 잘 알지만, 장에 문제가 있을 경우 신경궁 반사 현상에 의해 멀리 떨어진 제2의 부위에 문제가 나타난다. 그리고 문제의 근원지인 장에는 별 거북함이 없지만, 제2의 부위에서는 심한 통증이 있을 수 있다. 그래서 만일 장의 어떤 부위에 통증을 느낄 정도라면 그것은 아주 심각한 상황이어서 즉시 해결해야 하는 경우가 많다.

　장은 인체의 다른 부위들과 비교해 통증을 느끼는 신경이 아주 적지만, 그런 장에도 이런저런 증상들이 나타날 수는 있다. 문제는 초기 증상들이 워낙 흔해서 심각하게 받아들여지지 않는 경우가 많고 그냥 무시된다. 사람들은 너무 뻔히 보이는 장 문제들을 몇 개월 또는 심지어 몇 년씩 그냥 무시하고 지내는 경우가 많다. 그러는 동안 장 문제가 만성적인 질환으로 발전한다. 그러나 그런 상황에서도 신경궁 반사 현상에 따라 장에서 멀리 떨어진 다른 부위에 문제들이 생겨나는 경우는 많다. 소화불량이나 만성적인 변비, 위염 또는 궤양 같은 단순한 증상이 반복적으로 나타나는 것은 장에 뭔가 문제가 있다는 경고가 될 수 있다. 그런 증상들이 조기 경고 신호일 수 있는데, 불행히도 대부분의 사람들은 그런 증상들이 있을 때 약물치료에만 의존하려 한다. 의사의 처방전 없이 동네 약국에서 파는 효과도 미심쩍은 수많은 약들 중 몇 가지 약을 골라 복용한다. 그러니 처방전 없이 살 수 있는 약들 가운데 가장 많이 팔리는 약이 완하제와 진통제인 것도 하등 이상할 것이 없다.

　치료가 필요한 증상이 있을 때, 문제의 근원은 장임에도 인체의 다른 특정 장기를 치료하는 경우가 많다. 영화배우 존 웨인이 죽음에 이르게 된 일련의 과정을 상기해볼 필요가 있다. 연예인들처럼 바쁜 삶을 사는 사람들은 주로 외식을 해야 하고, 바빠 움직여야 해서 제대로 된 식사를 할 시간적 여유가 없다. 바람직한 환경에서 서둘지 않고 차분히 앉아 즐거운 마음으로 식사할 수 없다. 존 웨인이 받은 수술들에 대해 생각할 때는 그의 평소 식습관을 생각해볼 필요가 있다. 그는 처음에 폐암 수술을 받았다. 그리고 두 번째는 위암 수술을 받았다. 그러나 세 번째이자 마지막으로 받은 수술은 대장암 수술이었다. 그가 만일 위나 폐에 문제가 생기기 전에 일찍이 장 문제에 대한 치료를 받았다면 어땠을까? 나는 암이 발견되기 전에 그의 장 건강이 어땠을지 의문이 든다.

또 다른 유명 연예인 코미디언 잭 베니는 암으로 세상을 떠나기 불과 2개월 전에 소위 '완벽한 검사'라는 것을 받았다. 나는 당시 그가 소화관, 특히 대장에 대한 바륨 X레이 검사나 다른 검사를 받았는지는 잘 모른다. 그러나 장에 생기는 암 중에서 가장 흔한 것이 S상결장이나 상행결장 아래 부위에 생기는 암이라는 것은 잘 안다. 그래서 나는 잭 베니가 당시 그런 부위에 대해서도 검사를 받았더라면 좋았을 것이라고 생각한다. 장에 대해 많은 관심을 갖다 보면 저절로 나처럼 생각하게 된다. 그리고 장에 대해 더 많은 관심을 갖다 보면 자칫 건강에 치명적이 될 수도 있는 여러 가지 패턴을 깰 수 있는 방법도 알게 된다.

신경궁 반사 현상을 깨뜨리자

신경궁 반사 현상은 유전적인 현상일 뿐 아니라 여러 해에 걸쳐 누적된 나쁜 습관들의 결과이기도 하다. 누구나 잘못된 습관은 고치기 힘들다는 것을 잘 안다. 나쁜 습관을 깰 수 있는 유일한 방법은 좋은 습관으로 대체하는 것이다. 생리학적 관점에서 보자면, 대체요법은 인체의 낡은 세포 조직들을 새로운 세포 조직들로 대체하는 것이다. 그것은 적절한 영양분 공급을 통해 우리 몸에 부족한 화학 성분들을 보완할 때 가능하다. 우리가 보다 나은 생활 방식을 영위할 경우, 대체요법은 삶의 정신적인 측면에도 적용된다. 몸에 해로운 습관을 극복하기 위해 좋은 습관을 들이려고 애쓰는 것도 일종의 대체요법이다.

신경계는 좋은 습관과 나쁜 습관을 구분하지 못한다. 생리학적 관점에서 말하자면, 좋은 습관과 나쁜 습관은 같은 방법으로 길러진다. 다행히 좋은 습관은 나쁜 습관만큼 오래 지속되기 때문에 좋은 습관은 우리의 삶 전체에 좋은 역할을 한다. 나는 좋은 습관에 대해 불만을 토로하는 사람은 본 적이 없다. 어떤 습관이든 몸에 배기까지는 시간이 걸리므로 좋은 습관을 기르는 일은 조금이라도 빨리, 아니 지금 당장 시작하는 것이 좋다. 미뤄봐야 바람직하지 않은 습관이 더 깊이 뿌리내릴 뿐이다.

어떤 음악작품을 배울 때 잘못된 박자나 악보로 배우면 그것을 머릿속에서 지우는 일은 보통 힘든 게 아니다. 몇 시간 동안 잘못된 것을 바로잡으려고 애쓸 수는 있지만, 그러다 지쳐서 더 이상 관심을 두지 않게 되면 다시 습관적으로 예전 잘못으로 되돌아가게 되기 때문이다. 신경궁 반사 현상의 경우도 마찬가지다.

신경궁 반사의 경로를 끊어버리는 최선의 방법은 이 책에 소개된 프로그램대로 하는 것이다. 이 책에 소개된 '궁극적인 세포 조직 세척 프로그램'은 이미 몸에 밴 나쁜 습관들을 좋은 습관으로 대체할 수 있게 도와주는 강력한 프로그램이다. 적절한 식이요법과 건강한 생활 방식의 진수가 담긴 이 프로그램은 신경궁 반사와 관련된 습관성 증상들을 예방하는 데 도움이 될 것이다. 지시에 따라 규칙적으로 잘 따른다면 모든 문제의 근원인 장 관리로 문제를 해결해 관련 증상들이 되풀이되는 악순환을 끊어줄 것이다. 왕국을 잘 돌보려면 무엇보다 먼저 왕을 돌봐야 한다. 이제 보다 깨끗하고 건강한 장에 이르는 길을 안내해주고 비정상적인 신경궁 반사를 정상으로 되돌려줄 '궁극적인 세포 조직 프로그램'에 대해 알아보기로 하자.

감정과 장의 관계

지금까지 신경궁 반사 현상이 어떤 식으로 일어나는지, 또 신경 경로들이 어떻게 형성되고 그 경로들을 통해 장에서 인체의 다른 부위들에 어떻게 영향을 주게 되는지 살펴보았다. 이제 반대로 신경궁 반사가 다른 부위들에서 장에 어떻게 영향을 주는지를 살펴보려 한다. 우리의 감정과 정신 상태는 장에 큰 영향을 주기 때문에 옛날에는 장을 '감정들이 모이는 곳'이라 부르기도 했다. 감정은 심장에 영향을 줄 수도 있지만, 감정이 문제가 될 때는 심장병 전문의를 찾기보다 화장실에 가서 변을 보는 것이 더 좋은 경우가 훨씬 많다.

대장은 극도로 예민해 긍정적인 감정이든 부정적인 감정이든 모든 감정에 큰 영향을 받는다. 이미 입증된 사실이지만, 아무리 경미한 불유쾌한 감정이라도 대장의 연동운동을 방해할 수 있다. 이는 뇌가 신경 자극을 받아들이기도 하지만 내보내기도 하기 때문이다.

지금까지 장에서 비롯된 신경 자극이 인체의 다른 부위에 어떻게 영향을 주게 되는지 살펴보았는데, 거꾸로 다른 부위에서 장으로 가는 신경 자극도 있다.

해부학적 관점에서 볼 때 신경은 혈관이 가는 길을 따라가는 경향이 있다. 그러면서 혈관을 자극해 조이거나 팽창시키기도 하고, 경우에 따라서는 신경 끝 부분에 있는 세포 조직들을 수축 또는 이완시키기도 하며, 자극하거나 진정시키기도 한다. 따라서 신경계를 통해 조정되는 모든 감정은 혈액 공급과 대장의 근육들에도 영향을 미친다. 우리의 마음 상태, 즉 우리의 생각이 특히 선천적으로 취약한 신경 세포가 있는 장 부위에서 신경궁 반사 현상을 더 활발히 일어나게 만들 수도 있다. 이런 식으로 신경궁 반사는 다른 부위에서 장에 영향을 주기도 한다.

두려움과 불안감은 장에 지대한 영향을 끼칠 수 있는데, 신경 자극이 장에 그런 부정적인 메시지를 전달하면 장이 긴장하면서 설사나 변비 증상이 나타날 수 있다. 두려움이나 불안감이 없어지기 전에는 장은 계속 영향을 받게 된다. 개와 고양이들의 X레이 검사가 포함된 한 조사 결과는 특정한 감정이 신경계와 대장에 미치는 영향을 분명히 보여준 바 있다. 낯선 환경에 놓인 개들은 여러 시간 동안 대장의 연동운동이 중단되었다. 그리고 고양이들의 꼬리를 집게 같은 것으로 집어놓으면 안정감을 되찾을 때까지 대장의 연동운동이 중단됐다. 한편 최전선에 파견된 군의관들은 전투 현장에서의 스트레스와 공포에 노출된 병사들이 방광과 장의 통제가 잘 안 되는 것을 흔히 본다. 대장의 연동운동은 감정에 영향을 주는 일들에 의해 촉진될 수도 있고 중단될 수도 있다.

인체가 소화를 잘 시키고 노폐물 배출을 활발하게 하기 위해서는 장의 분비 및 수축 기능이 필수적인데, 분노와 슬픔이 그런 기능들을 중단시킬 수도 있다. 그래서 나는 평소 환자들에게 감정이 좋지 않거나 흥분해 있을 때는 음식을 먹지 말라고 조언한다. 그런 연장선상에서 식사 중에는 절대 감정을 자극하거나 상하게 할 대화를 하지 않도록 조심하라는 조언도 빼먹지 않는다. 식사 자리에 스트레스가 끼어들 자리는 없다.

흔히 볼 수 있는 어떤 장 장애들은 정신적인 면과 관련이 있는 것으로 알려져 있다. 예를 들어 대장염은 장은 물론 생각 및 감정과도 많은 관련이 있다고 알려져 있다. 실제로 거의 모든 장 기능 장애가 정신적인 면과 관련이 있다는 사실은 임상학적으로도 이미 입증된 바 있다. 예를 들어 장에 생긴 염증은 신경을 쓰거나 스트레스를 받으면 더 악화되며, 반대로 신경을 쓰거나 스트레스를 받아 장에 염증이 생기기도 한다.

사람들은 대개 정신적 고통과 물질적 걱정에서 자유로울 때 배변도 훨씬 잘된다. 다른 사람들과의 멋진 교제, 휴식, 음악 등이 스트레스를 줄여주고, 마음을 편안하게 해주며, 원활한 배변에 도움이 된다. 장은 약이나 교정, 반사요법(마사지나 지압 또는 열 자극으로 건강을 증진시키는 요법–역자 주), 식이요법보다 몸 전체의 건강을 중시하는 전체론적 치료술을 통해 돌봐야 한다. 그런 것들도 건강한 장을 유지하는 데 어느 정도 도움이 되겠지만, 장이 제대로 기능하게 하려면 무엇보다 올바로 사는 법을 배워야 한다. 올바로 사는 길은 분명히 있다. 그것은 단순히 음식과 식사 문제는 아니다. 자기 자신을 인정하고, 다른 사람들과 잘 지내야 한다. 장 문제는 자신만의 문제가 아니라, 다른 누군가와 관련된 문제일 수도 있기 때문이다.

5장 장 관리를 위한 영양학

　우리 삶을 지배하는 우주의 기본 법칙들을 거역하는 것은 죽음을 재촉하는 일이나 다름없다. 현대사회에서는 아무리 그러고 싶어도 식습관 법을 완벽하게 지키며 살 수 있는 사람이 거의 없다. 100% 완전한 천연 식품을 늘 구할 수 있는 것도 아니다. 21세기 초의 우리 삶은 정신적·육체적 건강에 더없이 좋은 단순한 삶도 허락하지 않는다. 그러나 지금까지의 삶보다 더 나은 삶을 살려고 노력할 수는 있다. 몇 가지 간단한 잘못을 개선하고 다른 것으로 대체한다면 보다 깨끗하고 제 기능을 하는 몸을 만들 수 있다. 그렇게 하지 않는다면 우리는 영양과 관련된 중대한 '죄'를 짓는 것이며, 그로 인해 각종 건강 문제와 질병이 생겨날 수 있다.

　영양과 세척은 정상적인 신체 기능을 위해 끊임없이 상호 협조하고 보완하는 관계다. 우리는 앞서 세척의 또 다른 측면이 건설과 복구라는 것을 알았다. 우리는 영양분으로 우리 몸을 건설하고 복구한다. 영양학은 세포의 조직과 기능을 건설하고 유지하는 데 꼭 필요한 요소들을 몸에 제공하는 아주 중요한 학문이다. 그리고 조직은 기능과 밀접한 관련이 있다. 그래서 병리학에서는 질병을 '잘못된 기능'이라고 말한다.

문명사회에서 저질러지는 영양과 관련된 6가지 죄

인간은 본능적으로 계속 발전하려고 하는 존재이며, 탐구하는 존재다. 담장 너머에 무엇이 있는지 알고 싶어 하며, 겉모습을 좀 더 근사하게 만들고 싶어 한다. 맛있는 것을 먹고 싶어 하고, 가장 좋은 것을 갖고 싶어 한다. 또 육체적·정신적인 노력을 기울이면 원하는 것을 손에 넣을 수 있다는 것도 안다. 그러나 나는 지난 70년간 의료 행위를 해오면서 사람들이 영양과 관련된 6가지 죄를 지어 건강을 해침으로써 자신들의 그런 능력을 사장시킬 수도 있다는 것을 생생히 보았다.

어머니는 내게 "인생에서 건강이 전부는 아니지만, 건강을 잃고 나면 그 나머지는 아무것도 아니다."라는 말씀을 자주 하셨다. 건강 없이는 자신의 목표를 이룰 수도 없고, 행복한 삶을 살 수도 없다. 여기서 말하는 영양과 관련된 6가지 죄는 대부분의 사람들이 상상하는 것 이상으로 건강을 해치는 중요한 원인들이다. 직업이 무엇이고 하루 일과가 어떤 식으로 짜여 있든, 사람들은 잘못된 6가지 식습관을 통해 스스로 모든 장기와 인체 기능에 문제를 만들어내고 있다. 잘못된 6가지 식습관이란 부적절한 섬유질 섭취, 지방 과다 섭취 및 기타 해로운 지방이나 오일 섭취, 저온 살균됐거나 균질화된 유제품 과다 섭취, 무기 소금 과다 섭취, 설탕 과다 섭취, 밀 과다 섭취를 말한다.

|부적절한 섬유질 섭취|

지난 몇 년간 미국에서는 '곡물 겨 소비 열풍'이 일어났다. 우리는 평소 정상적인 장 기능 유지에 필요한 영양분을 섭취하고 있지 않기 때문에 음식에 쌀이나 보리 등의 껍질인 겨를 포함시키는 것은 어느 정도 도움이 된다. 개중에는 과도한 콜레스테롤 수치를 낮추기 위해 귀리 겨를 찾는 사람들도 있다. 사실 곡물 겨를 섭취한다고 해서 콜레스테롤 수치를 낮출 수 있는 것은 아니다. 하지만 곡물 겨 같은 섬유질은 노폐물의 장 통과 시간을 줄여 장내에 쌓이는 독성 물질을 줄여주는 역할을 한다. 연구에 따르면, 섬유질은 콜레스테롤의 장 통과 시간을 줄여 콜레스테롤이 장벽에 흡수될 가능성을 떨어뜨린다고 한다. 흥미로운 사실은 최근 몇 년간 미국식품의약국에서 식품 제조업체들이 아침 식사용 고섬유질 시리얼이 건강에 좋다는 것을 광고하는 데 고섬유질 식품 섭취에 대한 연구 결과를 인용하는 것을 허용한 것이다.

고섬유질 식품 섭취가 바람직한 일이기는 하지만, 보다 효과적인 방법으로 콜레스테롤을 제거할 수도 있다. 식품에 겨를 포함시킨다고 해도 추가로 섭취할 수 있는 영양분은 거의 없다. 그 대신 '겨' 같은 거친 곡물 껍질은 섬유질처럼 장을 자극해 장 속 내용물들을 더 빨리 밀어내는 역할을 한다. 겨의 주요 기능은 바로 그것이다. 그러나 그런 역할을 하는 섬유질이라면 과일이나 채소 그리고 전곡류처럼 미네랄이 풍부한 음식에도 얼마든지 들어 있다.

옛날 사람들은 식사를 하면서 굳이 곡물 겨를 곁들일 필요가 없었다. 그러던 것이 1900년 이후 미국인들의 식습관에 급격한 변화가 일어났다. 오늘날의 미국인들은 과거에 비해 신선한 과일과 채소 그리고 전곡류를 3분의 2도 먹지 않는다. 그러면서 흰 밀가루나 설탕처럼 인공적으로 정제된 식품, 상업적인 목적으로 포장된 식품, 보존하기 쉽게 처리된 식품 등을 즐겨 먹는다. 오늘날에는 20세기 초와 비교해 고섬유질 식품의 양 자체가 크게 줄어든데다가 질 역시 크게 떨어졌다. 그러니 게실염이나 변비, 대장암 같은 장 관련 질병이 더 빈번히 그리고 더 이른 나이에 나타나는 것도 전혀 이상할 것이 없다.

아프리카 동부의 반투 족 식단에는 평균 24.8g의 섬유질이 포함되는 데 반해 일반적인 서구 식단에는 평균 11g의 섬유질밖에 포함되지 않는다. 아프리카 동부의 시골 지역이나 기타 원시 부족사회에서는 실제로 게실염이나 대장암 같은 질병은 전혀 발생하지 않는다. 그러나 그 지역 사람들이 도시 지역으로 이주해 소위 '문명화된' 현대 서구식 식단을 채택하면 문제는 달라진다. 영국 외과 의사 데니스 버킷 박사는 아프리카 동부 시골 지역에 사는 원주민들과 아프리카 동부 도시 지역에 사는 영국인들의 식습관과 배변 습관, 장 관련 질병을 비교 연구했는데, 그 결과 시골 지역 원주민들의 장 관련 질병 발병률이 훨씬 낮은 가장 큰 이유는 그들이 도시 지역 영국인들에 비해 섬유질 음식을 훨씬 더 많이 섭취하기 때문인 것으로 밝혀졌다. 섬유질 음식을 훨씬 덜 섭취하는 영국인들과 아프리카 원주민들의 가장 큰 차이점 중 하나는 원주민들에 비해 영국인들의 장 통과 시간이 훨씬 더 길고, 장 관련 질병 발병률도 눈에 띄게 높았다.

미국 식품영양학회는 매일 35g의 섬유질 섭취를 권장하고 있다. 미국 암협회도 식습관에 지대한 관심을 보이고 있다. 〈표 5-1〉을 보면, 일반 식품들에 함유된 섬유질이 몇 그램 정도인지 알 수 있다. 이 표에 제시된 일반 식품들의 섬유질 함유량 및 기타 수치들은 자료에 따라 약간씩의 차이가 있다는 점을 염두에 두기 바란다. 즉 이 표에 나타난 수치들은 정확한 수치는 아니며, 단지 각 식품의 섬유질 함유량이 대략 어느 정도인지를 보여주는 수치라고 생각하면 된다.

〈표 5-1〉 일반 식품들에 함유된 섬유질

식품	양	식이섬유의 g수
과일		
사과(껍질째)	중간 크기 1개	3.5
바나나	중간 크기 1개	2.4
칸탈루프	멜론의 $\frac{1}{4}$	1.0
스위트 체리	10개	1.2
오렌지	중간 크기 1개	2.6
복숭아(껍질째)	1개	1.9
배(껍질째)	큰 것의 $\frac{1}{2}$	3.1
자두	3개	3.0
건포도	$\frac{1}{4}$컵	3.1
라즈베리	$\frac{1}{2}$컵	3.1
딸기	1컵	3.0

채소(익힌 것)

아스파라거스(자른 것)	½컵	1.0
브로콜리	½컵	2.2
미니 양배추	½컵	2.3
파스닙	½컵	2.7
감자(껍질째)	중간 크기 1개	2.5
시금치	½컵	2.1
스트링 빈	½컵	1.6
고구마	중간 크기 ½	1.7
순무	½컵	1.6
서양 호박	½컵	1.8

채소(날것)

셀러리(깍둑썰기 한 것)	½컵	1.1
오이	½컵	0.4
상추(잘게 썬 것)	1컵	0.9
버섯(잘게 썬 것)	½컵	0.9
시금치	1컵	1.2
토마토	중간 크기 1개	1.5

콩과류

구운 콩	½컵	8.8
강낭콩(익힌 것)	½컵	7.3
렌즈콩(익힌 것)	½컵	3.7
리마콩(익힌 것)	½컵	4.5
흰 강낭콩(익힌 것)	½컵	6.0
땅콩	10개	1.4
완두콩(말려서 익힌 것)	½컵	4.7

빵, 파스타, 가루

베이글	1개	0.6
브랜 머핀	1개	2.5
프랑스 빵	1조각	0.7

오트밀 빵	1조각	0.5
품펜니켈 빵	1조각	1.0
쌀(갈색, 익힌 것)	$\frac{1}{2}$컵	1.0
스파게티(익힌 것)	$\frac{1}{2}$컵	1.1
통밀 빵	1조각	1.4
견과류와 씨앗류		
아몬드	10개	1.1
개암	10개	0.8
팝콘(튀긴 것)	1컵	1.0
아침 식사용 시리얼		
올브랜	$\frac{1}{3}$컵	8.5
브랜 버즈	$\frac{1}{3}$컵	7.9
브랜 첵스	$\frac{2}{3}$컵	4.6
콘 첵스	$\frac{2}{3}$컵	5.4
콘플레이크	$1\frac{1}{4}$컵	0.3
40% 브랜	$\frac{3}{4}$컵	4.0
오트밀(일반, 속성 요리용 또는 인스턴트)	$\frac{3}{4}$컵	1.6
건포도 브랜	$\frac{3}{4}$컵	4.0
슈레디드 밀	$\frac{2}{3}$컵	2.6

란자와 버튼의 공저인 《식품 섬유질 분석 및 자료에 대한 비판적 개관》(A Critical Review of Food Analysis and Data)에서 인용. © 1986. 미국 영양협회. 허락 하에 〈미국 영양협회 저널〉 86권(1986) 732페이지의 표를 옮겨옴.

| 지방 과다 섭취와 기타 해로운 지방이나 오일 섭취 |

놀랍게도 지방은 가장 유익한 식품이면서 동시에 가장 남용되고 있는 식품이기도 하다. 좋은 지방과 오일은 효과적인 에너지 공급원이고, 각 세포에 지용성 비타민을 공급해주며, 특정 호르몬의 생산에 필요하고, 몸과 뇌 속의 많은 신경세포들을 덮어 보호해주는 수초를 구성하는 성분이기도 한다. 문제는 지나치게 많은 지방을 섭취하거나 몸에 해로운 지방 및 오일을 섭취하는 것이다. 평균적인 미국인들의 식단에는 50% 가까운 지방이 포함되어 있는데, 대부분 포화지방 또는 상온에서 굳는 동물성 지방이다. 둘 다 심장 질환 및 기타 건강 문제의 주범으로 지목되는 지방들이다.

평소 지방을 과다 섭취하면 지방의 소화를 돕는 간과 쓸개에 문제가 발생한다. 특히 가열한 지방과 오일은 인체 내 콜레스테롤 수치를 높이는 주범이다. 따라서 저온 살균된 버터나 구운 견과류, 바싹 튀긴 음식, 그리고 기타 가열한 오일은 더 이상 먹지 말아야 한다. 베이컨이나 소시지, 햄버거 그리고 기름에 튀긴 제품들처럼 지방이 많은 음식 역시 몸 안의 콜레스테롤 수치를 크게 높인다.

치즈나 제과·제빵류 안에는 버터나 마가린 같은 가열한 오일이나 식물성 오일이 들어간다. 어린이 간식용 스낵류를 제조하는 업체들은 광고에서 자사 제품에 좋은 재료, 이를테면 '실제' 과일과 그래놀라, 귀리, 요구르트, 비타민, 탈지우유 같은 것들이 들어갔다는 것을 강조하지만, 경화유나 불포화 식물성 오일, 라드, 당분, 소금 등에 대해서는 언급하지 않는다. 코코넛오일과 야자오일은 푸딩이나 스낵류, 건강에 좋다는 소위 '헬스' 바 안에 들어 있는 포화지방의 대부분을 차지한다. 이런 오일들은 적당량 섭취하면 해롭지 않지만, 고열에서 가열하면 몸에 해롭다.

몸에 가장 해로운 지방은 인공적으로 만들어지는 소위 '트랜스지방'이다. 상온에서 자연스럽게 액체 상태가 되는 지방들이 수소를 첨가하면서 크림 같은 밀도를 가진 고체 상태의 오일로 변하게 된다. 마가 린이 그 좋은 예다. 이런 지방과 오일들이 건강에 해로운 이유는 수소를 첨가해 경화시키는 과정에서 자연 상태의 식품에서는 만들어지지 않는 화합물이 만들어지기 때문이다. 이 화합물들이 장기적으로 인체에 미치는 영향에 대해서는 아직 밝혀진 바가 없으나, 앞으로 식품을 구입할 때는 꼭 사전에 라벨을 잘 읽어보아 트랜스지방이 들어간 제품은 구입하지 말아야 한다. 나는 그런 재료가 포함된 식품을 '인간이 만든 제품'이라고 부른다. 그런 제품은 순전히 편의상 그리고 제조업체의 이익을 위해 만들어지는 것으로, 건강 문제에는 신경도 쓰지 않는다. 건강에 좋은 지방이 함유된 대표적인 식품으로는 아보카도, 견과류 날 것, 생선, 염소젖, 아마 씨 같은 씨앗류 등을 꼽을 수 있다.

| 저온 살균됐거나 균질화된 유제품 과다 섭취 |

낙농업계에서는 늘 저온 살균된 우유와 균질화 처리된 우유가 '좋은 제품'이며, 특히 아이들에게 좋은 제품이라는 광고를 해댄다. 일반 치즈, 버터밀크, 아이스크림, 유장(乳漿) 제품, 요구르트, (우유, 탈지유, 버터밀크 등을 유산 발효시켜) 신맛이 나는 우유, 코티지치즈 등은 모두 저온 살균되고 일부 균질화 처리된 제품으로, 이런 유제품이 미국인들의 식단에서 차지하는 비중은 25%나 된다. 하지만 유제품의 비중은 6% 정도면 충분하다.

미국인들이 매일 먹는 음식 중에 우유와 밀이 차지하는 비중은 무려 54%나 된다. 우리는 다양성의 원칙을 너무 무시하고 있는 것이 아닐까? 원래 신의 정원은 우리에게 건강한 식품을 아주 다양하게 제공한다. 아스파라거스, 사탕무, 순무, 당근, 각종 과일, 베리류, 견과류, 그리고 기타 많은 자연식품들이 제공되기에 얼마든지 균형 잡힌 식사를 할 수 있다. 그러므로 우유나 밀을 지나치게 많이 먹는 것은 절대 자연스럽지 않다.

우유와 밀은 장염을 유발하는 대표적인 식품이다. 둘 다 알레르기를 일으키고, 종종 면역체계 반응을 유발하며, 그 결과 장염이 생긴다. 저온 살균된 우유와 밀은 적당량을 먹으면 별 문제가 없다. 그러나 미국인들은 평소 지나치게 많은 유제품과 밀을 먹고 있어 장염이 생기는 사람도 많다.

우유는 장염을 유발하는 데다가 요즘 유제품은 예전에 비해 품질도 떨어진다. 목장주들은 자신들이 공급하는 우유의 품질보다는 양을 기준으로 돈을 받기 때문에 젖소들에게 영양학적으로 균형 잡힌 사료를 주지 않는다. 게다가 흙과 사료에 가끔씩 화학 약품을 살포해 그것이 잔류물 형태로 우유 안에 들어가게 되고, 그 때문에 유제품을 섭취한 많은 사람들이 알레르기 반응을 보인다.

소결핵처럼 감염된 젖소에 의해 전염되거나 비위생적인 착유(搾乳) 과정에서 발생하는 우유 매개 질병들이 사람의 건강을 위협하던 시절에는 저온 살균이 정당화될 수도 있었다. 그러나 문제는 저온 살균 과정에서 유익한 효소들까지 죽고, 우유의 영양가도 떨어진다. 살균 우유 속에는 칼슘 흡수에 꼭 필요한 효소인 포스파타아제가 들어 있다. 저온 살균 자체가 칼슘을 감소시키지는 않지만, 포스파타아제 효소를 파괴해 칼슘 흡수를 방해한다.

오늘날 낙농장에 부과되는 청결 및 위생 기준 하에서는 사실 저온 살균이 거의 필요 없다. 미국식품의약국 또한 살균 처리하지 않은 생우유 판매에 필요한 까다로운 청결 요건을 충족시키는 낙농장에 농장 운영 자격을 부여함으로써 그런 사실을 스스로 인정하고 있다. 다시 말해 까다로운 청결 기준에 미달되는 낙농장들도 저온 살균을 내세워 별 문제 없이 농장을 운영할 수 있다는 얘기다. 결국 여기서도 중요시되는 것은 건강이 아니라 돈이다. 낙농장에 보다 엄격한 청결 요건을 강요하면 돈이 더 들게 될 것이고, 그러면 우유 값도 뛸 것이기 때문이다.

연구에 따르면, 균질화 처리를 거친 우유는 죽상동맥경화증을 일으키는 주요 요인 중 하나다. 니콜라스 삼프시디스는 자신의 저서 《균질화 처리된 유제품》에서 우유 지방 속에는 잔틴 산화효소라는 효소가 함유되어 있다고 한다. 균질화 처리를 거치지 않은 우유에 함유된 지방과 잔틴 산화효소는 위와 소장에서 소화된다. 그러나 균질화 처리를 거친 우유는 잔틴 산화효소가 분해되지 않은 채 혈액 속으로 들어가 동맥벽과 심장 근육에 손상을 입힌다. 그리고 그 같은 세포 조직 손상에 대한 반응으로 대개 동맥벽에 상처 조직과 석회화된 플라크가 생겨난다. 그리고 거칠어진 상처와 플라크를 따라 콜레스테롤과 지방이 쌓이면서 동맥이 좁아져 혈액순환이 원활하게 이루어지지 않는다.

실험용 쥐의 일종인 기니피그에게 저온 살균하거나 열을 가한 우유와 기타 유제품을 먹이면 관절 강직을 일으키는 것으로 밝혀졌다. 기니피그에게 저온 살균한 탈지우유를 먹일 경우에도 관절 강직이 일어나고, 동맥이 굳어지고, 부드러운 세포 조직들이 석회화된다. 그런데 기니피그에게 살균 처리하지 않은 생크림을 먹이면 그런 증상들에 역전 현상이 일어난다. 살균 처리하지 않은 생우유 크림 속에 들어 있는 '울젠'이라는 성분 때문이다.

살균 처리하지 않은 생우유와 저온 살균한 우유의 차이를 밝혀낸 가장 유명한 실험은 아마 프랜시스 포텐거 2세의 실험일 것이다. 그는 한 그룹의 고양이들에게는 살균 처리하지 않은 생우유와 생고기만 먹였고, 또 다른 그룹의 고양이들에게는 저온 살균된 우유와 익힌 고기만 먹였다. 그런 뒤 관찰했더니 저온 살균된 우유와 익힌 고기만 먹인 고양이들은 불임이 됐고, 살균 처리하지 않은 생우유와 생고기만 먹인 고양이들은 건강하고 새끼도 잘 낳았다. 이 유명한 실험 결과는 음식을 익히지 않고 날것으로 먹는 것이 얼마나 좋은지를 극명하게 보여준다.

앞서 언급했듯, 우유를 저온 살균하고 균질화 처리를 하는 것은 순전히 경제적인 이유 때문이다. 저온 살균한 우유는 유통기한이 길어진다. 근래 들어서는 초고온 살균(우유를 135~150℃의 높은 온도에서 수초간 가열 처리하여 살균하는 것—역자 주) 방법으로 우유의 유통기한이 훨씬 더 길어졌다. 다시 말하지만, 저온 살균과 균질화 처리는 소비자들을 위한 것이 아니라 순전히 편의를 위한, 그리고 낙농업계의 이익을 늘리기 위한 가공법들이다.

나는 젖소의 젖인 우유 대신 염소젖과 두유, 견과류 우유를 마실 것을 권한다. 알레르기 전문가들도 천식 환자들에게 밀과 젖소 젖을 먹지 말라고 당부한다. 그런 간단한 식습관 변화만으로도 환자들의 알레르기 증상이 사라지는 경우가 많다. 장염은 인체의 5대 배설기관에 큰 부담을 준다. 그리고 배설기관들이 과도한 부담을 안게 되면 몸 안에 독성 물질들이 쌓이고, 많은 건강 문제의 원인이 된다.

| 무기 소금 과다 섭취 |

소금 하면 우리는 식탁용 소금을 생각한다. 식탁용 소금, 즉 염화나트륨은 대개 바닷물을 증발시켜 얻는다. 우리 몸은 소금에 들어 있는 화학 성분들을 필요로 한다. 소금이 용해되면 그 속에 들어 있는 나트륨과 염화물이 이온화되어 우리 세포 조직에 존재하는 보다 중요한 전해질로 바뀐다. 전해질은 양전하와 음전하를 통해 우리 몸 안에 전기에너지를 공급한다. 또한 전해질은 같은 전하를 가진 성분들을 내몰고 반대 전하를 가진 성분들을 끌어당겨 화학 결합을 일으킨다. 그런 활동으로 전해질은 특정 화학 물질들을 세포막 전체에 보내고, 건강을 유지하는 데 필요한 기타 다양한 전기화학적 기능들을 수행한다.

우리는 음식이나 마시는 액체로 몸에 필요한 전해질을 보충한다. 각종 동물이나 식물에게서 얻는 음식, 특히 과일에는 전해질이 풍부하게 들어 있다. 살아 있는 유기 물질과 생화학 물질에는 무생물 자원으로부터 얻는 식탁용 소금과는 다른 종류의 염분이 함유되어 있다. 유기 식품은 실험실에서 화학 물질들을 섞어 만든 '식품'이나 다른 무기 물질들로 만든 '식품'과는 완전히 다르며, 몸 안에서 하는 역할도 전혀 다르다. 그리고 인체는 더없이 지혜로워 유기 물질과 무기 물질을 구분해낸다.

'유기물'과 '무기물'을 잘못 이해하는 경우가 많은데, '유기물'은 살아 있는 생물체와 관련된 모든 것을 가리키며, '무기물'은 생명 과정이 전혀 없는 물질이나 제품을 가리킨다. 이런 관점에서 볼 때 식탁용 소금은 유기물이 아니다.

많은 가공식품과 포장 식품에는 방부제나 맛 개선제 같은 첨가물의 형태로 무기 나트륨이 함유되어 있다. 식탁용 소금과 마찬가지로 무기 나트륨은 사람 몸 안에 들어갔을 때 유기 식품에 함유된 생화학적 나트륨과는 다른 역할을 한다. 물론 이런 의견에 반대하는 과학자들도 있다. 그들은 나트륨이 유기물에서 나왔든 무기물에서 나왔든 성분은 같으며, 몸 안에서 하는 역할에도 차이가 없다고 주장한다. 그러나 임상학적 경험에 따르면, 그들의 주장과 다르다. 소금이 그 좋은 예다. 식탁용 소금에 함유되어 있는 무기 나트륨을 과다 섭취하면 동맥경화가 일어날 가능성이 높아지고, 그 결과 혈압이 올라가 뇌졸중이나 기타 합병증이 일어날 가능성도 높아진다. 그래서 근래에는 영양 전문가들도 식탁용 소금을 너무 많이 쓰지 말라는 조언을 하고 있다. 실제로 요즘은 심각한 심장 혈관계 문제가 있는 많은 환자들이 증상이 악화되는 것을 막기 위해 소금 섭취를 엄격히 제한하는 식이요법을 쓴다.

그러나 소금 섭취를 제한할 경우 장단점이 있다. 무기 나트륨의 섭취를 줄이는 것은 좋지만, 그렇게 되면 필요한 나트륨을 몸에 공급해줄 방법이 없어진다. 소금 섭취를 제한함으로써 몸에 필요한 유기 나트륨까지 섭취하지 못하게 된다. 유기 나트륨 함유량이 많은 음식은 건강에 전혀 해롭지 않다. 이는 유기 식품에 들어 있는 나트륨에는 특정 미네랄과 영양분이 함유되어 있는데, 그것들이 서서히 순환계 속으로 흘러 들어가 혈액이나 림프가 적응해 인체 기능에 필요한 적정량의 칼륨과 마그네슘 그리고 칼슘을 인체 세포들에게 제공하기 때문이다. 그러나 정제된 염화나트륨을 다량 섭취할 경우, 음식 속에 들어 있는 물질들 외에 심한 반응을 보이는 두 가지 화학 이온까지 위장관과 혈액, 림프 그리고 세포 조직에 과다 공급된다. 그럴 때 나타나는 몸의 반응은 아주 부정적이다. 염화나트륨은 음식보다는 약에 가까운 작용을 한다. 그래서 약을 쓰지 않고 건강 문제를 치유하는 건강 전문가들은 무기 나트륨 과다 섭취로 발생한 건강 문제들을 해결하기 위해 대개 자연식품 속에 함유된 생화학적 유기 나트륨을 사용한다.

많은 세포 조직들, 특히 관절의 활막, 연골, 인대, 간, 비장, 근육, 위벽, 뇌, 혈구, 세포간질액 등은 나트륨을 필요로 한다. 유기물에서 나오는 나트륨을 적정량 섭취하지 못하고 무기물에서 나오는 나트륨을 과다 섭취하면 관절에 염증이 생기는 등 관절염 문제가 생기기 쉽다. 나트륨을 과다 섭취하면 관절액에 화학적 변화가 일어나 관절막을 자극하게 되고, 관절에서 칼슘을 침전시켜 관절을 자극하게 된다. 그런 경우는 유기 나트륨 함유량이 높은 자연식품의 섭취를 늘리면 해결할 수 있다. 나트륨은 인체에 매우 중요한 전해질인데다가 그중 상당 부분이 심한 육체노동이나 스포츠 경기를 할 때 또는 사우나를 할 때 쉽게 땀으로 빠져나가기 때문에 틈나는 대로 유기 나트륨을 보충해야 한다.

무덥고 습한 날씨도 땀을 많이 흘러 과도한 수분 소모가 일어나 나트륨 수치를 급격히 떨어뜨린다. 따라서 고열과 사우나, 극심한 흥분

상태, 열정적인 행동은 물론 심한 육체노동, 활동적인 스포츠 후에는 유기 나트륨을 충분히 섭취해야 한다.

나트륨을 보충할 때는 식탁용 소금이나 기타 무기물이 아니라 과일이나 채소에 들어 있는 유기 소금으로 보충해야 한다. 자연식품에는 사람 몸속에서 쉽게 소화되는 생화학적인 유기 나트륨이 풍부하게 함유되어 있다. 그러나 식탁용 소금과 여러 가지 식품 첨가물 및 방부제, 그리고 실험실에서 제조되어 판매되는 기타 화학 '식품'들에는 사람 몸속에서 소화되지 않는 무기 나트륨이 함유되어 있다.

화학적으로 만든 식탁용 무기 소금과 자연식품 안에 들어 있는 생화학적 유기 나트륨 간의 차이점을 알아둘 필요가 있다. 많은 사람들이 무기 소금과 유기 식품에 함유된 생화학적 나트륨 간의 차이를 간과하고 있다. 지방과 탄수화물이 많은 음식, 육류, 라드, 버터, 감자, 기름기 많은 견과류, 그리고 기타 식품들을 과다 섭취할 경우 그 부산물로 초산, 낙산, 지방산 등이 만들어지는데, 유기 나트륨은 그런 산들을 중화시켜준다. 유기 식품에 함유된 나트륨은 그런 일을 부작용 없이, 서서히 그리고 꾸준히 해낸다.

현재 시중에는 재배된 허브를 섞어 만든 다양한 소금 대체물이 나와 있다. 그 제품들은 자연스럽게 만들어진 일종의 채소 소금으로, 소금처럼 짠맛이 난다. 채소 소금은 자연 향료와 함께 양념으로 쓰여 음식 맛을 더 좋게 해준다. 그리고 생화학적인 소금이기 때문에 인체에 전혀 해가 없다.

| **설탕 과다 섭취** |

　채소와 과일, 꿀, 곡물 같은 유기 식품은 사람 몸속에서 쉽게 신진대사에 활용된다. 그러나 흰 설탕 같은 정제 식품은 인체가 필요로 하는 영양분을 전혀 제공하지 못한다. 그저 맛만 좋을 뿐 영양가는 없이 열량만 높다. 정제 설탕은 순간적인 에너지를 제공하는 것 외에는 몸에 좋을 것이 하나도 없다. 충치를 생기게 하고, 몸에서 칼슘을 빼앗아가며, 칼슘과 인 사이의 미세한 균형을 깨뜨린다.

　또한 흰 설탕을 과다 섭취할 경우, 정제된 탄수화물을 다량 섭취할 때 생기는 저혈당증에 걸리기 쉽다. 정제된 설탕을 섭취하면 췌장에서 인슐린이 방출되며, 그 결과 간에서 혈당을 글리코겐으로 전환해 비축하게 된다. 그러면 인체는 곧 정제된 설탕에서 나오는 글루코오스를 다 써버리게 되는데, 간은 정상적인 혈당 수치를 되찾을 만큼 빠른 속도로 글리코겐을 재분해하지 못한다. 저혈당은 신경과민, 피로, 두통, 천식, 알코올 중독, 간질성 발작 등을 일으키는 원인이 된다. 또한 간접적으로 흰 설탕은 단백질과 미네랄 또는 비타민 결핍으로 생기는 모든 질환의 원인이 되기도 한다. 사람들은 설탕만 잔뜩 섭취하고 필요한 영양분을 제공하는 음식은 먹지 않는다.

　흥미로운 사실은 알코올과 정제 설탕이 여러 가지 면에서 공통점이 있다는 것이다. 우선 알코올과 정제 설탕 모두 중독성이 있다. 둘 다 몸속에서 비슷한 신진대사 과정이 진행되게 만든다. 또 몸에 비축되어 있는 비타민과 미네랄을 고갈시킨다. 그리고 심한 감정 변화와 통제 불능 상태의 인격 변화를 야기하며, 퇴행성 질환의 원인이 되기도 한다. 마지막으로, 알코올과 정제 설탕 중독을 통제하려면 영양가 있는 음식을 먹는 것이 아주 중요한데, 알코올과 정제 설탕에 중독될 경우 영양가 있는 음식에 대한 관심마저 떨어진다.

건강에 좋은 정제 설탕 대체물로는 덜 정제된 대추야자 및 과일 설탕, 당밀, 천연 단풍 시럽, 그리고 열처리를 하지 않은 생꿀 등을 꼽을 수 있다. 단것을 좋아하는 사람들은 설탕을 과다 섭취하지 않도록 조심해야 한다. 평소 즐겨 먹는 많은 음식에 엄청난 양의 설탕이 들어 있다는 것을 잊지 말도록 하라.

| 밀 과다 섭취 |

여러 해 전부터 텔레비전을 비롯한 각종 대중매체에서는 밀을 가장 각광 받는 아침 식사로 다뤄왔다. 밀은 우리가 즐겨 먹는 빵이나 와플, 파이, 페이스트리의 주요 재료이기도 하다. 밀은 하루 세 끼 내내 식탁의 고정 메뉴로 자리를 굳혔다. 게다가 예부터 아이들에게 제공되는 인기 있는 간식인 케이크, 크래커, 쿠키 등의 재료도 다 밀이다. 미국인들이 매일 섭취하는 음식의 29%가 밀이다. 29%라면 정말 엄청나게 많은 양이다. 밀이 식단에서 차지하는 비중을 6% 정도로 낮추어야 한다.

밀을 과다 섭취할 경우, 여러 가지 심각한 건강 문제가 야기될 수 있다. 밀에는 글루텐이 함유되어 있는데, 밀가루 반죽을 탄력 있게 만들어주는 끈끈한 물질이 바로 글루텐이다. 그런데 불행히도 글루텐은 사람 몸속의 장에서도 똑같이 끈끈하게 들러붙는다. 게다가 어떤 사람들은 글루텐에 과민 반응을 보여 소장의 마지막 부위인 회장에 기능 장애가 일어나기도 한다. 회장에서 흡수 기능에 문제가 생기는 질환이 바로 '셀리악 병'이라고도 불리는 만성 소화 장애다.

만성 소화 장애의 주요 증상은 설사, 영양실조, 장 출혈, 그리고 저칼슘혈증 등이다. 글루텐에 민감한 사람들이 건강을 회복하려면 글루텐이 함유된 음식을 절대 피해야 한다. 물론 유전적으로 글루텐에 민감하지 않은 사람들도 글루텐이 함유된 음식은 과다하게 먹지 않도록 해야 한다. 경련성 장 질환이나 기타 장 문제들도 과도하게 섭취한 글루텐과 관련이 있다. 또한 과도한 밀 섭취는 장에 게실이 생기게 하는 원인이 되기도 한다. 어떤 경우든 채소가 회장이 정상적인 기능을 하는 데 도움이 된다.

오늘날 제분, 정미, 가공 처리, 표백 등의 정제 기술은 생화학적으로 중요한 밀의 성분들을 파괴한다. 그러면서도 녹말 성분은 그대로 남는다. 그리고 밀가루 알맹이의 바깥쪽 껍질의 일부인 밀 맥아에는 정상적인 심장 기능에 도움을 주는 비타민 E가 들어 있는데, 정제 과정에서 그것도 다 제거된다.

밀에 너무 집착하지 말고 다른 곡물로 눈을 돌려보라. 글루텐이 포함되어 있지 않으면서 영양가가 높은 쌀이나 호밀, 수수, 옥수수 등이 아주 좋은 밀의 대체물이 될 수 있다. 이 곡물들은 모두 미정제 곡물과 가루 상태로 구할 수 있으며, 빵이나 시리얼 또는 기타 제품 형태로 사먹을 수도 있다.

음식과 관련된 9가지 법칙

영양과 관련된 6가지 죄를 짓지 않도록 함과 동시에 음식과 관련된 다음 9가지 법칙을 따라야 한다. 영양과 관련된 죄들과 마찬가지로 음식과 관련된 법칙들은 모두 우리가 먹는 음식과 관련이 있다. 적절한 방법으로 준비된 적절한 음식을 적정량 먹는다면 최상의 건강 상태를 유지하는 데 도움이 될 것이다. 음식과 관련된 9가지 법칙이란 자연적이고 순수하고 온전한 식품의 법칙, 비율의 법칙, 산-알칼리 균형 법칙, 다양성의 법칙, 익히지 않은 날음식의 법칙, 자연 치유의 법칙, 절제의 법칙, 조픱의 법칙, 음식 조합의 법칙을 말한다.

| 음식 법칙 1: 자연적이고 순수하고 온전한 식품의 법칙 |

'건강'을 뜻하는 영어 단어 health는 '구원'을 뜻하는 옛 게르만어에서 유래하였다. 만일 건강이 구원의 일부라면 우리는 자연적이고 순수하고 온전한 식품을 먹어야 한다.

조물주가 우리에게 만들어준 음식은 자연적인 것들이다. 그래서 오이를 식초나 소금물에 절여 먹으면서 조물주가 원래 만들어놓은 오이보다 더 건강에 좋기를 바랄 수는 없다. 밀을 정제하면서 조물주가 만들어놓은 밀보다 더 건강에 좋기를 바랄 수는 없다. 나는 조물주가 그 모든 것을 인간이 가장 먹기 좋게 만들어놓았기 때문에 그 누구도 그것들을 더 건강에 좋게 만들 수는 없다고 생각한다.

인간이 어떤 식품에 변화를 가할 때마다 그 식품의 가치를 떨어뜨리는 뭔가가 일어난다. 가공 처리, 소금에 절이기, 표백, 가열, 보존 등의 기술을 통해 식품에 이런저런 변화를 가하고 있으며, 그런 변화가 우리 몸에 미치는 영향에 대해 우려하지 않을 수 없다.

자연적이지 않은 식품의 대표적인 예가 시클라메이트(인공 감미료)다. 여러 해 전 설탕 대용품으로 도입됐던 시클라메이트는 실험실 동물들에게 암을 유발하는 것으로 밝혀져 미국식품의약국에 의해 판매 금지되었다. 또 다른 설탕 대용품인 사카린 역시 암과 관련이 있는 것으로 밝혀져 미국식품의약국에서 사용을 금지하려 했으나, 당뇨병 환자들과 제조업체들의 반대에 부딪혀 미 의회가 그 시도를 무력화시켰다. 또 다른 화학 감미료로는 '아스파탐'이 있는데, 아마 시간이 지나면 이것의 부작용도 밝혀질 것이다. 이미 아스파탐 사용자 중 일부는 두통을 겪고 있다는 증거가 나오고 있다. 흰 설탕도 정제 과정에서 비타민과 미네랄이 모두 제거되기 때문에 천연 식품이 아니다. 흔히 볼 수 있는 천연 감미료로는 꿀, '비 폴렌'으로도 불리는 화분(花粉), 은행 시럽, 미정제된 사탕수수즙, 천연 쌀 시럽, 당밀, 과일 등을 꼽을 수 있다.

이 책에서 권하는 영양 프로그램은 순수한 천연 식품들을 중심으로 짜여 있다. 인조 비료로 화학적 변화를 일으킨 흙에서 재배되지 않은 유기농 식품이 아니면 순수한 천연 식품이라고 할 수 없다. 식초 또는 소금에 절이거나, 가공 처리되거나, 통조림 식품도 순수한 천연 식품이라고 할 수 없다. 많은 포장 식품과 통조림 식품의 라벨에는 그 식품에 첨가된 화학 약품들이 적혀 있다. 그런 식품들 역시 순수한 천연 식품이 아니다. 가능하면 이런 식품들을 가까이하지 않도록 하라. 요리할 때 식품 첨가물을 쓰지 말라. 음식에 글루탐산나트륨(화학조미료. 흔히

MSG라고 함―역자 주)을 첨가하는 식당이 많은데, 어떤 사람들은 MSG에 알레르기 반응을 보인다.

과일과 채소는 우리가 구할 수 있는 식품 중 가장 순수한 식품이지만, 철저하게 잘 씻어 먹어야 한다. 재배 과정에서 뿌린 농약 잔류물이 묻어 있을 수 있는 데다가, 특히 샐러드 바 같은 곳에서 과일과 채소를 더 싱싱하고 푸르고 아삭아삭하게 보이게 하려고 아황산염 화학물 같은 것을 뿌리는 경우도 많기 때문이다. 아황산염에 알레르기 반응을 보이는 사람들도 많고, 심지어 아황산염을 뿌린 식품을 먹고 목숨을 잃는 사람들까지 있다.

더 이상 변형된 식품이나 영양분이 파괴된 식품을 먹고살 수는 없다. 그런 식품을 먹으면 결국 영양 결핍에 걸리게 될 것이다. 처음 그런 사실을 알게 된 것은 존스 홉킨스 병원 맥컬럼 교수의 연구에 대해 공부할 때였다. 맥컬럼 박사는 연구 대상이 된 동물들에게 주는 먹이에서 칼슘을 제거했더니 뼈가 제대로 생성되지 못다고 했다. 그는 먹이에서 칼륨을 제거하면 동물들의 근육이 생성되지 못한다는 사실도 확인했다. 사람들이 먹는 많은 가공식품은 필수 영양분이 결핍되어 있다. 원래는 필수 영양분이 들어 있지만, 기계적인 방법이나 고열 처리 방법을 이용한 가공 과정을 거치면서 모두 파괴된다. 우유가 그 좋은 예다. 이 장 앞부분에서 이미 언급했듯이 가공 처리하지 않은 생우유에는 칼슘 흡수에 꼭 필요한 포스파타아제 같은 효소가 함유되어 있다. 생우유에 들어 있던 포스파타아제가 저온 살균 과정을 거치면서 파괴되면 우유에 들어 있는 칼슘의 상당 부분은 우리 몸 안에서 소화되지 못한다.

저온 살균 처리된 우유와 거기서 나오는 기타 유제품들 안에는 포스파타아제가 들어 있지 않기 때문에 나이든 사람들이 그런 제품을 먹을 경우 칼슘 부족으로 둔부 골절 현상이 일어나거나 골다공증에 걸리게 된다고 알려져 있다. 그럼에도 낙농업체들은 저온 살균 처리된 유제품에는 칼슘이 다량 함유되어 있다고 열심히 광고를 해댄다. 영양분이 결핍된 식품을 장기간 섭취한 사람들의 경우, 뭔가 다른 방법으로 부족한 영양분을 보충하지 않는 한 영양 결핍 문제를 겪게 된다.

영양 결핍 문제는 1890년대에 자바 섬에서 행해진 네덜란드인들의 연구 결과 세상에 알려지게 되었다. 2개월간 가공 처리한 흰 쌀만 먹인 닭들에게서 '날개 처짐 병'이 나타났다. 닭들은 날개를 펴지 못했다. 계속 흰 쌀만 먹였다면 아마 닭들은 모두 죽었을 것이다. 연구진이 날개 처짐 병에 걸린 닭들에게 가공 처리하지 않은 현미를 먹였더니 병이 사라졌다. 또 비둘기들에게 흰 쌀만 먹였더니 다리 힘이 없어져 서 있지 못했다는 비슷한 실험 결과도 있었다. 그런데 왕겨를 먹이자, 비둘기들은 채 몇 시간도 안 돼 다리 힘을 찾아 돌아다닐 수 있었다. 거의 죽기 직전이었던 비둘기들에게 왕겨를 먹이자 되살아난 것이다. 결국 닭들의 날개를 처지게 만들고 비둘기들의 다리 힘을 앗아간 병은 각기병, 즉 비타민 B1 결핍증으로 밝혀졌는데, 이것이 인류가 발견한 최초의 영양 결핍 질환이었다.

흰 설탕과 흰 밀가루 그리고 흰 쌀은 모두 정제 과정을 거친 식품의 예로, 비타민과 미네랄, 섬유질이 일부 제거된 것이다. 더 이상 '식품'으로서의 가치가 없기 때문에 나는 그런 식품들을 '형편없는 식품'이라고 부른다. 그런 식품을 먹으면 영양 결핍증에 걸리고, 그렇게 되면 건강에 문제가 생겨 병에 걸린다.

온전한 밀가루를 정제할 경우, 약 27가지 성분이 최소한도로 줄어든다고 알려져 있다. 즉 우리 몸이 필요로 하는 많은 영양분이 사라지게 된다는 얘기다. 요오드가 결핍되면 갑상선에 문제가 생기고, 칼슘이 결핍되면 뼈와 치아에 문제가 생기게 되며, 칼륨이 결핍되면 근육 조직에 문제가 생긴다. 우리 몸은 가공 처리하지 않은 온전한 음식을 먹을 때 온전해진다. 이제 우리가 먹는 음식 때문에 몸의 일부는 영양분이 결핍되고, 일부는 영양분이 과다 공급될 수도 있다는 것을 이해할 수 있겠는가? 우리가 이런저런 병에 걸리는 것은 이처럼 필요한 영양분이 부족해 특정 장기들에 문제가 생길 때다.

내가 말하는 온전한 식품이란 가공 과정을 거치지 않은 온전한 곡물, 과일, 채소, 미가공 우유, 견과류, 씨앗류 같은 것들이다. 우유의 경우에는 온전한 식품이라고 말하기가 조심스러운데, 대개 저온 살균 과정을 거치기 때문이다. 가공 처리되지 않은 생우유를 먹으려면 늘 적절한 위생 상태 하에서 적절한 검사를 거쳐 생산되어야 한다. 가공 처리하지 않은 생우유가 건강에 훨씬 좋기 때문에 안전성이 검증된 생우유를 먹을 수만 있다면 돈을 좀 더 지불해도 좋을 것이다. 어쨌든 우리는 성분이 변형되고 영양분이 제거된 그런 식품들만 먹고는 살 수 없다.

언젠가 나는 대퇴골두 무혈성 괴사증(골반뼈와 맞닿은 대퇴골 위쪽 끝부분인 대퇴골두로 가는 혈류가 차단되어 뼈 조직이 죽는 질환—역자 주)을 앓는 환자에게서 편지를 받은 적이 있다. 대퇴골두 무혈성 괴사증에 걸리면 대퇴골 부위 여기저기에 구멍이 나게 된다. 원래 4~10세 사이의 남자아이들에게 흔히 나타나는 병인데, 그 남자는 56세나 되었다. 담당 의사는 그 나이에 병을 고치는 것은 아주 어렵다고, 아니 거의 불가능하다고 말했다고 한다. 그러나 그는 내가 권하는 식이요법을 1년 반 정도 따르고 난 뒤 병세가 매우 좋아졌다. 그런 일이 가능할까? 그렇다. 나는 식이요법만으로 몸에 필요한 화학적 변화가 일어나는 것을 너무도 많이 보아왔다. 건강해지려면 나의 첫 번째 음식 법칙부터 지켜야 한다. 즉, 자연적이고 순수하고 온전한 식품을 먹어야 한다.

오늘날 우리가 먹는 식품은 대부분 건강에 아무 도움도 안 되는 식품들로, 나는 그런 식품들을 '돈 먹는 식품'이라 부른다. 우리가 먹는 식품을 제조하는 사람들 중 상당수는 사실상 건강에 무지한 사람들이다. 그들은 오로지 이익에만 관심 있는 사업가들이며, 불행히도 우리는 그런 사람들이 만든 식품을 먹고산다. 일반 가정에서 일어나는 일들만 봐도 이제 모든 것이 변해야 한다는 것을 알 수 있다. 오늘날 부모들이 의사에게 갖다 바치는 돈은 점점 늘어가고 있다. 아마 우리 아이들이 부모가 되면 더 심해질 것이다. 그런데 우리 아이들이 그 많은 질환에 시달릴 이유가 대체 무엇이란 말인가? 우리 아이들에게 어떤 식품을 먹여야 하는지를 정확히 안다면 의사에게 갖다 바치는 돈을 줄일 수 있다.

일반적인 의사라면 장 관리와 영양, 운동 또는 올바른 생활 방식에 대해 가르쳐주지 않을 것이다. 그저 자신이 훈련받은 대로 치료할 것이다. 그리고 증상을 완화시키기 위해 주사를 놔주거나 처방전을 써줄 것이다. 그는 환자의 잘못된 습관이나 적절치 못한 영양분 섭취 방식, 몸을 쇠약하게 만드는 생활 방식 같은 것에는 관심이 없다. 의사와 약사들은 사람들의 무지 덕에 먹고산다. 그렇다고 그런 의사나 약사들만 탓할 수도 없다. 상당수의 경우 환자들 자신에게도 문제가 있다. 대부분은 의사가 그동안 자신이 살아온 방식 그대로 살아갈 수 있게 해주기를 바라기 때문이다. 그들은 자신의 건강 문제가 무엇보다 자신의 잘못된 습관들 때문에 생겨난 것이라는 점을 깨닫지 못한다.

의사들은 당신의 무지 덕에 먹고산다. 이제라도 진실에 눈을 떠서 자연적이고 순수하고 온전한 식품을 먹으면 건강에 가장 도움이 되는 큰 변화를 일으킬 수 있다는 사실을 깨달을 때가 됐다.

| **음식 법칙 2: 비율의 법칙** |

두 번째 음식 법칙은 채소, 과일, 단백질 식품 같은 다양한 음식을 적절한 비율로 섭취하는 것이다. 이 적절한 비율의 법칙은 정말 대단하다. 인간의 몸은 적절한 비율의 칼슘과 규소, 요오드, 그리고 기타 미네랄들로 이루어져 있다. 미네랄들의 양을 다 똑같이 섭취해서는 살 수 없다. 적절한 비율로 섭취해야 한다.

우리는 매일 채소 6, 과일 2, 양질의 탄수화물 식품 1, 양질의 단백질 식품 1의 비율로 음식을 섭취해야 한다. 어느 한쪽에 치우친 음식을 먹는 사람들이 많은데, 보다 온건한 접근 방식을 권한다. 건강한 몸을 만들고 잘 유지하려면 환자와 의사 간에 긴밀한 협력이 필요하다. 계속 지나치게 편중된 음식을 섭취하거나, 단백질을 전혀 섭취하지 않으려

하거나, 양질의 탄수화물을 섭취하지 않는 경우들이 편중된 음식 섭취의 예다. 평소 자신의 식단에서 과일이나 채소를 제거하겠다고 고집하거나 적절한 비율로 음식을 섭취하는 데 동의하지 않는 사람들도 마찬가지다. 하늘에 맹세코 나는 적절한 배변의 중요성에는 조금의 의심도 없다. 그것도 일종의 제거 행위이기는 하다. 그러나 평소 많은 식품을 식단에서 제거해 스스로 적절한 음식 비율을 깨뜨리면서도 건강해지기를 기대한다면 어불성설이다. 내가 권하는 건강관리법이 실패로 끝나기를 원치 않는다. 아시다시피 나는 이제껏 계속 성공해왔다. 나는 내 환자들이 건강해지는 모습을 지켜보면서 성공의 희열을 느낀다. 비율의 법칙을 무시하고서는 절대 건강해질 수 없고, 그런 상황은 절대 용인할 수 없다.

내가 권하는 '건강과 조화를 위한 식이요법'이라는 프로그램에서는 여러 음식 간에 조화로운 균형을 잡아주는데, 이 프로그램을 따르는 사람들 가운데 약 95%의 사람들이 효과를 보고 있다. 나를 찾아오는 사람들의 95% 정도가 그 프로그램에 따라 필요한 영양분을 섭취하고 있다. 나는 이 세상의 모든 사람에게 다 맞는 것은 없다는 사실을 잘 안다. 그래서 100%가 아닌 95%의 사람들이라고 말하고 있다.

적절한 음식을 적절한 비율로 섭취하면 당신의 건강은 하루하루 서서히 그리고 확실히 좋아질 것이고, 6개월 정도가 지나면 이런저런 식이요법을 쓰지 않아도 건강한 상태를 유지할 수 있을 것이다. 그러나 음식 비율을 예외 없이 완벽하게 지켜야 한다는 부담을 가질 필요는 없다. 예를 들어 권장 탄수화물을 한 번의 식사에서 다 섭취하지 못해 두 번의 식사로 나누어 섭취해도 괜찮다. 권장 단백질을 한 번의 식사에서 다 섭취하지 않고 두 번의 식사로 나누어 섭취해도 좋다. 그러나 한 끼의 식사에 필요한 단백질을 다 섭취한 상황에서 추가로 한 근이 넘는 스테이크를 또 먹어서는 안 된다. 사실 이해를 돕기 위해 좀 과장해서 말하고 있다. 물론 너무 많은 탄수화물이나 단백질을 섭취하면 문제가 되는 경우가 많다. 그러나 채소나 과일을 너무 많이 섭취했다고 해서 문제가 생기는 경우는 거의 없는 것 같다.

| 음식 법칙 3: 산-알칼리 균형 법칙 |

우리가 먹는 음식의 80%는 알칼리이고, 20%는 산이라는 사실을 잘 알아둘 필요가 있다. 평소 알칼리 음식을 더 많이 먹어야 하는데, 몸속에서 만들어지는 산 노폐물들을 중화시켜주어야 하기 때문이다. 혈액의 산과 알칼리 균형, 즉 혈액 pH는 호흡기계와 신장에 의해 조절된다. 호흡기계와 신장이 복잡한 화학적 완충 작용을 통해 산과 알칼리 균형의 급작스러운 파괴를 막아준다. 그러려면 음식을 통해 산 중화 작용에 필요한 칼슘, 칼륨, 나트륨, 마그네슘 같은 주요 미네랄들이 계속 공급되어야 한다.

내가 권하는 '건강과 조화를 위한 식이요법' 프로그램에서는 매일 채소 6, 과일 2, 탄수화물 1, 단백질 1의 비율로 음식을 섭취해야 한다 (설탕은 먹으면 안 되기 때문에 제외했다). 그리고 섭취하는 음식의 10 중 8이 채소와 과일이어야 80%가 알칼리가 된다. 그리고 식단의 10 중 2는 탄수화물과 단백질로 잡아 전체 음식의 20%가 산이 되게 한다. 평소 각

각의 음식 비율을 잘 조정해 알칼리와 산의 비율이 8 대 2에 근접하게 만들어야 한다.

여기에 문제가 있다. 미국 정부에서 내놓은 통계 자료에 따르면, 평균적인 미국인들의 식단에는 과일과 채소가 20%밖에 포함되지 않는다고 한다. 그리고 미국 국립과학협회에 따르면 평균적인 미국인들의 식단에는 필요한 것보다 두 배나 더 많은 지방이 포함되어 있다고 한다. 따라서 미국인들의 식단에서 산성 음식이 차지하는 비중은 줄잡아 최소 50~60%는 될 것으로 보인다. 오늘날의 많은 건강 문제와 관련해 이는 분명히 심각하게 생각해봐야 할 문제다.

| 음식 법칙 4: 다양성의 법칙 |

우리는 적절히 다양한 음식을 먹어야 한다. 그런데 적절히 다양하다는 것은 어떤 것일까? 우리 이모는 늘 채소를 드셨지만, 언제나 당근과 완두콩뿐이었다. 그분은 다른 채소는 일절 드시지 않았다. 매일 아침마다 말린 자두만 먹는 사람들도 있다. 열대 과일인 아보카도는 아주 좋은 음식이지만, 매일 아침, 점심, 저녁 그리고 매주 그것만 먹는다면 문제가 있다. 매일 감자만 먹는다면 그 역시 문제다. 이렇게 특정 음식만 고집하는 사람들의 건강은 한쪽으로 치우칠 수밖에 없다. 우리 몸은 전적으로 우리가 제공하는 음식에 의존해 움직인다. 따라서 우리 몸이 필요로 하는 모든 것을 제공하려면 다양한 음식을 먹어야 한다.

다양한 음식을 섭취하는 것은 여러 가지 이유로 중요하다. 똑같은 음식도 지역에 따라 다르다. 예를 들어 워싱턴 주에서 나는 사과는 캘리포니아 주에서 나는 사과와는 많이 다르다. 유타 주에서 나는 셀러리는 뉴욕 주에서 나는 셀러리와 다르다. 그것들이 자라나는 토양이 다르기 때문이다. 토양이 다르면 거기에 함유된 미네랄도 다르고, 그 때문에 모든 채소와 과일은 지역에 따라 미네랄 함유량이 다르다. 그래서 뉴욕 주에서 자라는 셀러리는 뉴욕 주 레이크밸리에서 자라는 셀러리보다 나트륨 함유량이 25%나 적다. 소금기가 많은 토양에서 자라는 식물들이 아무래도 나트륨 함유량이 더 많기 때문이다. 그런 이유에서 미시간 주 배틀크리크 일대 땅에서 자라는 셀러리는 미국의 다른 지역에서 자라는 셀러리보다 나트륨 함유량이 더 많다. 이처럼 다양성의 법칙은 식품의 종류 외에 그 식품이 자라는 토양의 종류와도 관련이 있다.

평균적인 미국인들의 식단은 54%의 밀과 유제품, 그리고 9%의 설탕으로 구성된다. 이는 다양성의 법칙에 위배된다. 우리 식단에는 과일과 채소, 온전한 곡물, 견과류, 씨앗류, 콩과류가 포함되어야 하며, 우리 몸은 다양한 단백질과 탄수화물 그리고 지방을 필요로 한다. 즉 현재 먹고 있는 음식보다 훨씬 더 다양한 음식을 먹어야 한다. 게다가 매일 그리고 매주 단위로 다양한 음식을 먹어야 한다. 오늘 먹은 음식은 내일 또 먹지 않는 것이 좋다. 매일매일 다른 음식을 먹는 것이 좋다. 왜 샐러드드레싱에 오일과 꿀 또는 레몬만 써야 한단 말인가? 버터밀크를 쓰면 어떤가? 치즈 드레싱이나 아보카도 드레싱은 또 어떤가? 매일 또는 1주일에 4일 가까이 같은 음식만 먹을 필요는 없지 않은가? 만일 그렇게 하고 있다면 당신은 습관적으로 음식을 먹고 있는 것이다. 그리고 우리가 안고 있는 음식 문제의 상당 부분은 그런 식습관에서 비롯된다.

영국인들은 틈만 나면 차를 마셔서 전 세계 다른 어떤 문화권보다 류머티즘 환자가 많다. 영국인들이 차에 설탕을 많이 넣기 때문에 류머티즘 발병률이 높은 것이다. 설탕을 다량 섭취하면 우리 몸에서 류머티즘과 관련된 산을 중성화시켜주는 나트륨이 줄어들게 된다. 나는 류머티즘과 관련된 산을 '류머티즘 산'이라 부르는데, 이것이 관절들을 자극해 류머티즘을 일으키기 때문이다.

언젠가 나는 남미의 작은 도시인 헬리코니아를 방문한 적이 있는데, 그곳 사람들의 평균 수명은 29년밖에 안 됐다. 그 사람들의 식단은 사탕수수와 옥수수로 제한되어 있었다. 미국 제약회사 업존(Upjohn Company)에서 헬리코니아 주민의 식단에 콩가루를 추가하는 실험을 했는데, 놀랍게도 그들의 평균 수명은 39세로 대폭 늘어났다. 식단에 단백질을 조금 추가한 것만으로 수명이 무려 10년이나 늘어난 것이다. 이 이야기는 식단에 다양성이 심하게 결여되어 있을 경우 어떤 일이 일어날 수 있는지를 극명하게 보여준다.

| 음식 법칙 5: 익히지 않은 날음식의 법칙 |

나는 우리가 매일 먹는 음식의 60%는 익히지 않은 날음식이어야 한다고 믿고 있다. 과거에는 50%라고 말했지만, 사람들이 의당 먹어야 하는 날음식을 먹지 않아서 날음식의 권장 섭취량을 60%로 올렸다. 날음식에는 비타민과 미네랄 외에 인체가 필요로 하는 자연 효소들도 들어 있다. 그런데 조리 및 가공 과정에서 높은 열이 가해지면 날음식에 들어 있던 효소들이 모두 파괴된다. 60% 정도의 날음식을 섭취할 경우,

사람 몸 안에서는 적절한 수분 균형도 이루어진다.

또한 날음식에는 건강 유지에 필수적인 섬유질도 들어 있다. 날채소는 가장 좋은 섬유질 공급원이다. 날마다 수프와 부드러운 음식, 크림소스 같은 것들만 먹으면서 장관이 제대로 기능해주기를 바라는 것은 지나친 욕심이다. 음식 속에 들어 있는 섬유질의 중요성에 대해서는 이 장 앞부분에서 이미 언급한 바 있다. 그런데 그 중요한 섬유질을 섭취할 수 있는 가장 좋은 방법 중 하나가 가공하지 않은 과일과 채소, 온전한 곡물, 견과류 그리고 씨앗류라는 사실을 알고 있는가? 이런 음식들을 먹는다면 최근 인기를 얻고 있는 섬유질 중 하나인 쌀·보리 겨 같은 것을 먹지 않아도 된다.

앞서 언급했듯, 정부에서 발표한 통계 수치들을 보면 평균적인 미국인들의 식단에는 채소와 과일이 20%밖에 포함되지 않는다. 가공하지 않은 견과류와 씨앗류는 정부의 통계 수치에 포함되지도 않는데, 아마도 식단에서 차지하는 비중이 0.1%도 안 되기 때문일 것이다. 많은 사람들이 견과류와 씨앗류를 아예 입에 대지도 않는다.

우리는 가공하지 않은 날 견과류와 씨앗류는 물론이고, 우유나 유제품 대신 견과류와 씨앗류로 만든 버터와 음료수도 더 많이 먹고 마셔야 한다. 그리고 적어도 하루에 두 번은 날채소나 과일로 만든 주스나 다양한 재료를 섞어 만든 건강 칵테일을 마셔야 한다. 대부분의 가정에서는 날채소보다는 익힌 채소를 더 많이 먹지만, 하루에 적어도 두 번은 5~8가지 정도의 날채소와 과일이 들어간 푸짐한 채소샐러드를 먹어야 한다.

가끔은 특별한 목적을 위해 특정한 음식을 집중적으로 먹어야 하는 경우도 있지만, 그런 상황이 오래 지속되는 것은 안전하지도 않고 바람직하지도 않다. 그 같은 식습관은 결코 올바르지 않다. 늘 가공하지 않은 날음식만 먹는 사람들도 있다. 몸에 좋다는 날음식만 먹으니 그야말로 더없이 이상적인 식습관이 아니냐고 말할지도 모른다. 어떤 사람들은 날음식만 먹고, 또 어떤 사람들은 과일 예찬론자여서 과일만 먹는다. 날음식이 아무리 몸에 좋다고 해도 거의 날음식만 먹는 극단적인 식습관에는 반대한다. 그보다는 중용을 택하라고 권하고 싶다. 음식 중 60%를 날음식으로 먹는 것을 권하지만, 익숙해지려면 상당한 시간이 필요하다. 그래서 나는 몇 개월이라는 기간을 두고 서서히 날음식 비중을 60%까지 끌어올리는 방법을 권한다.

수십 년간 가공 처리된 음식과 푹 익힌 음식을 먹고 살아온 사람들을 치료할 때는 부족해진 영양분을 보충해주어야 한다. 나는 그 문제를 최대한 빨리 해결해주고 싶은데, 그럴 때 '건강과 조화를 위한 식이요법'이 큰 도움이 된다. 대부분의 경우 몸에 변화가 일어나는 것을 보려면 적어도 1년 가까이 걸린다. 너무 더딘 것 같은가? 그렇지 않다. 사람 몸이 단 1주일간 잘못된 음식을 먹었다고 망가지진 않는다. 마찬가지로 단 1주일간 제대로 음식을 먹는다고 몸이 정상으로 되돌아가지도 않는다. 그런 기대 자체가 잘못되었다. 내게 이런 말을 한 여성도 있었다. "지난주에 샐러드를 먹었는데, 전혀 달라진 게 없는데요?" 어떻게 그런 기대를 할 수 있을까? 하지만 '건강과 조화를 위한 식이요법'을 잘 따를 경우 분명히 놀라운 일이 일어나는 걸 보게 될 것이다.

| 음식 법칙 6: 자연 치유의 법칙 |

모든 문제는 자연이 치유해준다. 그러므로 우리는 자연에게 그럴 기회를 주어야 한다. 우리가 자신의 길에서 벗어나면 자연은 그것을 치유해준다. 그런 자연을 도와줄 일들도 있을 수 있겠지만, 대개의 경우 우리는 그저 자연의 치유 과정을 방해하지 않는 법만 잘 배우면 된다. 잠을 충분히 자지 않으면서 건강해질 수는 없다. 결혼 생활이 원만하지 않으면서 건강해질 수는 없다. 일로 계속 마음고생을 하면서 건강해질 수는 없다. 그러나 어떤 특별한 상황에서든 무조건 적절한 영양분은 섭취해야 한다. 살아가면서 기본적으로 어떤 일이든 바로잡을 수 있지만, 영양분 섭취 문제를 바로잡지 않고서는 절대 건강해질 수 없다. 그리고 건강하다면 살면서 부딪히는 이런저런 스트레스들에도 좀 더 잘 대처할 수 있다.

때로는 약물치료와 수술 또는 방사선치료로 병이 고쳐지기도 하지만, 대부분의 경우 병을 세포 조직 속으로 더 깊이 숨어들게 만들거나 인체의 다른 장기 또는 부위로 옮아가게 할 뿐이다. 자연의 길을 따르는 것만이 지속적인 치유 효과도 있고, 건강하고 새로운 세포 조직을 만들어줄 수도 있다. 진정한 치유는 자연 치유밖에 없다. 자연 치유야말로 인체의 세포 조직을 완전히 회복시켜주는 완벽한 치유다. 그러므로 건강해지려면 자연의 일에 협조하는 법을 배워야 한다.

| 음식 법칙 7: 절제의 법칙 |

특정 음식을 과도하게 섭취하면 인체 내의 균형이 깨진다. 그리고 과식으로 인한 불균형은 대개 비만으로 이어진다. 절제의 법칙을 위배한 인물로 천재적인 할리우드 영화감독 오손 웰스를 꼽을 수 있는데, 1985년 10월 10일 세상을 떠나기 전 체중이 180㎏에 육박했다. 웰스는 저녁 식사로 그레이비소스를 친 소고기를 잔뜩 먹고 버터를 듬뿍 바른 롤빵을 먹은 뒤 또다시 많은 양의 디저트로 마무리하는 것으로 유명했다. 그는 자신이 당뇨병에 심장 질환, 순환계 질환까지 앓고 있어 과식이 특히 위험하다는 것을 잘 알고 있었다. 그러나 그는 언젠가 한 친구에게 이런 말을 했다고 한다. "내 유일한 낙은 먹는 거야."

설문조사에 따르면 미국인의 60% 이상이 과체중이며, 약 40%가 비만이다. 이는 대개 과식 때문이며, 특정 음식을 과도하게 많이 먹는 불균형한 식습관 때문이기도 하다. 단백질과 탄수화물, 지방 중 어느 하나를 과도하게 많이 섭취하면 인체 내에 불균형이 초래되면서 비만으로 이어질 수 있다.

현실적으로 온전한 곡물과 신선한 채소 및 과일을 과식한다는 것은 거의 있을 수 없는 일이지만, 채식도 과식은 금물이다. 특정 음식을 과도하게 섭취하면 비만에 이르게 될 뿐만 아니라 인체가 중독될 수도 있다. 절제의 법칙을 어기면 배설기관에 부담이 가중되면서 인체에 독성 물질이 쌓인다. 단백질을 과다 섭취하면 위에 과도한 부담을 주게 되고, 결국 위에 단백질을 분해할 염산이 부족해져 단백질이 제대로 소화·흡수되지 못한 채 소장으로 넘어가게 된다. 그리고 소화되지 못한 단백질이 소장으로 들어가면 장내에 부패 세균들이 번성해 그 부산물로 인돌, 스카톨, 산성 아민 같은 독성 물질들이 생겨나게 된다. 이런 독성 물질들이 혈류 안으로 스며들어가면 세포 조직들이 손상되고, 선천적으로 취약한 장기와 세포 조직 속에 쌓이게 된다. 또한 소화·흡수되고 남는 단백질 역시 지방으로 전환되어 세포 조직 속에 쌓인다.

평균적인 미국인의 식단에서 밀 제품이나 흰 설탕 같은 정제된 탄수화물 식품이 차지하는 비중은 38%나 된다. 38%라면 건강에 해로울 정도의 양인데, 그 이유는 두 가지다. 첫째, 소화 측면에서 봤을 때 정제된 탄수화물을 분해해 흡수하기 쉬운 글루코오스, 즉 포도당으로 전환시키는 데 필요한 일은 간단하고 급격한 화학적 과정뿐이다. 그런데 사람 몸속에 필요로 하는 것보다 더 많은 단당이 있으면 여분의 당은 인슐린을 생산하는 췌장 안의 특수 세포 조직인 랑게르한스섬에 부담을 주게 된다. 인슐린은 포도당을 세포막 전체의 세포 안으로 보내는 역할을 하며, 세포 안으로 들어간 포도당은 산화되면서 에너지를 만들어낸다. 그런데 장기간 과도한 당분을 섭취하면 인체의 인슐린 생산 능력이 저하되고, 그 결과 당뇨병이 생긴다. 당뇨병은 유전적인 질환이지만, 비만이나 스트레스, 임신, 폐경기 등의 요인에 의해 발병할 수도 있다. 그리고 당뇨병이 통제 범위를 벗어나면 '당뇨병성 산증'이라 불리는 산 중가 증상으로 발전되어 혼수상태에 빠질 수도 있다. 둘째, 당분을 과도하게 섭취하면 남아도는 당분이 글리코겐 형태로 간과 근육 조직 속에 저장되어 비축된 당분이 필요할 때 쓰이게 된다. 그리고 더 이상 글리코겐을 저장할 공간이 없으면 남은 당분은 지방으로 전환된다.

흰 설탕과 흰 밀가루 제품, 그리고 기타 가공 처리된 탄수화물 제품들은 신진대사 과정에서 산을 만들어내 인체 내의 pH 균형에 변화를 주게 된다. 문제는 자연적이지 않은 산 물질들을 중화하기 위해 인체 내에 비축된 알칼리성 성분이 강한 칼슘, 나트륨, 칼륨 등이 소모된다. 그리고 인체 내에서 칼슘, 나트륨, 칼륨 등이 부족해지면 뼈와 치아, 관절은 물론 인체 내 다른 세포 조직들에 부정적인 영향을 미친다. 흰 빵이나 흰 밀가루를 구워 만든 기타 제빵·제과류를 지나치게 많이 먹으면 장 기능 장애와 변비가 생겨 장벽 내에 독성 물질들이 흡수된다는 연구 결과들도 있다.

앞서 이미 언급했듯이 평균적인 미국인의 식단에는 미국 국립과학협회의 권장량보다 두 배나 많은 지방이 포함되어 있다. 과도한 지방은 간과 쓸개에 부담을 주고, 비만을 촉진하며, 당뇨병과 심혈관 관련 질환(동맥경화증, 죽상동맥경화증), 그리고 암을 유발한다. 어떤 음식이든 과다 섭취하면 그로 인해 혈액 속에 생겨난 산과 독성 노폐물들을 제거하기 위해 신장이 혹사당한다. 게다가 특정 음식을 과다 섭취하면 정작 필요한 다른 음식을 먹지 못해 영양 결핍 현상이 일어날 수도 있다. 특정 음식을 과다 섭취하면 세포 조직들을 자극하게 되고, 장염도 생긴다. 알레르기 증상과 감기, 장염은 특정 음식을 과다 섭취하는 사람들에게서 흔히 발생한다. 현재 우유와 밀 그리고 설탕이 평균적인 미국인의 식단에서 차지하는 비중은 63%나 되는데, 이는 지나치게 많은 양이다. 그 양을 12% 정도로 줄여야 한다.

평균적인 미국인의 식단에서 지나치게 많은 비중을 차지하는 또 다른 음식은 육류와 감자다. 미국 정부에서 실시한 여러 연구 결과에 따르면, 단백질과 지방의 과다 섭취는 암 및 심장 질환과 관련이 있다. 특히 단백질과 탄수화물을 과다 섭취하면 그것을 소화하기 위해 위에서는 더 많은 양의 염산이 필요해진다. 그리고 염산이 부족하면 장내에서 부패와 중독 현상이 일어나고, 가스도 발생한다.

음식을 지나치게 많이 먹는 것은 자학 행위다. 지나치게 적게 먹는 것도 마찬가지다. 질병은 늘 영양 결핍 상태의 몸을 노린다는 것을 명심해야 한다. 영양 결핍으로 인체 내 화학적 균형이 깨지면 반드시 심각한 상황이 초래되기 마련이다. 그래서 평소 어느 정도를 먹어야 하는지 잘 알아야 한다. 만일 균형 잡힌 식사를 하는데도 과체중이라면 식사 때마다 자신의 접시에서 3분의 1 정도를 덜어내야 한다. 그러나 음식을 줄이되 탄수화물만 줄이지는 말라. 단백질만 줄이지도 말라. 평소의 탄수화물 섭취량에서 일부, 평소의 단백질 섭취량에서 일부, 평소의 채소 섭취량에서 일부, 평소의 과일 섭취량에서 일부를 줄여야 한다. 이런 식으로 모든 음식에서 일부를 줄이면 영양분의 균형은 그대로 유지할 수 있게 된다. 평소처럼 접시 가득 먹지 말고 조금씩 먹으면 음식을 줄이는 데 도움이 된다. 그런데 만일 농사일을 한다면 푸짐한 아침 식사를 해도 좋다. 일하면서 먹은 음식이 다 소화·흡수될 것이기 때문이다. 그러나 하루 종일 책상에 앉아 일하는 사람이라면 그렇게 푸짐한 아침 식사는 좋지 않다. 유난히 신진대사가 빠르다면 모를까, 그렇지 않으면 몸무게가 불어나게 될 것이다. 허리둘레가 가늘수록 더 오래 산다는 것을 잊지 말라.

| 음식 법칙 8: 결핍의 법칙 |

결핍의 법칙은 절제의 법칙에 위배되는 것으로, 건강에 해롭다. 평소 잘 먹지 않는 음식들이 평소 즐겨 먹는 음식들만큼이나 건강에 큰 영향을 끼칠 수 있다. 다음과 같은 경우 결핍의 법칙을 위배하고 있는 것이다.

- 음식을 충분히 먹지 않거나 굶는다.
- 비타민과 미네랄이 결핍된 정제된 음식을 즐겨 먹는다.
- 살충제를 뿌린 흙에서 자란 곡물이나 채소, 과일 등을 즐겨 먹는다.
- 매일 일에 쫓기거나 스트레스가 심해 제대로 먹지 못한다.
- 불균형한 식사 또는 특정 음식에 치우친 식사를 한다.
- 특정 영양분이나 비타민, 미네랄 또는 많은 영양분이나 비타민, 미네랄이 부족하다.

모든 병은 영양 결핍과 관련이 있다는 것을 명심하라. 영양 결핍 때문에 생기는 가장 대표적인 질병 중 하나가 비타민 B1 결핍으로 생기는 각기병이다. 앞서 말했듯이 정제된 흰 쌀을 주식으로 먹는 사람들 사이에서 흔히 발생한다. 뼈가 물러지는 병인 골다공증은 60세 이상의 미국 여성들 사이에서 유행하고 있는 병으로, 미네랄 결핍 때문에 생겨난다. 제3세계 국가들에서 흔히 발생하는 쿼시오커(저개발 국가의 유아들에게 흔히 발생하는 영양 결핍성 질환―역자 주)는 단백질 결핍이 주 원인이다. 영양 결핍으로 질병이 생기는 경우도 많지만, 질병이 내분비선 기능이

나 신진대사, 혈액의 화학적 성분 등에 영향을 주어 영향 결핍이 일어나는 경우도 많다.

| **음식 법칙 9: 음식 조합의 법칙** |

어떤 사람들은 음식의 조합을 중시하기도 한다. 어떤 병에 걸렸거나 만성적으로 피로가 누적되면 음식 조합이 중요해진다. 병에 걸리거나 피로가 쌓이면 음식을 제대로 소화할 에너지가 부족해져 소화를 시키기 위해 추가로 더 필요한 것이 생겨나기 때문이다. 그러나 건강할 때에도 자연식품을 먹어야 한다. 물론 건강에 해로운 정크 푸드를 잘 조합해서 먹는 것보다는 제대로 조화가 안 되더라도 자연식품을 먹는 것이 더 좋다.

많은 양의 탄수화물과 단백질은 절대 같이 섭취해서는 안 된다. 그 좋은 예가 미국인들이 즐겨 먹는 육류와 감자, 달걀과 해시 브라운 포테이토다. 가장 흔히 볼 수 있는 음식 조합이자 최악의 음식 조합이라고 할 수 있다. 특히 아침에는 감자를 입에 대지 않는 것이 좋다. 하지만 단백질과 가공되지 않은 온전한 곡물 시리얼을 같이 먹는 것은 괜찮다. 자연은 음식 조합에 능하지 못하다. 탄수화물과 단백질이 모두 함유된 자연식품은 먹어도 무방하다. 그러나 탄수화물과 단백질 함유량이 지나치게 많은 음식을 동시에 먹어도 좋다는 것은 아니다.

한 가지 덧붙이자면, 소화 측면에서 봤을 때 멜론은 대부분의 다른 음식과 잘 조화되지 않아 따로 먹는 것이 좋다. 그러나 멜론은 식사와 식사 사이에 먹는 간식으로는 아주 좋다. 그리고 단맛이 나는 건조 과일과 감귤류는 같이 먹지 않는 것이 이상적이다. 어떤 사람들은 음식 조합을 맹신해 구체적이고 자세한 음식 조합표 같은 것까지 만든다고 하는데, 앞에서 언급한 음식 조합 정도만 조심하면 된다고 생각한다. 어느 정도 소화 기능이 좋은 사람이라면 음식 조합에 대해서는 그리 크게 신경 쓰지 않아도 된다.

화학적 균형의 중요성

지금까지 살펴본 9가지 음식 법칙들만 준수한다면 인체 내 화학적 균형은 아무 문제가 없을 것이다. 내가 알고 있는 가장 민감한 인체 내 불균형 중 하나는 화학적, 즉 영양학적 불균형이다. 화학적 불균형은 워낙 서서히 일어나므로 미처 깨닫지도 못한다. 그래서 어떤 질병 증상들이 나타난 뒤에야 깨닫게 되는 경우가 많다. 그러나 화학적 불균형은 언젠가는 결국 우리 몸에 악영향을 준다. 거의 모든 질병이 화학적 결핍 또는 화학적 불균형에 뿌리를 두고 있다.

제대로 기능하는 건강한 장 안에는 나트륨과 칼륨 그리고 마그네슘이 들어 있다. 그런데 이 중요한 세 가지 화학 원소가 식품들 속에 생화학적 형태로 존재하지는 않는다. 나트륨은 산을 중화시켜주는 역할을 하며, 유연하게 움직일 수 있는 활동적인 세포 조직(관절이나 인대, 힘줄)에 필요하다. 나트륨은 림프계에서 주로 발견되고, 장벽을 재건하는 것은 물론 인대 지지 조직의 유연성을 회복하는 데도 도움을 준다. 또한 나트륨은 부패 가스를 중화시켜주며, 베이킹소다(탄산수소나트륨)가 이를 닦을 때 입안에서 단맛을 내듯 장관 속에서 감미료 역할도 한다.

칼륨은 근육 조직에 필요하며, 근육의 탄력을 높여 장 통과 시간을 줄여준다. 그리고 나트륨과 마찬가지로 인체 내 산을 중화시켜주는 역할도 한다. 칼륨은 늘 나트륨과 적절한 비율로 공급되어야 한다. 리처드 패스워터 박사에 따르면, 칼륨과 나트륨의 적절한 비율은 9 대 4다.

칼슘과 관련이 있는 마그네슘은 몸 근육을 이완시켜주고, 세포 속에 칼륨이 유지되게 해준다. 그리고 장이 부풀어 오르는 증상이나 경련 증상, 협착증, 긴장, 정신적 스트레스로 인한 장애, 활력 상실 등을 없애는 데도 도움을 준다. 또한 마그네슘은 완하제 역할도 하기 때문에 정상적인 장 기능에 꼭 필요한 미네랄이다. 의사 처방전 없이 살 수 있는 인기 있는 약 중 하나인 마그네시아유는 장의 연동운동을 촉진시켜주는 좋은 자극제다. 이 약은 무기물 형태의 마그네슘으로 만들어져 증세 완화에는 도움이 되지만, 자연적이며 장기적인 치유법은 되지 못한다. 음식에 들어 있는 무기 물질과 마찬가지로 약 속에 들어 있는 무기 물질도 인체 세포 조직 재건에 도움이 되지 못한다. 그러나 음식물 속에 들어 있는 생화학적 성분의 유기 마그네슘은 더없이 큰 도움이 된다.

평소 먹는 음식에 나트륨과 칼륨, 마그네슘이라는 이 세 가지 중요한 미네랄이 부족하면 우리 몸은 그 미네랄들이 저장되어 있는 장벽 세포 조직에서 그것들을 꺼내 쓸 수밖에 없다. 나는 장벽이 우리 몸 안에서 가장 혹사당하는 조직 중 하나라고 생각한다. 매일매일 필요한 생화학적 원소들을 제대로 공급받지도 못한 채 반기아 상태에서 묵묵히 자기 할 일을 하고 있기 때문이다. 장벽에서 주로 발견되는 세 가지 중요한 원소는 늘 끊임없이 공급해주어야 하며, 그렇지 못할 경우 우리 몸은 그 대가를 치르게 된다. 장은 가장 중요한 세 가지 원소인 나트륨과 칼륨, 마그네슘이 제대로 공급될 때에만 재건될 수 있다.

| 나트륨이 풍부한 음식 |

유기 식품 가운데 가장 뛰어난 나트륨 공급원은 치즈를 만드는 과정에서 나오는 응유(凝乳)에서 분리되는 유장(우유의 맑은 액체 부분)이다. 유장은 장내에 유익한 세균인 락토바실러스균과 기타 균들을 늘리는 데 도움을 준다.

송아지고기수프와 젖소나 염소젖으로 만드는 유정 분말은 그야말로 나트륨의 보고다. 염소젖과 유정, 검은 무화과는 아주 좋은 나트륨 조합이며, 뛰어난 관절염 치료제이기도 하다. 나트륨이 풍부한 또 다른 음식들은 다음과 같다.

> • 사과 • 서양고추냉이 • 말린 살구 • 아이리시 모스 • 아스파라거스 • 케일 • 보리 • 켈프 • 사탕무 잎 • 렌즈콩 • 사탕무 • 생우유 • 검은 올리브 • 겨잣잎 • 당근 • 오크라 • 셀러리 • 파슬리 • 치즈 • 말린 완두콩 • 말린 병아리콩 • 말린 자두 • 말린 코코넛 • 건포도 • 콜라드 잎 • 붉은 양배추 • 민들레 잎 • 고추 • 대추야자 • 참깨 • 덜스 • 시금치 • 노른자위 • 딸기 • 무화과 • 해바라기 씨 • 생선 • 근대 • 염소젖 • 순무

이외에 적절한 나트륨 공급원으로는 양배추, 마름, 마늘, 말린 복숭아, 무, 브로콜리, 방울다다기양배추, 캐슈넛 등이 있다.

| 칼륨이 풍부한 음식 |

햇볕에 말린 올리브와 껍질을 벗긴 감자수프는 가장 대표적인 칼륨 공급원이다. 그러나 껍질을 벗긴 감자수프를 만들 때는 열을 지나치게 세게 가해 칼륨이 파괴되지 않게 조심해야 한다. 가공식품에는 대개 칼륨이 함유되어 있지 않은데, 가공 과정에서 과도한 열로 칼륨이 파괴되는 경우가 많기 때문이다.

따라서 가공 처리를 하지 않은 유기 식품이야말로 가장 좋은 칼륨 공급원이다. 다음은 칼륨이 풍부한 음식들의 목록이다.

> • 아몬드 • 돼지감자 • 아니스 씨 • 케일 • 사과식초 • 켈프 • 사과 껍질 • 잎상추 • 사과 • 렌즈콩 • 말린 살구 • 말린 리마콩 • 바나나 • 올리브 • 말린 콩(팥, 강낭콩, 흰 콩, 녹두, 껍질 콩) • 파슬리 • 사탕무 잎 • 설탕 당근 • 사탕무(빨간색, 노란색) • 복숭아 • 블랙 체리 • 말린 배 • 블루베리 • 피칸 • 브로콜리 • 껍질을 벗긴 감자 • 브라운 치즈 • 건포도 • 방울다다기양배추 • 쌀겨 • 당근 • 왕겨 • 캐슈 • 온전한 참깨 • 오이 • 말린 대두 • 커런트 • 두유 • 대추야자 • 시금치 • 덜스 • 해바라기 씨 • 거품낸 흰자위 • 근대 • 꽃상추 • 토마토 • 말린 무화과 • 순무 • 생선 • 호두 • 염소젖 • 미나리 • 포도 • 밀기울 • 바다거북 • 맥아

허브 중에도 칼륨이 풍부하게 함유된 허브가 많다. 캐트닙, 홉, 서양쐐기풀, 플랜테인, 붉은토끼풀, 세이지, 스컬캡 등이다.

| 마그네슘이 풍부한 음식 |

마그네슘은 특정 견과류와 온전한 곡물류에 많이 들어 있다. 현미에는 도정미보다 11배나 많은 마그네슘이 들어 있고, 왕겨에는 더 많은 마그네슘이 들어 있다. 맥아 역시 마그네슘이 풍부한 식품이며, 샐러드 채소들에도 마그네슘이 풍부하게 들어 있다. 샐러드는 미국인들의 식단에서 여러 해 동안 거의 자취를 감췄는데, 다행히도 20세기의 마지막 몇십 년간 다시 돌아왔다. 마그네슘이 풍부한 또 다른 음식들로는 다음과 같은 것이 있다.

> • 사과 • 렌즈콩 • 말린 사과 • 박하 • 말린 살구 • 번행초 • 아보카도 • 귀리 • 말린 바나나 • 오크라 • 콩(흰 콩, 리마콩, 병아리콩, 껍질콩) • 양파 잎 • 사탕무 잎 • 파슬리 • 사탕무 • 복숭아 • 블랙 넛 • 땅콩 • 브라질 넛 • 말린 배 • 현미 • 피칸 • 양배추 • 피스타치오 넛 • 캐슈 • 말린 자두 • 코코넛 • 수영 • 컴프리 잎 • 말린 대두 • 대추야자 • 두유 • 덜스 • 해바라기 씨 • 엔다이브 • 옥수수 • 서양호두 • 근대 • 말린 무화과 • 두부 • 개암 • 순무 잎 • 생선 • 송아지고기 수프 • 젤라틴 • 물냉이 • 염소젖 • 민대구 • 포도 • 온전한 호밀 • 피망 • 야생 쌀 • 히커리 넛 • 노란 옥수수 가루 • 꿀

마그네슘은 노란 옥수수 가루에 아주 풍부하게 들어 있다. 그러나 시판 중인 대부분의 노란 옥수수 가루는 너무 많이 정제되어 옥수수 알 표면에 붙어 있던 섬유질이 더 이상 남아 있지 않다. 노란 옥수수 가루는 옥수수 알 표면에 붙어 있는 섬유질 때문에 한때 가장 알아주는 완

하제이자 장 근육 회복제였다. 이처럼 시판 중인 노란 옥수수 가루에는 단점이 있지만, 그래도 나는 적절한 마그네슘 섭취를 위해 적어도 1주일에 두 번은 아침에 노란 옥수수 가루를 먹어야 한다고 생각한다.

건강하고 생산적인 삶을 살고 싶다면 입맛과 생각을 바꿔야 한다. 그리고 앞서 언급한 영양과 관련된 6가지 죄를 짓지 않으려면 시판 중인 제품들을 구입하기 전에 먼저 라벨을 꼼꼼히 살피고 가열 처리된 지방이나 오일이 들어 있는 제품들을 피하면 된다. 요리할 때는 직접 재배한 자연적이고 순수하고 온전한 곡물이나 채소, 과일 등의 재료를 쓰도록 하라. 물론 그런 재료들을 구하기는 어려울 수도 있고 불가능할 수도 있다. 그래도 일단 그런 재료들을 구하기 위해 최선은 다해야 한다. 또한 섬유질이 장 건강에 중요하며, 장이 건강해야 인체 내 다른 장기들이 제 기능을 다할 수 있다는 점도 잊지 마라. 섬유질은 인체 내 콜레스테롤을 줄이는 데도 간접적인 도움을 준다.

6장 장 관리를 위한 그 외의 비법들

　내가 직접 요양소를 운영하던 시절에는 여기서 추천하는 장 관장법에 의한 장세척이 아직 개발되기 전이었다. 물론 장이 건강에 미치는 영향에 대해서는 잘 알려져 있었지만, 그 시절의 세포 조직 세척은 주로 식이요법과 운동 그리고 휴식을 통해 이루어졌다. 환자들은 생활 방식과 식습관을 개선한 뒤 건강이 좋아지곤 했다.

　단식은 예부터 인체를 세척하기 위한 좋은 방법이었고, 실제로 건강하게 만드는 데 큰 도움을 주었다. 우리 요양소에서도 건강을 되찾기 위한 노력의 일환으로 단식을 했다. 나는 물만 마시며 하는 완전한 단식에서부터 부분적인 단식에 이르기까지 다양한 단식법을 썼고, 한 가지 음식만 먹는 식이요법 등 특별한 목적의 제한된 식이요법이나 변형된 식이요법도 병행했다. 또한 우리 요양소를 찾는 사람들은 내가 권하는

'건강과 조화를 위한 식이요법'도 배웠는데, 다른 요법들과는 달리 특정 목적을 위한 일시적인 식이요법이 아니라 지속적으로 활용 가능한 전반적인 식이요법이었다. 그 당시 모든 요법들이 큰 효과를 봤기 때문에 이 장에서는 '궁극적인 세포 조직 세척 프로그램'을 실천할 수 없는 독자들을 위해 그 요법들 중 일부를 소개하고자 한다. 그러나 식이요법만으로는 완전한 세척 프로그램처럼 빠른 효과를 보기 어렵다는 것을 명심하기 바란다.

단식과 제한된 식이요법들

사람이 지혜롭다는 것은 대안을 찾을 수 있기 때문이다. 살아가면서 필요할 때면 언제든지 우리의 정신 능력을 활용해 대안들을 찾아낼 필요가 있다고 생각한다. 몸에서 독성 물질을 제거해주는 요법은 다양하며, 어떤 요법을 쓰든 모두 비슷한 효과를 거둘 수 있다. 어떤 요법에서든 음식을 덜 먹고, 보다 단순한 조합의 보다 단순한 음식들을 먹고, 수분이 더 많이 함유된 음식을 먹게 되기 때문이다. 다음 요법들 중 어떤 요법을 쓰든 충실히만 따른다면 아주 좋은 결과를 얻게 될 것이다. 이제부터 소개할 단식과 제한된 식이요법은 11일 제거 식이요법, 1주일당 하루씩의 단식, 포도 단식, 수박 세척, 당근즙 단식, 엽록소 세척 식이요법이다.

| 11일 제거 식이요법 |

전반적으로 건강 상태가 괜찮은 사람 중에서 일반적인 건강 문제를 해결하고자 하는 사람이라면 11일 제거 식이요법을 써도 좋다. 그러나 몸이 약하거나 기력이 딸리는 사람이 이 요법을 쓰려면 반드시 전문가의 감독을 받아야 한다. 그리고 결핵이나 장출혈, 대장염 등을 앓는 사람이라면 전문가의 감독은 물론 도움도 받아야 한다. 음식을 섭취하는 기간이나 섭취 방법은 환자의 병력에 따라 어느 정도 조정해도 좋다. 예를 들어, 각자의 건강 상태에 따라 과일이나 채소, 수프를 하루 섭취할 수도 있고, 과일만 하루 섭취할 수도 있고, 채소만 1~3일간 섭취할 수도 있다.

 11일 제거 식이요법 기간 중에는 매일 밤 따뜻한 물로 목욕해야 한다. 그리고 처음 4~5일간은 여기서 권하는 장 관장이 아닌 일반 관장을 하고, 그다음에는 관장을 중단해 장이 자신의 힘으로 자연스럽게 기능할 수 있도록 한다. 처음 3일간은 물과 과일즙만 섭취하도록 한다. 과일즙 중에서는 특히 포도즙을 권한다. 그리고 4시간 간격으로 과일즙 한 컵씩을 마신다. 그다음 2일간은 포도, 멜론, 토마토, 배, 복숭아, 자두, 구운 사과, 말린 과일 같은 과일만 먹는다. 단, 말린 과일은 수분을 보충해서 먹어야 한다. 마지막 6일간은 아침에는 자연스럽게 나무에서 익은 감귤류를 먹고, 점심에는 3~6가지 채소로 만든 샐러드를 먹고, '활력을 주는 수프'를 두 컵 마시며, 저녁에는 2~3가지의 찐 채소와 활력을 주는 수프를 두 컵 마신다. 식사와 식사 중간에 허기가 느껴지면 과일이나 과일즙을 먹어도 좋다. 만일 원한다면 자기 전에 과일즙을 마셔도 좋다. 음식은 식사 때마다 충분히 먹되, 포만감이 느껴질 정도로 많이 먹지는 말라. 건강을 되찾고 싶다면 반드시 여기서 제시한 식단을 엄격히 준수해야 한다.

1주일당 하루씩의 단식

　단식 방법은 아주 다양한데, 1주일에 하루씩만 단식하는 방법을 선호하는 사람이 많다. 이 방법을 쓸 경우, 단식하는 날은 즙 식이요법을 따를 수도 있고, 과일 식이요법을 따를 수도 있다. 어떤 식이요법을 따르든 깨끗하고 신선한 물을 마시는 것이 중요하다. 물은 몸 안에 있는 독성 물질을 배출하는 데 도움을 준다. 단식일에는 하루 종일 1시간 반 간격으로 물 반 컵씩을 마시는 것이 좋다. 날씨가 더울 때는 땀을 많이 흘리기 때문에 더 많은 물을 마셔야 한다. 마시는 물은 시원하되 절대 얼음처럼 차서는 안 되며, 한꺼번에 많이 마시지 않도록 해야 한다.

　단식은 식이요법을 통해 배변 활동이 활발히 이루어지게 해줌과 동시에 독성 물질을 제거해주는 가장 빠른 방법이지만, 그와 병행해 휴식도 충분히 취해야 한다. 나는 휴식이 치유에 꼭 필요한 과정 중 하나라고 생각한다. 휴식을 통해 여러 해에 걸쳐 누적된 몸 안의 독성 물질을 제거하는 데 필요한 활력을 되찾을 수 있기 때문이다. 그래서 단식을 할 때는 육체적·정신적으로 완전한 휴식을 취해야 한다. 몸에 활력을 불어넣어주는 데 휴식을 취하는 것보다 더 좋은 방법은 없다.

　단식을 하는 날에는 여기서 권하는 장 관장이 아닌 일반 관장을 해 하부 장을 비워야 한다. 만일 운동을 좀 병행하고 싶다면 걷기를 권한다. 걷기는 평지에서 하고, 피로를 느낄 만큼 심하게 걷지는 말아야 한다. 만일 추운 지역에 산다면 몸이 한기를 느끼지 않게 쇼핑몰이나 기타 따뜻한 곳에서 걸으라. 단식을 하는 중에는 피로를 느낄 만한 일은 일절 하지 않는 것이 중요하다.

|포도 단식|

포도 단식을 할 경우, 매일 3시간 간격으로 평균 0.45kg씩 약 1.8kg의 포도를 먹게 된다. 그리고 포도를 먹을 때는 씨까지 같이 먹어야 하는데, 씨 없이 먹는 것보다 씨와 함께 먹는 것이 영양가가 더 높기 때문이다. 요즘 사람들은 씨를 뺀 포도가 포함된 혼합 식품을 너무 많이 먹는다. 원래 자연이 우리에게 제공하는 음식 그대로 먹는 것이 가장 영양가가 높은 법이다. 콩코드 포도, 프레즈노 뷰티 포도, 무스카트 포도, 빨간 포도 등이 단식용으로 좋은 포도들이다.

다시 강조하지만, 포도 단식을 할 때는 씨와 함께 먹는 것이 좋다. 포도 씨를 싸고 있는 타르타르산이 장염을 예방하는 데 도움이 되기 때문에 씨와 함께 먹는 것이 훨씬 효과적이다. 이때 씨를 통째로 삼키지 말고 씨에서 타르타르산이 모두 나오게 꼭꼭 씹어 먹어야 한다. 포도를 껍질째 씹으면 아주 쓴맛이 날 것이다. 쓴맛이 나는 것은 포도 씨에 다량의 칼륨이 들어 있기 때문이다. 칼륨은 우리 몸 안의 산을 중화시켜 주는 아주 좋은 알칼리성 미네랄이자 세척제다.

특히 포도 단식을 시작할 때는 여기서 권하는 장 관장이 아닌 일반 관장을 해야 한다. 장 안에 독성 물질들이 쌓여 있을 것이기 때문에 그것을 모두 쓸어낼 필요가 있다.

포도 단식은 5~10일 정도는 전문가의 감독 없이 해도 좋지만, 그 이상 할 경우에는 잘 관리해줄만한 사람에게 도움을 청할 필요가 있다. 당신의 몸에서 뭔가 이상한 반응이 일어날 때 도움을 줄 수 있는 사람이어야 한다. 포도 단식 중에 나타나는 이상 반응은 독성 물질이 제거되는 과정에서 나타나는 치유의 위기인 경우가 많다.

| 수박 세척 |

수박의 계절은 식이요법으로 장 안의 독성 물질을 제거하기에 안성맞춤이다. 수박은 아주 뛰어난 이뇨제여서 수박만 먹을 경우 장 안에 들어 있는 온갖 노폐물을 제거하는 데 큰 도움이 된다. 수박에 곁들여 물까지 마신다면 독성 물질들이 신장을 통해 몸 밖으로 배출된다.

수박 세척을 하려면 식사 때마다 평상시 먹던 음식 대신 수박만 먹으면 된다. 그것을 3~4일 또는 5일간 계속하도록 하라.

| 당근즙 단식 |

특정 질병을 치유해주는 특별한 즙이 있다고는 생각하지 않지만, 그간 내 환자들 중 상당수가 당근즙을 먹고 큰 효과를 보았다. 단순한 한 가지 음식만 섭취하면 우리 몸, 특히 소화계가 휴식을 취할 여유가 생겨 혹시라도 있을지도 모를 질병이 치유되고 건강이 회복되는 것이 아닌가 싶다. 그런 요술을 부리는 것은 음식으로부터의 휴식이다. 이런저런 음식을 섞어 먹지 않고 음식 자체를 줄임으로써 소화계와 배설계가 휴식을 취해 건강 문제들을 극복할 여력이 생긴다.

당근즙 단식에서는 3시간 간격으로 또는 원한다면 더 자주 220g 정도의 당근즙을 마신다. 이를 10일간 또는 20일 내지 그 이상 계속한다. 그러나 20일 이상 당근즙 단식을 할 때는 반드시 의사의 감독을 받아야 한다. 내 환자 중 한 사람은 꼬박 1년 동안 당근즙 단식을 했다. 1년 내내 당근즙만 먹는다는 것은 대단한 일이 아닌가? 물론 이것은 극단적인 예다. 나는 극단적인 것을 좋아하지 않지만, 어떤 목적을 달성하려면 가끔 극단적인 선택을 해야 할 때도 있다. 이 환자는 극심한 장 장애가 있었는데, 당근즙 단식으로 완전히 치유됐다. 그의 장에서는 빈번히 점액이 쏟아져 나왔으며, 도저히 믿기 어려울 정도로 거의 끊임없이 독성 물질을 쏟아냈다. 그의 몸에서 배출된 독성 물질들은 색이 아주 시꺼먼 경우가 많았다. 그의 장 속에 만성적으로 쌓여 있던 독성 물질들이 모두 배출된 것이다.

| 엽록소 세척 식이요법 |

평소 식단에 액체 엽록소를 추가하면 아주 좋다. 특히 단식을 시작하기에 앞서 3~4일간 3시간 간격으로 액체 엽록소를 섭취하면 놀라운 효과가 있다. 나는 엽록소야말로 최고의 장염 세척제라고 믿는다. 몸에서 장염을 제거하려면 푸른 채소를 먹는 것이 최고다. 액체 엽록소는 주로 알팔파 잎에서 추출되는데, 칼륨과 철이 아주 풍부하게 들어 있다.

엽록소 세척 식이요법을 할 때는 오로지 물과 엽록소만 먹게 된다. 3~4일간 3시간 간격으로 220g 정도의 물을 마신다. 증류수에 1티스푼 분량의 액체 엽록소를 타서 마시면 더 좋다. 원한다면 물 대신 채소즙을 마셔도 된다. 하지만 다른 음식이나 음료수를 섭취해서는 안 된다.

단식이나 제한된 식이요법 끝내기

단식이나 제한된 식이요법을 끝낸 뒤 곧바로 다시 평상시의 음식들을 먹어서는 안 된다. 단식이나 제한된 식이요법 기간이 길면 길수록 평상시의 음식으로 되돌아가는 데도 더 많은 시간을 가져야 한다. 평균적으로 2~6일 정도의 시간을 갖는 것이 좋다. 그리고 단식이나 제한된 단식을 끝내기 전 하루 또는 이틀 동안은 더 이상 일반 관장을 하지 말아야 한다. 장이 자연스럽게 제 힘으로 움직일 수 있게 해주어야 하기 때문이다.

1주일 정도 물만 마시는 강도 높은 단식을 한 경우에는 단식을 끝낸 뒤 하루 이틀간 채소즙이나 과일즙 외에는 아무것도 섭취하지 말아야 한다. 3시간 간격으로 220g 정도의 즙을 마시도록 하라.

단식을 끝낸 뒤 3일째 되는 날에는 아침과 점심 때 껍질을 벗겨 총총히 썬 오렌지를 먹도록 한다. 오렌지 알맹이는 장에 가장 좋은 음식 중 하나다. 오렌지를 먹고 싶지 않다면 대신 잘게 썰어 1분가량 찐 당근을 먹어도 좋다. 오렌지나 당근 모두 독성 물질을 제거하는 데 도움이 된다. 단식 후 3일째 되는 날 저녁에는 약간의 채소샐러드를 먹어도 무방하다.

단식이 끝난 뒤 4일째 되는 날에는 오전 10시에 220g 정도의 즙을 마시고, 오후 3시에 다시 똑같은 양의 즙을 마시도록 하라. 5일째 되는 날에는 아침에 신선한 과일을 먹어도 좋으며, 거기에 220g 정도의 채소즙이나 감귤류 이외의 즙을 곁들이도록 하라. 그리고 오전 10시에 다시 220g 정도의 즙을 마신다. 점심에는 약간의 샐러드와 220g 정도의 즙을 마신다. 오후 3시에 즙을 한 번 더 마셔도 좋다. 저녁에는 샐러드와 익힌 채소 그리고 즙을 마신다. 6일째 되는 날 아침에는 달걀 한 개 또는 1테이블스푼 분량의 견과류 버터를 추가해도 좋고, 점심과 저녁에는 채소를 더 추가해도 좋다. 7일째 되는 날에는 다시 평상시의 식사를 시작해도 된다. 평상시의 식단에 어떤 것들을 포함시키는 것이 좋을지를 판단하는 데 간단한 지침이 필요하다면 208페이지의 '섬유질, 윤활 작용 그리고 습기'를 참고하라.

나는 평상시의 식단을 짤 때 다음에 설명할 '건강과 조화를 위한 식이요법'을 따르도록 권한다. 그러나 만일 단식이나 제한된 식이요법을 한 뒤라면 앞서 설명한 대로 단식을 끝낸 뒤 다시 평상시의 식사를 시작하기 전에 시간 여유를 두어야 한다. 평상시의 식사를 다시 시작한 첫날에는 '건강과 조화를 위한 식이요법'대로 식사를 하되 탄수화물과 단백질 음식은 피하라. 둘째 날에는 탄수화물 음식을 먹어도 좋다. 그리고 셋째 날에는 단백질 음식을 먹어도 좋다.

건강과 조화를 위한 식이요법

대부분의 다른 식이요법과는 달리 건강과 조화를 위한 식이요법은 일시적인 식이요법도, 치료를 위한 식이요법도 아니다. 이 식이요법이 평상시의 식습관이 되어야 한다. 이 식이요법을 일상생활의 일부처럼 만들면 비타민과 미네랄 그리고 칼로리 섭취는 그리 신경 쓸 필요가 없게 될 것이다. 대부분의 식이요법은 특정한 목적, 즉 몸무게 줄이기나 세척 또는 알레르기 반응 제거 등이다. 그리고 그런 식이요법들은 다소 극단적이거나 일시적으로 행해지는 경우가 많다. 다시 말해 일단 목적을 달성하고 나면 대개 다시 예전의 식생활로 되돌아간다. 그러나 내가 권하는 건강과 조화를 위한 식이요법은 지속성이 있다. 우리 몸이 평상시에 필요로 하는 모든 것을 채워줄 만큼 포괄적인 식이요법이기 때문이다. 잠시 유행했다가 사라지는 체중 감량 식이요법들과는 다르다. 그런 식이요법들은 잠시 활용하면 해롭지 않을 수도 있지만, 대개 제한적이며 편중되어 있어 장기간에 걸쳐 우리 몸이 필요로 하는 것들을 충족시켜주지는 못한다.

실질적인 건강과 조화를 위한 식이요법은 아침 식사 전부터 시작된다. 아침에 일어나면 아침 식사를 하기 적어도 30분 전에 110~170g 정도의 과일즙을 마신다. 이때 마시는 과일즙은 포도, 파인애플, 말린 자두, 무화과, 사과, 블랙베리 같은 달지 않은 천연 과일즙이어야 한다. 과일즙 대신 1티스푼 분량의 액체 엽록소를 첨가한 따뜻한 물을 한 컵 마셔도 좋다. 아니면 수프와 레시틴(글리세린 인산을 포함하고 있는 인지질-역자 주)으로 만든 음료수를 마셔도 좋다. 이 음료수를 만들려면 따뜻한 물 한 컵에 1티스푼의 채소수프 가루와 1테이블스푼 분량의 레시틴 알갱이를 넣어 녹인 뒤 저어주기만 하면 된다.

아침 과일즙을 마시고 아침 식사를 하기 전에 스킨 브러싱을 하라. 스킨 브러싱을 마친 후에는 잠시 운동을 하고, 심호흡을 하거나 그냥 편히 쉰다. 그런 다음 샤워한다. 샤워할 때는 처음에는 따뜻한 물로 시

> **섬유질, 윤활 작용 그리고 습기**
>
> 여기에서는 어떤 음식을 먹는 것이 좋을지 판단할 때 염두에 두어야 할 간단한 지침을 소개한다. 당신이 먹는 음식은 장 속에 들어갔을 때 섬유질과 윤활 작용 그리고 습기를 보장해줄 수 있는 것이어야 한다. 섬유질, 윤활 작용과 습기가 잘 어우러지면 이상적인 장 환경이 만들어진다. 앞에서도 누차 얘기했듯이 섬유질은 장의 배변 활동에 도움을 준다. 윤활 작용은 음식물이 장관을 따라 쉽게 항문까지 이동할 수 있게 해준다. 그리고 습기는 변이 말라 변비를 일으키는 것을 막아준다.
> 만일 어떤 음식이 섬유질, 윤활 작용 그리고 습기에 도움이 되지 않는다면 그 음식은 먹지 않는 것이 좋다.

작해서 약간 시원하다고 느껴져 호흡이 약간 빨라질 때까지 점차 물 온도를 낮추도록 하라. 절대 아침에 일어나자마자 샤워하지는 말라. 샤워가 끝나면 아침 식사를 한다.

|아침 식사|

매일 아침 식사 때는 약간의 과일과 탄수화물 음식, 그리고 건강 음료를 마시도록 하라. 가능하면 제철 과일을 먹는 것이 좋다. 아침 식사로는 멜론이나 포도, 복숭아, 배, 베리류, 그리고 사과가 좋다. 원한다면 과일에 약간의 땅콩을 섞어도 좋고, 견과류 버터 한 조각을 얹어 먹어도 된다. 싱싱한 과일을 구할 수 없다면 유황으로 가공 처리되지 않은 살구나 자두, 무화과 같은 말린 과일에 수분을 보충해 먹는다. 호두 버터와 수분을 보충한 말린 과일 만드는 법은 부록에 자세히 나와 있다.

> **권장 탄수화물 음식**
>
> 다음 탄수화물 음식들은 '건강과 조화를 위한 식이요법' 용도로 쓰면 특히 좋다.
>
> - 바나나와 허버드 호박
> - 생 바나나(생것으로 먹으려면 잘 익어야 한다) 혹은 구운 바나나
> - 보리
> - 쌀·보리 겨 머핀
> - 찐 현미
> - 수수, 스틸컷 오트밀, 통밀 같은 곡물을 익힌 것
> - 바삭한 호밀 웨이퍼
> - 구운 감자
> - 통밀 또는 잡곡, 옥수수, 대두로 만든 빵
> - 찐 야생 쌀

    탄수화물 식품의 경우 '권장 탄수화물 음식'에서 고르면 된다. 만일 온전한 곡물 시리얼을 먹기로 결정했다면 가능한 한 열을 조금 가해 적당히 익히도록 하라. 시리얼은 이중냄비나 보온병에 넣고 조리하면 더 좋다. 음료수는 212페이지에 있는 '권장 음료'에서 고르도록 하라.

    과일과 탄수화물 식품, 건강 음료 외에 해바라기 씨, 왕겨, 맥아, 아마 씨, 덜스 분말, 채소수프 분말 같은 보충식품도 한 가지 이상 먹도록 하라. 아침 식사용 시리얼이나 과일에 자신이 선택한 보충식품을 1티스푼 정도 뿌려 먹어도 좋다.

〈표 6-1〉 젠센 박사가 권장하는 식단표

아침 식사	점심 식사	저녁 식사
1일차		
· 수분을 보충한 말린 살구 · 스틸컷 오트밀 · 귀리짚 차 · 자신이 선택한 보충식품(해바라기 씨, 왕겨, 맥아, 아마 씨, 덜스 분말, 채소수프 분말) · 반숙한 달걀 또는 수란(선택 품목)	· 생 샐러드 · 베이비 리마콩 · 구운 감자 · 스피어민트 차	· 소량의 생 샐러드 · 깍둑썰기를 한 셀러리와 당근 · 찐 시금치 · 달걀 오믈렛 · 채소수프
2일차		
· 얇게 썬 복숭아 · 코티지치즈 · 허브 차 · 자신이 선택한 보충식품	· 건강에 좋은 하인(hain) 또는 나소야(nasoya) 마요네즈를 곁들인 생 샐러드 · 찐 아스파라거스 · 잘 익은 바나나와 찐 현미 · 채소수프나 허브 차	· 소량의 생 샐러드 · 익힌 사탕무 잎 · 석쇠에 구운 스테이크나 소갈비 같은 소고기 · 콜리플라워 · 컴프리 차
3일차		
· 싱싱한 무화과 · 콘밀 시리얼 · 셰이브 그래스 차 · 자신이 선택한 보충식품 · 모든 형태의 달걀 또는 견과류 버터(선택 사항)	· 사워크림 드레싱을 얹은 생 샐러드 · 익힌 껍질콩이나 구운 허버드 호박 · 콘브레드 · 사사프라스 차	· 소량의 생 샐러드 · 코티지치즈 · 치즈 스틱 · 사과, 복숭아, 포도 또는 견과류 버터(최소 두 가지 선택) · 사과즙

4일차

· 가공하지 않은 생 애플소스와 블랙베리 · 약불에서 익힌 반숙 달걀 또는 수란 · 허브 차 · 자신이 선택한 보충식품	· 생 샐러드 · 프렌치드레싱을 얹은 생 샐러드 · 구운 주키니와 오크라 · 바삭한 호밀 웨이퍼 · 버터밀크 또는 허브 차	· 소량의 생 샐러드 · 찐 근대 · 구운 가지 · 구운 간과 양파 · 감 · 알팔파민트 차

5일차

· 수분을 보충한 말린 복숭아 · 수수 시리얼 · 알팔파민트 차 · 자신이 선택한 보충식품 · 모든 형태의 달걀 또는 견과류 버터(선택 사항)	· 생 샐러드 · 가늘게 썬 가지와 토마토를 듬뿍 곁들인 구운 피망 · 구운 감자 또는 쌀·보리겨 머핀 · 당근즙 또는 허브 차	· 요구르트와 레몬을 곁들인 소량의 생 샐러드 · 여러 종류의 푸른 채소를 찐 것 · 사탕무 · 레몬 조각을 올린 찐 생선 · 리크즙

6일차

· 잘게 썬 천도복숭아와 사과 · 설탕 등을 넣지 않은 플레인 요구르트 · 허브 차 · 자신이 선택한 보충식품	· 잘게 썬 천도복숭아와 사과 · 설탕 등을 넣지 않은 플레인 요구르트 · 허브 차 · 자신이 선택한 보충식품	· 소량의 생 샐러드 · 익힌 껍질콩 · 찐 여름호박 · 렌즈콩 크림수프 · 아몬드 넛 크림을 곁들인 신선한 복숭아 젤라틴

7일차

· 말린 자두와 수분을 보충한 말린 과일 · 현미 · 귀리짚 차 · 자신이 선택한 보충식품	· 레몬과 올리브오일을 뿌린 생 샐러드 · 찐 통보리 · 셀러리 크림수프 · 찐 근대 · 허브 차	· 소량의 생 샐러드 · 깍둑썰기를 하여 찐 당근과 완두콩 · 토마토주스가 든 젤리 · 어린 양다리 로스트 · 민트소스

권장 음료

다음 음료들은 '건강과 조화를 위한 식이요법' 용도로 쓰면 특히 좋다.

- 알팔파민트 차
- 버터밀크
- 커피 대용 음료
- '젠센 박사가 애용하는 건강 음료'
- 허클베리 차
- 귀리짚 차
- 파파야 차
- 생우유
- 당근수프나 리크수프, 셀러리 크림수프, 렌즈콩 크림수프
- 채소수프

|오전 중반의 간식|

오전 10시 30분에 아침 식사와 점심 식사 사이에 간식을 먹을 수도 있는데, 170~220g 정도의 채소수프나 채소즙 또는 과일즙을 먹으면 아주 좋다. 채소수프나 채소즙은 모두 건강에 좋고 허기도 채워주지만, 정오쯤에 영양가 있는 점심을 먹지 못하게 할 만큼 배부르지는 않다.

|점심 식사|

점심은 생채소와 과일로 만든 생 샐러드와 탄수화물 음식 한두 가지를 먹고 건강 음료를 마신다. 샐러드를 만들 때는 '권장 샐러드용 채소'에서 4~5가지를 골라 섞으면 된다. 탄수화물 음식은 '권장 탄수화물

음식'에서, 음료는 '권장 음료'에서 고르도록 하라.

저녁 식사 대신 점심 식사를 할 수도 있는데, 그럴 경우에도 똑같은 하루 일정을 따라야 한다. 생채소나 생과일을 소화시키려면 적절한 운동이 필요한데, 대개 다른 때보다 점심 식사 후에 운동을 더 많이 하게 된다. 점심 때 생 샐러드를 먹으라고 권하는 이유는 바로 그 때문이다.

| 오후 중반의 간식 |

오후 3시쯤에 오후 중반의 간식을 먹을 때는 '젠센 박사가 애용하는 건강 음료' 한 컵, 170~220g 정도의 채소즙이나 과일즙, 과일 한 조각이 좋다. '젠센 박사가 애용하는 건강 음료'에는 아내가 만들어주는 건강 음료의 조리법이 나와 있다.

젠센 박사가 애용하는 건강 음료

여기서 소개하는 건강 음료는 내가 여러 해 동안 애용한 건강 음료다. 아내 마리에게 "내 음료수 좀 만들어 달라."고 부탁할 때마다 그녀는 이 조리법대로 음료수를 만든다. 이 건강 음료는 맛도 좋은데다가 건강에도 좋아 오후 중반에 기운을 나게 해주는 음료로 아주 그만이다. 일이 너무 바빠 제대로 된 식사를 할 시간이 없을 때 점심 대신 이 건강 음료를 마시기도 한다.

220g 정도의 과일즙, 채소즙, 두유 또는 채소수프
아보카도 $\frac{1}{2}$개
1테이블스푼 분량의 껍질을 벗겨 곱게 간 참깨 또는 참깨 버터
1티스푼 분량의 꿀

> 위의 재료를 모두 믹서에 넣은 뒤 30초 정도 돌린 후 컵에 따라 마신다.

| 저녁 식사 |

저녁 식사 때는 생 샐러드 약간과 익힌 채소 두 가지, 단백질 식품 한 가지를 먹고, 원한다면 음료수도 한 컵 마시도록 하라.

1주일에 한 번은 저녁 식사 때 솔, 광어, 민물 송어 또는 바다 송어 같은 흰살 생선을 먹도록 하라. 육류나 생선을 먹지 않는 채식주의자라면 흰살 생선 대신 대두, 리마콩, 코티지치즈, 해바라기 씨나 다른 씨, 씨앗류 버터, 견과류 버터, 두유 또는 달걀을 먹어도 좋다. 달걀 오믈렛도 괜찮다. 그리고 1주일에 두 번은 코티지치즈나 쉽게 부서지는 숙성된 치즈를 먹어야 한다. 1주일에 세 번은 육류를 먹어도 좋다. 지방이 없는 살코기만 먹고, 돼지고기나 훈제된 고기, 절인 고기는 먹지 않도록 하라. 채식주의자라면 육류 대용품과 채식주의자용 단백질을 먹어

귀리짚 차

> 귀리짚 차는 규소 함유량이 많아 건강과 조화를 위한 식이요법에서도 권장하는 음식이다. 규소는 피부, 머리카락, 손톱·발톱의 건강과 직접 관련이 있는 미네랄이다. 귀리짚을 자세히 들여다보면 귀리 줄기가 반짝거리는 매끄러운 껍질로 덮여 있는 것을 볼 수 있는데 규소

성분 때문이다. 인체에 규소가 부족하면 머리카락이 윤기를 잃고 푸석해지며, 쉽게 빠진다. 또한 손톱·발톱이 잘 부서지거나 갈라지고, 피부도 탄력을 잃어 푸석푸석해지거나 주름이 생긴다.

권장 샐러드용 채소

다음 채소들은 '건강과 조화를 위한 식이요법'에서 생 샐러드를 만들 때 쓰면 특히 좋다.

- 알팔파 싹
- 아스파라거스
- 아보카도
- 콩나물
- 당근
- 셀러리
- 오이
- 피망
- 오크라
- 양파
- 피멘토
- 무
- 순무
- 주키니

생 샐러드를 만들려면 위의 채소들 가운데 4~5가지를 다음 음식들과 섞으면 된다.

- 물냉이, 시금치, 사탕무 잎, 파슬리, 꽃상추, 갓 나온 근대, 허브, 양배추 같은 푸른 채소
- 배추상추, 보스턴상추, 빨간잎상추 같은 상추류
- 토마토

원한다면 샐러드에 건강에 좋은 드레싱을 얹어도 좋다.

도 좋다.

저녁 식사 때 단백질 식품을 섭취한 날 밤에는 '음식 법칙 9: 음식 조합의 법칙'을 상기하라. 그 법칙에 따르면, 특정 단백질 식품과 탄수화물 식품은 같이 먹어서는 안 된다. 앞에서 소개한 저녁 메뉴에서 단백질 식품과 탄수화물 식품을 어떤 식으로 나누는지 눈여겨보기 바란다.

권장 익힌 채소

다음에 소개하는 익혀 먹는 채소들은 '건강과 조화를 위한 식이요법'을 할 때 쓰면 특히 좋다.

- 아티초크
- 사탕무 잎
- 사탕무
- 브로콜리
- 양배추
- 당근
- 콜리플라워
- 가지
- 양파
- 완두콩
- 시금치
- 스프라우트
- 껍질콩
- 근대
- 순무
- 주키니

위의 채소들 외에 감자를 제외한 채소를 익혀 먹어도 좋다.

렌즈콩-당근 덩어리

렌즈콩-당근 덩어리는 훌륭한 식사 재료가 될 뿐 아니라, 큰 접시에 담아 얇게 썬 익힌 토마토와 잘게 썬 무, 기타 여러 가지 색깔의 채소들 사이에 놓을 경우 멋진 요리가 될 수도 있다.

잘게(8㎜ 정도 두께) 썬 당근 3컵
익혀서 물기를 뺀 렌즈콩 1½컵
납작 귀리 1컵
곱게 썬 양파 ½컵
곱게 썬 파슬리 2테이블스푼
타마리 2테이블스푼

1. 오븐을 170℃ 정도로 예열 후 식빵용 빵틀에 오일을 뿌린다.
2. 당근을 찐 다음 물기를 빼서 커다란 사발 안에 넣는다.
3. 당근에 렌즈콩을 넣고 삶은 감자 으깨는 기구로 으깬다. 거기에다 남은 재료들을 넣은 뒤 잘 섞는다. 그 모든 것을 식빵용 빵틀에 부은 뒤 35~40분가량 굽는다.
4. 빵처럼 익은 덩어리를 오븐에서 꺼내 5분 정도 세워둔다. 접시 위에 올린 뒤 먹기 좋게 썬다.

무엇을 먹느냐도 중요하지만 무엇을 흡수하느냐도 중요하다

잘 알겠지만, 어떤 방법으로 장 관리를 하든 늘 먹는 것에 신경 써야 한다. 그렇게 하지 않으면 허구한 날 건강 문제로 이 의사 저 의사를 찾아다니며 '의사 쇼핑'을 해야 하고, 근본 원인도 해결하지 못한 채 건강 상태만 더 악화되고 만성적으로 변해갈 것이다.

건강을 되찾고 유지하려면 건강에 좋은 음식을 잘 골라 먹어야 하지만, 어떤 음식을 먹느냐 하는 것만큼 중요한 문제가 또 하나 있다. 아무리 좋은 음식을 먹는다고 해도 늘 그 이점을 최대한 누릴 수 있는 것은 아니다. 우리 몸은 흡수해 들일 수 있는 것만 활용할 수 있기 때문이다.

따라서 건강상의 문제로 식습관을 바꾸려 할 때에는 자신의 소화 능력도 생각해보아야 한다. 예를 들어 생채소와 생과일로 만든 생 샐러드가 아무리 좋다 해도 대장염 환자의 경우 곧바로 많은 양의 생 샐러드를 먹을 수는 없다. 대장염 환자의 장벽은 그렇게 많은 섬유질을 처리할 수 있는 상태가 아니기 때문이다. 먼저 장 상태를 개선한 뒤 세척을 하고, 그런 다음 최종적으로 장을 재건해 많은 양의 섬유질을 소화할 수 있을 만큼 강하게 만들어야 한다.

일단 장의 소화력이 좋아지면 음식에 들어가는 섬유질 분량을 서서히 늘려 나가기 시작한다. 처음에는 가벼운 수프나 죽 형태로 시작하는 것이 좋다. 그런 다음 채소나 과일을 찐 상태로 먹거나 퓌레를 만들어 먹는다. 섬유질처럼 거친 음식을 다룰 수 있을 만큼 장이 좋아지면 생 샐러드를 실컷 즐겨도 되지만, 그전에는 장에 부담을 주지 않고 쉽게 소화될 수 있게 액체 샐러드 상태, 즉 믹서로 간 액체 상태로 먹어야 한다. 장이 더 건강해지고 튼튼해지면 자연 상태에 가까운 음식들을 점점 더 많이 식단에 포함시켜도 좋다.

건강한 삶에 이르는 길

이제 장 건강과 몸 전체의 건강 사이에 밀접한 관련이 있다는 사실은 충분히 알고 있으리라 믿는다. 그 관계는 양방향 도로와 같아서 장이 제 기능을 하지 못하면 몸이 건강할 수 없고, 몸이 건강하지 못하면 장도 건강할 수 없다. 다음 '법칙'들을 잘 알아두면 육체적·정신적 건강을 극대화하는 데 도움이 될 것이다.

- 바로 전 끼니 때 먹은 음식이 아직 소화가 안 돼 몸과 마음이 편치 않다면 다음 식사는 건너뛰어라.
- 간소한 식사라도 진정 먹고 싶을 때만 먹어라.
- 필요 이상으로 많이 먹지 말라. 포만감이 느껴질 정도로 먹어서는 안 된다.
- 음식은 아주 철저히 씹어 삼키도록 하라.
- 아프거나, 감정적으로 흥분해 있거나, 배가 고프지 않거나, 몸이 으슬으슬하거나, 열이 많이 날 때는 식사를 하지 말라.
- 급성 질환에 시달릴 때는 절대 먹지 말라.
- 매일 스킨 브러싱을 하라.
- 매일 경사판을 이용해 운동하라.
- 매일 운동하라.
- 매일 코로 숨쉬기를 하라.
- 담배를 피우거나 술을 마시지 말라.
- 일찍 자도록 하라. 몸이 안 좋을 때에는 평소보다 더 많이 쉬어야 한다. 골치 아픈 문제는 절대 잠자리까지 끌고 가지 말고 다음 날 생각하라. 그리고 잠자는 곳은 환기가 잘되어야 한다.

장을 제대로 관리하려면 아주 신중하고 조심해야 한다. 상식적이라고 생각되는 대로 행동해서는 안 된다. "상식은 사실 별로 상식적이지 않다."는 볼테르의 말을 기억하라. 소화 문제는 상식 이상의 것들을 요구한다는 사실도 잊지 말라. 그런 경우 건강 전문가의 경험과 지식이 필요할 것이다. 절대 조언 구하는 일을 게을리 하지 말라.

2부

건강한 장을 위한 실천 방법

젠센 박사는 세포 조직 세척 프로그램을 제시하는데, '7일 세척 프로그램'과 '7주 증강 및 교체 프로그램'이 그것이다. 전자는 인체 내에서 각종 독성 물질과 노폐물을 깨끗이 제거하는 프로그램이고, 후자는 인체의 균형과 건강을 되찾아주는 '몸의 유지 프로그램'으로서 '노폐물의 배설'에 초점을 맞춰, 장 관리를 잘할 수 있는 실제적인 방법이 일목요연하게 정리되어 있다.

7장 7일 세척 프로그램

이전 장들에서 장이 중독되어 기능이 떨어지면 세 가지 방식으로 질병이 생기게 된다는 점을 지적했다. 첫째, 중독되어 기능이 떨어진 장 그 자체가 질병이 생기기 좋은 환경이 된다. 둘째, 장 통과 시간이 길어져 더 많은 독성 물질이 장벽을 통해 혈액과 림프 속으로 들어가게 된다. 그리고 독성 물질이 혈액과 림프를 따라 온몸으로 퍼져 나가 다른 원인들에 의해 가뜩이나 약해져 있던 세포 조직들이 질병에 걸릴 가능성이 더 높아진다. 셋째, 장에 염증이 생길 경우 신경궁 반사 현상이 일어나 멀리 떨어진 인체의 다른 부위에 이런저런 증상이 나타난다.

중독되어 기능이 떨어진 장은 또 다른 방식으로 질병을 일으키기도 한다. 장 통과 시간이 길어지면서 인체 내에 독성 물질이 늘어나면, 곧 인체의 면역체계에 문제가 생긴다. 인체 내에 쌓인 독성 물질을 제거하기 위해 많은 수의 백혈구가 동원되면서 질병을 일으키는 다른 여러 미생물로부터 인체를 지켜줄 백혈구가 줄어들게 된다. 이런 식으로 면역체계가 약화되면 암이나 다른 퇴행성 질병이 생길 가능성이 높아진다.

이처럼 중독되어 기능이 떨어진 장 때문에 생겨나는 문제들을 일거에 해결해줄 수 있는 최선의 방법은 최대한 철저히 장을 세척하는 것이다. 면역체계는 독성 물질이 최소한 쌓여 있는 깨끗한 몸 안에서만 제 힘을 발휘할 수 있다. 세포 조직 속에 많은 독성 물질이 들어 있다는 것은 이미 인체의 자연스러운 방어체계가 일부 또는 완전히 손상되었다는 것을 의미한다. 건강을 회복하려면 모든 배설기관, 특히 장을 제대로 관리하고 보살피면서 세포 조직들을 깨끗하게 세척해주어야 한다. 그러려면 식습관을 개선하고, 적절한 운동을 하고, 신선한 공기를 마시고, 적절히 햇볕을 쬐고, 긍정적인 인생관을 갖는 등 건강한 생활 방식이 뒷받침되어야 한다.

이 책에서 소개하는 장세척 프로그램은 오랜 기간에 걸쳐 아주 뛰어난 효과를 검증받은 프로그램이다. 따라서 좀 더 널리 알려지고 검증되어 병원과 요양소 등에서 다양한 질병을 치료하는 데 이용되었으면 하는 바람이 있다. '궁극적인 세포 조직 세척 프로그램'은 나쁜 습관들로 생겨난 문제들을 해결하기 위한 예방 건강 프로그램의 일환으로 만들어진 것임을 기억해주기 바란다. 건강에 해로운 습관들을 그대로 놔둔 채 지속적인 효과가 있는 좋은 결실을 맺을 수는 없다.

궁극적인 세포 조직 세척 프로그램은 모든 것을 새롭게 시작해보겠다는 의지를 가진 사람을 위한 것이다. 이 프로그램을 시작하려면 마음가짐부터 새롭게 해야 한다. 건강을 해치는 습관을 버리고 활기찬 삶을 보장해주는 습관의 씨앗을 뿌리고 가꾸어나가면 결국 새로운 건강과 활력이라는 열매들을 거둬들이게 될 것이다.

궁극적인 세포 조직 세척 프로그램에서는 몸 안에 쌓인 독성 물질들을 제거하기 위해 기계적인 방법과 식이요법은 물론 생활 방식을 바꾸는 방법 등을 활용한다. 이 프로그램은 6~8개월 정도 지속되며, 다음과 같이 6단계를 밟는다.

1. 7일 세척 프로그램을 따른다.
2. 7주 증강 및 교체 프로그램을 따른다.
3. 7일 세척 프로그램을 반복한다.
4. 7주 증강 및 교체 프로그램을 반복한다.
5. 7일 세척 프로그램과 7주 증강 및 교체 프로그램을 6~8개월간 번갈아 가며 반복한다.
6. 규칙적이고 건강한 식습관을 유지한다.

궁극적인 세포 조직 세척 프로그램은 필요한 만큼 반복해서 할 수 있다. 단, 프로그램을 시작하기에 앞서 의료 전문가와 상담해보는 것이 좋다.

현재 건강을 회복하고 유지할 수 있게 해주는 치료법은 아주 많지만, 인체 내에 독성 물질이 그대로 쌓여 있는 상태에서는 그런 치료법들이 제대로 효과를 발휘하기 어렵다. 그리고 인체 내의 독성 물질들을 완전히 해독하지 않은 상태에서의 치료법은 필요한 세포 조직의 교체 효과도 기대할 수 없다. 그러나 이 책에 소개된 세포 조직 재건 프로그램을 따른다면 기능이 떨어진 오래된 세포 조직들은 제 기능을 발휘할 수 있는 깨끗하고 새로운 세포 조직들로 교체될 것이다. 만성 질환이나 퇴행성 질환을 완화하기 위해 다양한 방법을 쓸 수 있지만, 가장 좋은 것은 역시 자연요법과 올바른 생활 방식이다. 현명한 의사라면 가능한 한 약을 쓰지 않는 자연요법을 선택해 증상을 억눌러 부작용이 초래되게 하지는 않을 것이다.

내가 알고 있는 한 인체에서 독성 물질을 해독하는 가장 신속하고 바람직한 방법은 모든 것을 장에서부터 시작하는 것이다. 장은 모든 배설기관의 왕이기 때문에 어떤 해독 프로그램이든 무엇보다 먼저 장을 세척해 장의 기능을 되찾는 일부터 시작하는 것이 현명하다. 게다가 사람들은 의당 돌봐야 할 장을 제대로 돌보지 않는다. 부적절한 식습관과 스트레스가 쌓이는 생활 방식, 자연스러운 배변 욕구의 억압 등을 통해 스스로 장 기능 장애를 초래하고 있다. 궁극적인 세포 조직 세척 프로그램은 물과 자연보조식품, 식품첨가물 등을 활용하는 특별한 장세척 프로그램으로, 정상적인 장 기능 회복에 큰 도움이 될 수 있다. 물론 장이 건강한 상태로 유지되고 최적의 기능을 발휘하려면 적절한 식습관이나 생활 방식이 필수이며, 이 프로그램이 그런 것들을 대신할 수는 없다.

세포 조직 세척에 필요한 마음가짐

궁극적인 세포 조직 세척 프로그램을 시작하기에 앞서 반드시 마음의 준비부터 해야 한다. 부정적인 태도, 부적절한 식습관, 잘못된 생활 방식 등 오랜 세월 몸에 밴 것들을 바꾸겠다는 결심을 해야 한다. 아마 당신의 장은 오랫동안 적절한 영양분을 공급받지 못해 기능이 떨어져 있을 것이다. 그 결과 인체 내에 불필요한 독성 물질들이 쌓여 있을 텐데, 이제 그 모든 것을 제거할 때가 됐다.

궁극적인 세포 조직 세척 프로그램을 따르다 보면 도저히 믿기 어려운 일들을 경험하게 될 것이다. 당신은 자신의 장 속에서 어떤 것들이 쏟아져 나올지 알지 못한다. 나는 단 한 차례의 세척 작업을 받은 뒤 딱딱하게 굳은 독성 물질을 무려 11l 가까이 쏟아낸 사람도 봤다. 정말 믿기 어려울 것이다. 장에서 포도 씨가 쏟아져 나온 사람도 있었는데, 그는 9개월간 포도는 입에 댄 적도 없다고 했다. 그 포도 씨는 대체 어디에 있었던 것일까? 3년간 팝콘은 입에 대지도 않았다는 사람의 장에서 팝콘이 나오는 것도 봤다. 그 팝콘들은 또 어디에 있었던 것일까? 우리의 장은 장벽을 따라 붙어 있는 점막 속에 그런 것들을 쌓아놓는다. 점막의 주름 속에는 오랜 기간 동안 온갖 독성 물질이 들어 있을 수 있다. 나 역시 장관의 점막 안에 시커먼 독성 물질들이 그렇게 많이 쌓여 있으리라고는 상상도 하지 못했는데, 세척 프로그램을 진행하다 보니 내 눈으로 직접 그런 것들을 목격할 기회가 생겼다.

이제 곧 대장을 따라 붙어 있는 무거운 점막을 분해하는 방법에 대해 살펴보게 되는데, 그에 앞서 대장에 왜 이렇게 무거운 점막이 생기게 되는지부터 알아본다. 장관은 점액을 분비해서 스스로를 자극으로부터 보호한다. 우리가 섭취한 음식이 장을 자극하거나 제대로 소화되지 않아 자극을 가하는 잔여물을 남기게 되면 장은 자연스럽게 점액을 분비해 자신의 민감한 세포 조직들을 보호한다. 장이 점액을 분비하는 것은 굴이 진주 같은 것을 만들어 날카로운 모래알로부터 자신의 민감한 세포 조직을 보호하는 것과 유사하다. 장 속의 내용물이 천천히 이동할 때 장벽에 대한 자극은 더 심해진다.

도널드 맨텔 박사는 이런 말을 했다. "나는 대장이 의학계에서 가장 소홀히 취급되는 부위 중 하나라고 생각한다. 일반적인 대장 치료 과정에서 쏟아져 나오는 것들을 보면 정말 흥미롭다. 점액과 기생충, 그리고 아주 오래된 더러운 물질들을 볼 수 있는데, 그것들은 모두 환자의 대장 속에 몇 년 동안 들어 있던 것이다. 마치 고무에 유황을 섞은 가황고무처럼 보이며, 실제로 가황고무처럼 밀도가 높기도 하다."

7일 세척 프로그램을 받는 동안 많은 사람들의 장에서 기생충이 나온다. 한 여성은 문자 그대로 기생충을 한 양동이나 쏟아냈다. 또 다른 여성은 기생충을 없앤 뒤 유방 문제가 완화되어 장이 신경궁 반사를 통해 다른 부위들에 미치는 영향을 또다시 입증했다.

오늘날에는 많은 의료계 전문가들이 건강해지려면 장을 깨끗하게 유지해야 한다는 사실을 인정하고 있다. 앞서 살펴봤듯이 충수돌기염, 폐나 쓸개의 감염, 심장 및 혈관의 기능 장애, 축농증, 관절염, 류머티즘 같은 질환들은 모두 그 뿌리가 대장의 기능 저하에 있다. 오늘날에는 대장의 굴곡부와 직장, 항문 부위의 질환들이 점점 더 늘어나고 있다. 치질, 누관, 전립선 질환, 악성 종양 같은 질환 때문에 얼마나 많은 환자들이 수술이나 각종 치료를 받고 있는지 생각해보라. 여기까지 읽은 독자라면 장관의 상태가 인체의 다른 부위들에 이런저런 영향을 준다는 것을 너무나 잘 알 것이다. 건강 증진 프로그램 내용 가운데 가장 중요한 것은 아마도 장 관리일 것이다. 자, 그럼 이제 궁극적인 세포 조직 세척 프로그램을 시작할 준비를 해보자.

7일 세척 프로그램에 필요한 도구 및 기타 준비물 목록

7일 세척 프로그램에는 여러 가지 도구와 준비물, 식품, 그리고 보조식품 등이 필요하다. 식품 및 보조식품 목록에는 세척 프로그램 진행 기간 중 필요한 각 품목의 전체 양이 열거되어 있다. 사람에 따라 필요한 품목의 양이 다르며, 제조회사마다 포장되어 나오는 양이 다르다. 이런 품목들을 구입할 때는 라벨을 잘 읽어보고 자신에게 가장 적절한 양만큼 포장되어 있는 것들로 고르는 것이 좋다. 7주 증강 및 교체 프로그램을 진행하려면 이런저런 품목들이 추가로 더 필요할 것이다.

7일 세척 프로그램에 필요한 기본적인 품목들의 목록은 다음과 같다.

■ 관장용 도구
· 부속물들이 딸린 관장대(변기와 의자 사이에 걸쳐놓고 쓰는 기구)
· 직장 삽입용 플라스틱 꼭지
· 관장대의 머리 부분을 지탱해줄 튼튼한 의자(선택 품목)
· 15~19ℓ짜리 플라스틱 물통
· 물통에 부착할 수도꼭지(선택 품목)
· 관장대에 누울 때 등에 댈 타월(선택 품목)
· 관장대에 누울 때 머리에 댈 베개(선택 품목)
· 유아용 관장기
· 긴 손잡이가 달린 스킨 브러싱용 천연 털 브러시
· 세척용 음료를 담을 뚜껑 달린 0.5ℓ짜리 빈 병
· 관장 중에 복부를 마사지하는 데 쓸 테니스공(선택 품목)

■ 관장용 소모품
· 살균액 네오라이프 러기드 레드(Neolife Rugged Red) 1쿼트(1.13ℓ) 분량
· K-Y 윤활 젤리 3.75온스(약 1㎏)짜리 튜브 1개 분량

■ 식품 및 보조식품
· 세척용 음료로 쓸 사과주 35테이블스푼
· 세척용 음료로 쓸 사과즙 70온스(약 2㎏)
· 액체 칼슘-마그네슘 28테이블스푼: 온스(약 28그램)당 칼슘 320㎎, 마그네슘 40㎎
· 클로렐라 480정(정당 200㎎)/알팔파 224정(정당 550㎎)
· 액체 엽록소 24티스푼: 온스당 140㎎
· 관장용으로 쓸 추가 액체 엽록소(선택 품목)
· 세척용 음료로 쓸 점토수 35테이블스푼
· 관장용으로 쓸 추가 점토수(선택 품목)
· 대구간유 14젤라틴캡슐: 캡슐당 비타민 A 2,500 IU(비타민 양 효과 측정용 국제단위임—역자 주), 비타민 D 270 IU
· 소화효소 보조제 152정
· 덜스(식용 홍조류—역자 주) 28정(정당 550㎎)
· 아마 씨 14테이블스푼
· 아마씨차와 관장용으로 쓸 추가 아마 씨(선택 품목)
· 관장용으로 쓸 마늘(선택 품목)
· 허브 완하제 2정
· 허브 차
· 관장용 음료로 쓸 생꿀 35티스푼
· 세척용 음료로 쓸 장세척액 35티스푼
· 과일 또는 채소즙
· 나이아신 92정(정당 50㎎)
· 올리브오일 1컵
· 비타민 C 176정(정당 100㎎)
· 관장에도 쓰고, 음료와 수프로도 쓰고, 액체 엽록소를 희석시키는 데도

> 쓸 물
> · 밀 배아유 28 젤라틴 정(정당 약 500mg)
> · 사탕무즙 농축액(정당 약 300mg)

보조식품들

다음 보조식품들은 7일 세척 프로그램에서 특수한 목적에 쓰이는 것들이다. 이 식품들이 얼마나 유용한지를 좀 더 잘 이해할 수 있도록 각 식품의 특성에 대해 간단히 설명하고자 한다.

| 알팔파 |

알팔파 정 안에는 알팔파나무의 줄기와 잎에서 추출한 모든 섬유질이 함유되어 있다. 이 섬유질을 섭취하면 팽창되어 있거나 기능이 저하된 장에 운동 대상이 생겨 활력을 되찾게 된다. 물론 장 통과 속도도 빨라지게 된다. 알팔파는 적절한 섬유질을 제공해주지만, 늘어져 있던 장 속을 휘젓는 효과가 있어 평소보다 더 많은 가스가 차기도 한다. 그래서 나는 가스를 제거하기 위해 가끔 알팔파에 곁들여 소화효소가 함유된 정제들을 사용하기도 한다. 알팔파는 규소와 엽록소를 공급해주는 천연식품이기도 하다.

| 사과식초 |

사과식초는 칼륨을 다량 함유하고 있어 점액 및 장염 문제를 완화시켜주는 효과가 있다. 또한 사과식초는 인체를 알칼리화시켜주고, 근육

조직에 필요한 영양분을 공급해주며, 전해질 감소도 막아준다. 천연 제품이 아닌 증류한 흰 식초는 권하고 싶지 않다.

| 사과즙 |

사과즙은 보수성(保水性)이 있는 펙틴을 다량 함유하고 있어 장에 아주 좋다. 칼륨 및 다른 전해질도 다량 함유되어 있다. 일부 사람들에게는 사과즙이 약한 완하제 효과를 내기도 한다. 가능하다면 필터로 여과하지 않고 가공 처리되지 않은 사과즙을 쓰는 것이 가장 좋다.

| 칼슘-마그네슘 |

칼슘과 마그네슘이 모두 들어 있는 보조식품은 다양한 형태로 판매되고 있는데, 나는 액체 상태의 식품을 선호한다. 순수한 탈염수(무기산이나 염류를 제거한 물—역자 주)에 칼슘, 마그네슘, 인, 망간 등이 들어 있는 현탁액을 준비하도록 하라. 칼슘과 마그네슘은 근육의 수축 및 이완에 반드시 필요한 성분들이어서 장의 기능과 활력을 되살리는 데 아주 중요하다.

| 클로렐라 |

클로렐라는 영양가가 매우 높은 단세포 녹조로, 다른 어떤 제품보다 높은 비율의 엽록소가 함유되어 있다. 그래서 나는 클로렐라가 현재까지 알려진 해독제 중에서는 최고라고 믿는다. 현재 시장에는 여러 브랜드의 클로렐라가 나와 있다. 그중 하나는 일본 기업이 특허를 낸 제품

으로, 클로렐라의 세포벽을 잘게 쪼개 인체에 좀 더 쉽게 소화될 수 있도록 제조되었다. 나는 여러 해 전에 일본 클로렐라 제조 시설을 방문해 《클로렐라: 동양의 보석》이라는 책을 쓴 적도 있다.

| 점토수 |

점토수는 물에 점토가 들어 있는 현탁액으로, 더 이상 분해되지 않을 정도로 입자가 미세하다. 점토수는 흡착제보다는 자석에 가까워 많은 유해 화학 물질을 끌어들인다. 일부 점토 입자는 자기 무게의 40배나 되는 독성 물질을 표면에 끌어들일 수 있다.

| 대구간유 |

대구간유는 장에 윤활유를 바른 듯 매끄럽게 해주고, 쓸개를 자극해 수축되면서 쓸개즙을 방출하게 해준다. 그리고 배변 활동에 필요한 비타민 A와 B가 풍부하게 함유되어 있다. 노르웨이산 대구간유가 가장 품질이 뛰어나다.

| 소화효소 보충제 |

소화효소 보충제는 소화관 내벽 점액을 줄이는 데 도움이 되는 소화효소들을 섞어 만든 보충제다. 7일 세척 프로그램에 사용되는 소화효소 보충제에는 동물에서 채취한 췌장 효소 농축액이 함유되어 있어야 한다. 소화효소 보충제는 아주 강력해 7일 세척 프로그램 기간 중 소화관 내벽 점액을 줄여준다.

| 덜스 |

'켈프'라고도 알려진 덜스는 갑상선 활동을 촉진시켜주고, 신진대사 속도를 빠르게 해주어 혈액순환 개선에 도움을 준다. 덜스는 일종의 해초로, 유기 요오드가 함유되어 있다. 유기 요오드를 독성 물질인 무기 화학 요오드와 혼동해서는 절대 안 된다. 또한 약물로 쓰이는 요오드를 덜스 대용으로 써서는 절대 안 된다.

| 아마 씨 |

아마 씨는 장에 아주 좋은 식품이다. 심한 대장염을 앓고 있거나 다른 장 자극 및 염증이 있을 때, 푹 달인 탕약이나 차 형태로 관장액에 넣으면 장을 달래주고 치유해주는 역할을 한다. 장에 윤활유를 바른 것처럼 매끄럽게 해주는 역할도 한다. 아마씨차에 티스푼 하나 조금 더 되는 액체 엽록소를 추가해 관장액으로 써도 좋다.

아마씨차는 직접 마셔도 좋다. 직접 마실 때는 아마씨차 한 컵에 액체 엽록소 1티스푼을 섞어 하루에 세 번 마시는 것이 좋다. 장에 가스가 아주 많이 차거나, 경련이 있거나, 대장염 증세가 있을 때 아마씨차를 마시면 효과가 있다. 아마씨차는 건강 음료로도 좋고 관장액으로도 좋은데, 나는 지금까지 아마씨차를 마신 뒤 부작용이 나타난 사람은 본 적이 없다.

| 마늘 |

마늘은 그야말로 천하무적이다. 장내 기생충들은 마늘이라면 기겁

을 하기 때문에 장 안에 자리 잡고 사는 기생충들을 제거하는 데는 마늘이 최고다. 궁극적인 세포 조직 세척 프로그램 기간 중 기생충 감염 증세가 있을 경우 마늘을 써보라.

| 허브로 만든 완하제 정제 |

일반적으로 완하제는 쓰지 말아야 하지만, 세포 조직 세척 프로그램에서 권하는 허브로 만든 완하제는 안전할 뿐 아니라 건강에도 이롭다. 단, 반드시 카스카라 사그라다(변비에 효능이 있다고 알려진 허브―역자 주)와 큐라소 알로에 추출물이 함유된 제품을 사도록 한다. 자극성이 강한 모든 완하제는 습관성이 있어 장기간 사용해서는 안 된다. 절대 완하제를 쓰는 것이 습관이 되지 않도록 하라.

| 꿀 |

꿀은 7일 세척 프로그램 기간 중에 매일 세척용 음료 안에 넣어 마시게 된다. 가열하지 않은 날것 상태의 꿀을 구입하도록 하라. 즉 고온에서 열처리를 하지 않은 제품, 꿀의 효능을 떨어뜨릴 만한 가공 과정을 거치지 않은 제품을 선택하라는 것이다. 열처리를 하지 않은 날것 형태의 꿀은 라벨에 적혀 있을 것이다.

| 장세척제 |

장세척제로는 차전자씨(질경이과 약초의 씨―역자 주)보다 뛰어난 제품이 없다. 차전자씨를 물이나 다른 액체에 넣어 섞으면 보수성이 아주

뛰어난 점액질 덩어리가 된다. 그것이 인체에 들어가 대장벽 점액질에 들러붙게 되면 딱딱하게 굳어 있던 점액을 부드럽고 헐겁게 만들어 장벽에서 떨어지게 만든다. 그리고 수분 함유량이 높기 때문에 장의 연동 운동을 활성화시키는 데도 도움을 준다.

뛰어난 장세척제는 세포 조직 세척 프로그램에 없어서는 안 될 중요한 요소다. 많은 차전자 제품, 특히 제약회사에서 만든 차전자 제품에는 차전자 껍질 성분이 들어 있지 않은데다가 많은 양의 설탕이 포함되어 있는 경우가 많다. 따라서 어떤 제품을 구입하든 라벨을 잘 읽어보아야 한다.

| 액체 엽록소 |

항생제 사용이 일반화되기 전까지만 해도 의사들은 깊은 외과적 상처나 심하게 감염된 상처를 세척할 때 액체 염색소를 소독한 식수로 희석시켜 사용하는 경우가 많았다. 엽록소는 감염된 상처 부위에서 나는 악취를 제거해주는 역할을 한다. 그리고 항생제와 달리 엽록소는 건강에 이로운 바이오 세균으로, 장 속을 유해 세균들이 살기 힘든 상태로 만들어준다. 액체 엽록소는 박하 향을 첨가하거나 첨가하지 않은 상태로 두루 쓸 수 있는데, 장세척용으로 쓰는 경우에는 향을 첨가하지 말고 쓰기를 권한다.

| 나이아신 |

B군 비타민에 속하는 나이아신은 인체를 붉게 달아오르게 하며, 기

능이 저하된 세포 조직들 속 깊이 혈액을 밀어 넣어 필수 영양분을 보충해줌으로써 활기를 되찾게 해주는 역할을 한다. 열과 홍조 증상은 주로 머리나 팔에 나타나 10~20분가량 지속된다. 나이아신은 그런 홍조 상태가 심하지 않게 살짝 눈에 띌 정도까지만 복용하면 된다. 어떤 사람들은 나이아신을 복용했을 때 다른 사람들보다 더 민감한 반응을 보이기도 한다. 과거에 나이아신을 복용한 경험이 없을 경우, 처음 복용할 때 양에 주의해야 한다. 처음에는 25㎎ 정도로 시작해 약간의 홍조가 보일 때까지 양을 늘려가면 된다. 단식 중이거나 아직 식사를 하지 않은 경우, 대개 몸이 나이아신에 대해 더 민감한 반응을 나타낸다. 나이아신아미드가 아니라 나이아신을 써야 한다. 나이아신아미드는 나이아신만큼 효과가 높지 않다.

|비타민 C|

7일 세척 프로그램 기간 중에 몸 안에서 독소와 부패된 물질들을 제거하고 난 후 몸 안에 새로운 오염 물질들이 들어오는 것을 막아주는 역할을 하는 것이 비타민 C다. 품질이 뛰어난 비타민이면 어떤 비타민을 써도 좋지만, 기왕이면 흡수가 잘되게 도와주는 바이오플라보노이드나 루틴이 함유된 비타민을 고르도록 하라. 비타민 C는 화학 성분이 아스코르브산으로, 연구소에서 적은 돈으로 쉽게 만들 수 있다. 그러나 바이오플라보노이드나 루틴이 함유되지 않을 경우 완전한 제품이 못되며, 효과도 좋지 않다.

| 밀 배아유 |

밀 배아유는 인공 색소나 방부제 또는 별도의 향을 첨가하지 않은 냉각 압축유로, 필수지방산과 비타민 E가 다량 함유되어 있다. 대부분의 경우에는 가공 과정에서 밀알의 안쪽 깊숙이 들어 있는 중요한 영양분이 파괴된다. 밀을 이용해 만드는 밀가루나 다른 일반 제품들에서는 밀알의 주요 영양분이 파괴되는 경우가 많기 때문에 보충제를 통해 얻어야 한다.

| 통 사탕무즙 농축액 |

통 사탕무즙 농축액에는 통 사탕무에서 추출해 농축하고 건조시킨 사탕무 성분이 함유되어 있는데, 완하제 효과는 물론 간을 세척해주는 효과도 있다. 그래서 궁극적인 세포 조직 세척 프로그램을 시작하면 잘게 자른 생 사탕무를 사용한다.

보조식품들을 사용할 수 없는 경우

채식주의자들은 이 프로그램에서 쓰이는 몇 가지 동물성 제품을 꼭 써야 하냐고 묻는 경우가 많다. 동물성 제품들은 짧은 기간 동안 워낙 소량 쓰게 되고, 개인적으로 그런 동물성 제품들을 썼을 때 단점보다는 이점이 더 많다고 생각한다. 일단 장이 다시 건강해지면 그런 동물성 제품들은 더 이상 사용하지 않아도 되는 경우가 많다.

7일 세척 프로그램에서 권하는 품목 중에 알레르기 증세를 보이는 제품이 있을 경우, 그 품목은 생략하고 적절한 대체품을 찾아도 좋다.

그러나 특정 품목에 대한 알레르기 반응은 세척 프로그램이 끝난 뒤에 나타나는 경우도 있다.

관장에 필요한 도구들

여기서 말하는 관장은 장을 보다 철저히 세척하는 특수한 형태를 말한다. 그래서 일반 관장보다 시간도 조금 더 걸리고, 물도 더 많이 필요하다. 보다 강력하고 철저하면서도 안전한 장세척을 하기 위해서는 특별한 식이요법도 포함된다. 이 관장에서는 특별한 도구들이 필요하며, 대개는 일반 관장보다 하기 쉽고 간편하다.

관장대는 궁극적인 세포 조직 세척 프로그램에 없어서는 안 될 요소다. 이 보드는 사용자가 장세척을 하는 동안 편안하게 기대앉을 수 있게 만들어져 있다. 관장대는 섬유 유리나 플라스틱을 씌운 나무판으로 되어 있으며, 폭이 38㎝, 길이가 122㎝쯤 된다. 몸무게를 지탱할 수 있게 보드의 양쪽 끝을 변기와 의자로 받치고 있는 것에 주목하기 바란다. 보드 한쪽 끝에는 구멍이 나 있고, 그 구멍이 변기에 맞춰져 있다. 보드의 다른 끝은 의자로 받쳐져 있으며, 그쪽이 변기보다 2.5~5㎝ 정도 더 높아 약간 경사지게 되어 있다. 장 속 노폐물이 그대로 변기 속으로 흘러 들어갈 수 있게 하기 위해서다.

보드 위쪽에 15~19ℓ 정도 용량의 플라스틱 물통을 놓는다. 그 물통에 호스를 연결해 중력에 의해 관장액이 물통에서 흘러내려 좁은 직경의 플라스틱 꼭지를 통해 직장으로 들어갈 수 있게 한다. 관장 중에는 연필 크기의 플라스틱 꼭지를 직장에 꽂아두어 관장액과 독성 물질이

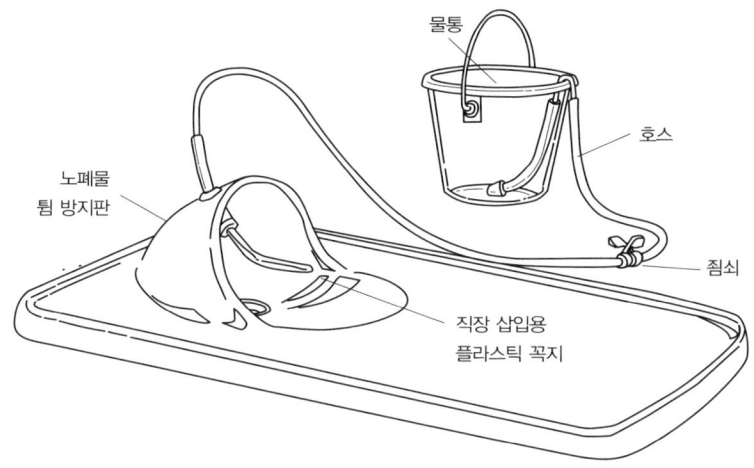

〈그림 7-1〉 관장대와 그 부속들

그곳을 통과해 변기로 들어가게 한다. 그래서 배변을 하기 위해 자리에서 일어나 변기에 앉을 필요가 없다. 그리고 관장 중에는 물통에서 흘러내리는 물을 잠글 필요가 없으며(사용자의 편의에 따라 잠글 수도 있지만), 직장에서 플라스틱 꼭지를 뺄 필요도 없다. 여기서 사용하는 관장이 일반 관장과 가장 큰 차이점 중 하나가 바로 관장 중에 플라스틱 꼭지를 뺄 필요가 없다는 점이다. 물은 흘러 들어오고 독성 물질은 빠져나가 곧바로 변기 안으로 들어간다. 보통 1시간 반 정도 지나 물통에 있는 관장액이 다 없어지면 관장이 끝나게 된다. 7일 세척 프로그램 기간 중에는 아침에 한 번, 밤에 한 번 관장하게 된다.

〈그림 7-1〉에 관장대와 관련 도구들이 다시 자세히 나오는데, 이 도구들은 직접 관장을 하고 싶어 하는 사람들 입장에서는 더없이 편한 도

구들이다. 이 관장 장치는 가볍고 비싸지도 않으며, 보관이 쉽고 휴대도 가능하며, 효과가 뛰어나다. 이 장치를 이용하면 집에서 장 치료를 하는 것이 가능할 뿐 아니라, 자신의 일정에 맞춰 편리한 때에 관장을 할 수 있어 시간과 돈도 절약된다. 무엇보다 좋은 점은 도와주는 사람 없이 모든 것을 혼자서 직접 할 수 있다는 것이다.

| 주의사항 및 고려사항 |

나는 이런 식의 관장이 장 속에 물을 넣어 별다른 부작용 없이 장의 독성 물질을 제거할 수 있는 가장 자연스러운 방법 중 하나라고 생각하지만, 관장을 하기에 앞서 정신적 또는 육체적으로 문제가 생길 소지가 없는지를 확인해야 한다. 예를 들어 장이 완전히 막혀 있거나 장에 심한 염증이나 궤양 또는 게실이 있다면 문제가 생길 소지가 있다. 장 출혈이 있을 때에도 관장을 해서는 안 된다. 그 외에 물을 넣었는데 배출에 문제가 있는 경우에도 관장해서는 안 된다. 심장 질환이 있는 사람의 경우, 심장과 관련된 비상사태에 대처할 수 있는 자격을 갖춘 전문가가 곁에서 봐줄 수 있을 때만 관장을 해야 한다. 당뇨나 결핵, 암, 천식 그리고 기타 심각한 퇴행성 질환을 앓는 사람들의 경우에도 건강 전문가로부터 지도와 도움을 받아야 한다. 인슐린 의존성 당뇨병 환자들도 전문가의 도움을 받아야 한다. 그런 사람들은 관장이나 단식을 할 경우 인슐린 필요량에 급격한 변화가 올 수 있기 때문이다.

그리고 장세척 프로그램을 시작하기에 앞서 혈액 및 소변 검사를 비롯한 건강 검사를 철저히 받아야 한다. 검사에는 일반 혈액 검사(CBC),

단백 결합 요오드(PBI) 검사, 24가지 검사가 포함된 혈청 다중 검사(SMA-24), 대변 산-알칼리 검사, 대변 애시도플러스균 검사, X레이 검사(필요할 경우) 등이 포함되며, 그 외에도 장세척 프로그램에 의해 발생할 수 있는 인체의 화학적 변화와 세포 조직 및 기능상의 변화를 알아볼 수 있는 검사들도 포함된다. 어떤 장기 또는 기관이 약하거나 기능 장애가 있을 경우에는 수시로 검사해볼 필요가 있다. 또한 바륨 X레이 검사(상부 및 하부 소화관에 대한)로 장세척 프로그램에 부작용을 보일 수 있는 다른 건강 문제는 없는지 점검해보는 것이 바람직하다. 바륨 검사를 받으려면 의사의 처방이 있어야 한다. 만일 필요하다면, 안전하다고 판단될 때까지 장세척 프로그램을 연기하는 것이 좋다.

장에 심각한 문제가 있거나 자신의 건강이 관장을 받을 만한지 알고 싶다면 의사와 상담해보도록 하라. 그런 과정을 거쳐 이런 종류의 관장이 건강에 특별히 부정적인 영향을 주지 않으리라는 확신을 갖고 시작하는 것이 좋다.

의사들 중에는 장세척과 그 효과에 대해 제대로 알고 있지 못한 사람이 많다. 그런 의사라면 관장을 해보고 싶다는 말에 별 반응이 없거나 아니면 심한 거부감을 보일 수도 있다. 따라서 가능하면 적극적으로 건강을 돌보고 싶다는 당신의 생각에 공감해줄 수 있는 의사를 찾아보는 것이 좋다. 특히 장에 독성 물질이 아주 많을 경우에는 의사의 협조가 아주 큰 도움이 될 것이다.

그리고 세포 조직 세척을 하는 동안에도 특정 증상이나 질병 때문에 처방 받은 약은 계속 복용하도록 한다. 실은 단식이나 장세척을 하면서 오히려 약 효과가 더 강해지는 경우가 많다. 또한 장세척을 하다 보면 약 복용량을 조정해야 할 경우도 생기고(대개는 약을 덜 복용하게 되지만), 약을 완전히 끊는 경우도 생긴다. 만일 복용하는 약이 있다면 담당 의사에게 문의하여 적절한 약 복용 지침을 얻도록 하라.

관절염이 있다면 관장대에 오르내리는 것이 어려울 수도 있다. 또한 몸속에 있는 류머티즘 산을 들쑤시는 결과를 초래해 밖으로 배출되면서 유기 미네랄을 보충해줘야 할 수도 있다. 관절염으로 인한 통증이 심하다면 첫날은 증상이 완화되는 데 도움이 되는 정도로 관장을 시작하고, 그런 다음 권장 보충제를 복용하도록 하라.

만일 관장을 하는 동안 속이 메스꺼워지면 호스에 달린 죔쇠를 잠가 물이 흐르는 것을 중단시키도록 하라. 메스꺼운 느낌이 사라질 때까지 머리에 베개 같은 것을 받쳐주면 도움이 되는 경우가 많다. 일단 물과 독성 물질들이 대장에서 빠져나가기 시작하면 메스꺼운 느낌이 조금 줄어들 것이다. 그다음에는 관장을 계속해도 좋다.

이 프로그램을 진행하다 보면 대장에 자주 자극이 가해지게 되는데, 그러면 대장 속의 전해질 균형이 깨질 수 있다. 전해질 누출은 바람직한 일이 아니다. 그런 현상을 막기 위한 최선의 방법은 전해질 미네랄과 유산균을 보충해주는 것이다. 궁극적인 세포 조직 세척 프로그램에서는 그 방법을 알려준다. 그러니 의사의 특별한 조언이 없는 한 주어진 지침에서 벗어나지 않도록 하라. 나는 그간 이 책에 제시된 예방책과 지침을 따랐다가 부작용이 생겼다고 하소연하는 사람은 본 적이 없다. 따라서 의사의 별도 지시가 없는 한 이 책에 제시된 지침들을 그대로 따라도 전혀 문제가 없을 것이다.

| 위생에 신경을 써라 |

이 책에서 나는 일관되게 장세척이 건강을 회복하고 유지하는 데 더없이 좋은 방법이라는 점을 강조하고 있다. 대장 속에 얼마나 많은 유해 세균과 기생충 그리고 기타 미생물과 독성 물질이 있는지는 개인에 따라 크게 다르다. 어떤 사람은 장 속에 그런 것들이 어느 정도 들어 있어도 별 문제가 없지만, 어떤 사람의 경우에는 당장 건강에 문제가 생길 수 있다. 따라서 장세척을 할 때는 유해 세균이나 기생충이 다른 사람에게 전염되지 않게 주의해야 한다. 그러기 위해서는 각자 자신의 관장대와 직장 삽입용 플라스틱 꼭지를 따로 갖고 있는 것이 최선이다.

철저히 소독하기 전에는 절대 자신의 관장대를 다른 사람이 사용하지 못하게 하라. 미생물들은 깨끗하지 않은 직장 삽입용 플라스틱 꼭지를 통해 아주 쉽게 대장으로 옮겨간다. 그러므로 플라스틱 꼭지는 관장 후에 따뜻한 비눗물로 잘 닦아 흐르는 물에 헹궈야 하며, 살균 용액에 담가두어야 한다. 플라스틱 꼭지를 절대 끓는 물에 삶거나 알코올 용액 같은 데 담가두어서는 안 된다. 그리고 사용하지 않을 때는 반드시 살균 용액이 담긴 병 속에 넣어 잘 보관해야 한다.

세균 감염을 막기 위해 연결 튜브(플라스틱 꼭지를 끼워 넣는 튜브 부위)는 사용하기 전에 반드시 소독해야 한다. 관장대 역시 사용 후에는 철저히 씻어 오염되는 것을 막아야 한다. 자신의 건강을 위해 이 지침은 꼭 지켜야 한다. 절대 관장 도구의 청결 문제를 소홀히 하지 말라.

| 물을 확인하라 |

모든 가정 용수가 관장용으로 적합한 것은 아니다. 검사를 받아 음료수로 적합한지 여부를 확인한 것이 아니라면 관장용으로 적합하다고 생각해서는 안 된다. 대부분의 지역 보건 당국은 가정 용수를 마셔도 안전한지 여부를 결정하는 수질 검사 서비스를 제공한다. 그러나 음료수로 적합한 물이라고 해서 다 관장용으로 적합하다고 볼 수 있는 것은 아니다. 물속에 어떤 화학 물질들이 들어 있는지를 걱정하는 사람들은 비단 음료수로서의 적합성만이 아니기 때문이다. 가정 용수는 화학 물질들은 물론이고 흔히 세균을 줄이기 위해 추가하는 화학 물질들 때문에 장세척용으로 적합하지 않을 수도 있다. 만일 가정 용수에 염소나 불소 같은 화학 물질들이 들어 있다면 적절한 여과 과정을 통해 그것들을 제거해야 한다. 정수처리회사 같은 데 연락해 도움을 받을 수 있을 것이다. 또한 생수를 구입해 장세척용으로 쓰는 것도 생각해볼 수 있다.

7일 세척 프로그램 절차

7일 세척 프로그램을 진행하면서 다음 절차들 외에 마사지, 발 마사지, 황산마그네슘 목욕 등을 곁들여도 좋다.

| 세척 시작 |

세척 프로그램을 시작하기 전날 밤에 허브로 만든 완하제 2정을 복용한다. 보다 철저한 배변을 위해 유아용 관장기를 이용해 직장 안에 올리브오일 한 컵 분량을 주입한다. 가능하면 올리브오일을 그 다음 날

아침까지 직장 안에 넣어둔다.

| 스킨 브러싱 |

7일 세척 프로그램 기간 중에는 매일 3~5분 정도 피부를 문지르는 스킨 브러싱으로 시작하도록 하라. 나는 스킨 브러싱이 모든 '목욕' 중에서 가장 효과가 뛰어나다고 생각한다. 그 어떤 비누로 피부를 씻어도 오래된 피부 아래쪽에 있는 새 피부만큼 깨끗한 피부를 만들 수는 없다. 사람의 피부는 보통 24시간마다 새로운 피부층이 만들어진다. 스킨 브러싱을 하면 오래된 피부가 벗겨져 새로운 피부가 드러나게 된다.

앞서 말했듯 피부는 인체의 5대 배설기관 중 하나로, 매일 땀 형태로 약 900g의 독성 물질을 벗겨낸다. 이처럼 독성 물질을 제거하는 능력 때문에 피부를 '제3의 신장'이라고도 한다. 그러니 피부미용에 좋다고 오일이나 크림 또는 질척거리는 기타 유해 물질을 발라 피부의 그런 능력을 덮어버리지 말라. 그보다는 꾸준히 스킨 브러싱을 해서 몸에 얼마나 좋은지 지켜보라.

스킨 브러싱은 손이 잘 닿지 않는 곳까지 문지를 수 있는 긴 손잡이가 달린 자연산 털 브러시를 이용한다. 브러시를 이용해 잠자리에서 일어나 아침 목욕이나 샤워를 하기 전 약 30분간 얼굴을 제외한 몸 전체를 문지른다. 잠자리에 들기 전에 한 번 더 해도 좋다. 스킨 브러싱을 할 때 피부에 붙어 있던 가루들이 잘 떨어지는지를 보라. 모두 땀과 함께 배출된 요산과 기타 노폐물의 결정체들이다. 피부가 말라 있을 때 브러싱을 하고, 절대 브러시가 물에 젖지 않게 하라. 처음에는 브러시가 다소 뻣뻣하게 느껴질 수도 있는데, 그것은 새것인데다가 피부가 아직 브러싱에 익숙해지지 않았기 때문이다. 그래도 너무 뻣뻣하다고 느껴진다면 솔을 뜨거운 물에 담그되 1분이 넘지 않게 그리고 1.2cm 이상 잠기지 않게 하라. 그러면 조금 부드러워질 것이다. 하지만 머지않아 솔이 좀 더 뻣뻣했으면 좋겠다고 생각하게 될 것이다. 피부는 꾸준히 브러싱을 해주는 것을 좋아할 것이고, 그러다 보면 피부가 한결 보기도 좋고 촉감도 좋아질 것이다.

| 세척용 음료 마시기 |

세척용 음료는 하루에 5회 마신다. 매일 아침 7시에 처음 마시고, 3시간 간격으로 정시에 마신다. 그리고 오후 7시에 마지막으로 마신다.

세척용 음료는 두 가지로 구성되며, 별도로 섞어 연이어 마신다. 세척용 음료 조리법은 다음과 같다.

〈세척용 음료 1〉

약 226g의 물

약 57g의 사과즙

1테이블스푼 분량의 점토수

둥근 티스푼 1개 분량의 장세척제

〈세척용 음료 2〉

약 283g의 물

1테이블스푼 분량의 사과식초

티스푼 1개 분량의 생꿀

1. 〈세척용 음료 1〉의 재료들을 약 0.5ℓ짜리 병에 넣고 뚜껑을 꽉 닫는다.
2. 〈세척용 음료 2〉의 재료들을 커다란 음료수 컵에 넣는다.
3. 〈세척용 음료 1〉의 재료들을 힘껏 흔들어 섞은 뒤 즉시 마신다. 그렇지 않으면 금방 젤리처럼 걸쭉해진다.
4. 〈세척용 음료 2〉의 재료들을 뒤섞은 뒤 바로 마신다(〈세척용 음료 2〉의 혼합물은 〈세척용 음료 1〉의 혼합물처럼 걸쭉해지지는 않으므로 서둘러 마실 필요는 없다).

세척용 음료를 마신 뒤 적어도 15~20분 정도 지난 뒤에 관장대 위로 올라간다. 그리고 관장이 끝난 뒤 다시 적어도 15~20분 정도 지난 뒤에 세척용 음료를 마신다.

| 보충제 복용하기 |

보충제는 매일 아침 8시 30분에 시작해 오후 5시 30분까지 3시간 간격으로 4회 복용한다.

매일 하루 일과를 시작할 때 그날 복용할 보충제를 한꺼번에 준비해 놓는 것이 좋다. 모든 보충제를 4개의 용기에 나눠 담은 뒤 한 번에 한 용기의 보충제를 복용하는 식으로 해놓으면 편리하다. 첫째 날과 둘째, 셋째 날은 보충제 복용량이 다르지만, 넷째 날 이후부터는 복용량이 같다. 알약 형태로 된 보충제들 외에 대구간유와 액체 칼슘-마그네슘도 복용한다.

    7일 내내 지정된 보충제와 음료 외에는 아무것도 먹지 말아야 한다. 배가 고파 못 견디겠으면 물과 허브 차, 묽게 희석시킨 신선한 채소즙, 채소수프, 감자수프 등을 마셔도 좋다. 세척 프로그램을 제대로 진행하려면 다량의 액체가 필요하다. 보충제를 복용한 뒤에는 적어도 15~20분 정도 기다렸다가 관장대에 오른다. 또한 관장을 끝낸 뒤에는 적어도 15~20분 정도 기다렸다가 보충제를 복용한다.

껍질을 벗긴 감자수프

껍질을 벗긴 감자수프는 아주 좋은 유기 칼륨 공급원으로, 맛도 좋다.

중간 크기의 감자 2~3개
물 3컵
잘게 썬 셀러리 한 대(선택 사항)

1. 0.3~0.6cm 정도 두께로 감자 껍질을 벗긴다.
2. 중간 크기의 냄비에 껍질을 벗긴 감자와 물을 넣는다. 셀러리를 넣어 향을 가미해도 좋다. 중불에서 서서히 끓인 뒤 불을 낮춰 약 15분간 감자가 흐물흐물해질 때까지 뭉근하게 끓인다.
3. 구멍 뚫린 스푼으로 감자와 셀러리를 건져낸다. 그 상태로 수프가 약간 식게 둔다.
4. 커다란 머그잔에 국자로 수프를 담아 따뜻한 상태로 마신다.

이 요리법대로 하면 2인분 분량이 나온다. 나머지는 냉장고에 보관하고, 나중에 따뜻하게 데워서 마신다.

| 아마씨차 복용하기 |

아마씨차는 오전 8시 30분과 오후 5시 30분에 보충제와 함께 마셔야 한다. 아마씨차를 만들 때는 $1\frac{1}{4}$컵 정도의 물에 둥근 티스푼 1개 분량의 아마 씨를 타면 된다. 아마 씨를 섞은 물을 끓인 뒤에 불을 끄고 식을 때까지 놔둔다. 그런 다음 냉장고 안에 넣어 보관하면 된다.

아마 씨는 건강식품점에서 구할 수 있다. 아마씨차는 미끌미끌하면서 끈적거리므로 체 같은 것으로 걸러 씨는 제거해도 좋다.

| 관장하기 |

다음에는 관장 방법과 과정에 대한 자세한 지침이 나온다. 나는 세포 조직 해독 및 세척이라는 목표를 달성하기 위해 최대한 효과적이면서 철저하고도 자연스러운 관장 방법을 쓰려고 노력해왔다. 관장대는 장세척을 쉽고 안전하면서도 철저하게 할 수 있도록 만들어져 있다. 일단 관장대 위에 올바른 자세로 자리 잡고 편안하게 나머지 과정을 즐긴다.

단계별 관장법

안전하면서도 편안하게 관장하려면 다음 단계를 하나하나 따라 하기만 하면 된다.

1. 변기 의자를 들어 올린 뒤 관장대의 한쪽 끝을 그 위에 올려놓는다. 이때 관장대의 노폐물 튐 방지판이 변기 구멍 위쪽에 놓여야 한다. 관장대의 다른 쪽 끝은 큰 물통이나 의자 또는 욕조 등으로 받친다. 머리가 놓이는 쪽이 2.5~5cm 정도 더 높아야 한다.

2. 15~19ℓ짜리 플라스틱 물통을 적어도 관장대 위 90~120㎝ 정도 위에 놓이게 한다. 안전하게 매달 수만 있다면 공중에 매달아도 좋다.
3. 물이 새지 않게 호스 죔쇠를 꽉 잠가놓는다. 그런 다음 튜브의 한쪽 끝을 수도꼭지에 연결해 튜브 안에 물을 채운다. 튜브에 물이 가득 차면 손가락으로 튜브 끝을 막아 물이 새지 않게 한 뒤 물통 테두리 위에 U자형 튜브를 건다. 조심스럽게 쥐고 있는 튜브 끝이 물통 안에 들어가게 한다. 물통이 관장용 물로 거의 가득 찼을 때 호스 죔쇠를 풀면 압력 차에 의해 물이 저절로 밑으로 흘러내려올 것이다.
   만일 물통에 수도꼭지를 설치해두었다면 U자형 튜브를 제거하고 호스 죔쇠를 단단히 고정시킨 뒤 호스의 긴 부분을 직접 수도꼭지에 연결해주기만 하면 된다. 호스 죔쇠를 풀면 물이 압력 차에 의해 저절로 밑으로 흘러내려올 것이다.
4. 직장 삽입용 꼭지에 K-Y 젤리를 발라 미끌미끌하게 만든 뒤 고무로 된 연결 튜브 안에 끼워 넣는다.
5. 변기를 마주보고 관장대 위에 앉는다. 두 다리를 끌어당겨 무릎을 세운 상태에서 젤리를 바른 직장 삽입용 꼭지를 부드럽게 최대 7.5㎝ 정도까지 직장 안에 집어넣는다. 경고: 어떤 경우든 절대 직장 삽입용 꼭지를 7.5㎝ 이상 직장 안으로 집어넣지 말라.
6. 관장대 위에 편히 누워 무릎을 구부린 채 한쪽 발은 변기통 위에 올리고 다른 한쪽 발은 관장대 위에 놓는다. 엉덩이는 노폐물 튐 방지판에 밀착시켜야 한다.
7. 직장 삽입용 꼭지를 제대로 삽입한 상태로 자세가 편해지면 자유로운 손으로 호스 죔쇠를 풀어 관장액이 흘러내려오게 한다. 물통이 빌 때까지 계속하면 되는데, 보통 30분 정도 걸린다.

|관장대 준비하기|

먼저 변기 의자를 들어올린다. 그런 뒤 노폐물 튐 방지판이 있는 쪽 관장대 끝을 변기 위에 올려놓는다. 관장대의 다른 쪽 끝은 튼튼한 의자 같은 것으로 받치되, 2.5~5㎝ 정도 더 높게 해 관장대가 변기 쪽으로 약간 경사져 내려가게 한다. 만일 변기를 사용할 수 없는 상황이라면 노폐물 튐 방지판 쪽에 빈 용기를 놓으면 된다. 이 경우 용기는 자신의 몸무게를 감당할 수 있을 정도로 튼튼해야 한다. 용기는 지지대 역할을 하는 것이 아니라 노폐물받이 역할을 하는 것이므로 노폐물이 떨어질 때 튀지 않게 용기와 관장대 사이의 틈새는 최소화해야 한다. 만일 욕조가 넓으면 관장대를 욕조 안에 설치해 노폐물이 바닥에 흐르는 것을 방지할 수도 있다.

그리고 원한다면 관장대 위에 접은 타월을 깔아 허리를 받칠 수도 있다. 관장대 맨 위에 편안한 베개를 놓아 머리를 받쳐도 좋다. 나는 침대에서 독서할 때 사용하는 특수 베개를 쓰는 것을 좋아한다.

| 물통 준비하기 |

물통은 튼튼한 받침대를 이용해 관장대에서 90~120㎝ 정도 위쪽에 설치한다. 물통에 15~19ℓ의 물이 들어가면 무게가 18㎏이나 된다는 것을 잊지 말라. 따라서 물통이나 지지대가 아주 튼튼하지 않으면 물통은 매달지 않는 것이 좋다. 물통에는 사람 체온 정도의 물을 거의 가득 채우도록 하되 물통에 권장 첨가물을 넣을 여지는 남겨두도록 하라.

| 장치 연결하기 |

관장용 물 준비가 끝나면 관장대와 함께 제공되는 호스의 한쪽 끝을 물통에 달린 수도꼭지에 부착시킨다. 만일 물통에 수도꼭지가 달려 있지 않다면 사이폰 현상을 이용해 물을 아래쪽으로 끌어내리기 위한 작업을 한다. 호스 쬠쇠는 반드시 잠금 상태로 해놓고, 호스의 다른 한쪽 끝을 노폐물 튐 방지판을 통해 흐르는 L자형 플라스틱 배관 부분에 부착시킨다. 만일 물통이나 관장대의 부품이 고무호스에 잘 들어가지 않으면 소량의 K-Y 젤리를 윤활유처럼 사용하도록 하라. 이때 석유에서 추출한 바셀린 같은 윤활제를 써서는 안 된다. 고무호스가 삭아버릴 수 있기 때문이다.

관장용 물 첨가물

관장용 물에는 용도에 따라 여러 가지 첨가물을 추가할 수 있다. 가장 추천하고 싶은 첨가물은 점토수, 마늘, 아마씨차, 액체 엽록소 등이다.

〈점토수〉
관장용 물에 점토수를 섞으면 훨씬 효과적인 장세척을 할 수 있는데, 유해한 화학 물질들을 끌어들여 몸에서 제거하는 데 도움을 주기 때문이다. 단, 점토수를 섞은 관장용 물은 저녁 관장에만 써야 한다.
19ℓ정도의 관장용 물에 점토수 $\frac{1}{4} \sim \frac{1}{2}$컵 정도를 섞으면 된다.

〈마늘〉
만일 장 속에 기생충 같은 것이 있다면 마늘을 첨가물로 쓰는 것이 아주 효과가 있다. 설사 장 속에 기생충 같은 것이 있는지 확실치 않다 해도 마늘은 그 자체로 뛰어난 장세척제다. 그러나 마늘을 점토수에 섞어 쓰는 것은 좋지 않다.
마늘 첨가물을 만들려면 껍질을 벗기지 않은 통마늘 몇 개를 물 한 컵과 함께 믹서에 넣어 즙 상태가 될 때까지 갈면 된다. 그런 다음 찌꺼기를 체로 걸러낸 뒤 관장용 물에 넣는다.

〈아마씨차〉
아마 씨는 '린시드'라고 불리기도 하는데, 조그맣고 납작한 갈색 씨 안에 필수지방산인 리놀렌산이 다량 함유되어 있다. 아마 씨를 물에 넣고 펄펄 끓여 푹 삶으면 윤활유처럼 아주 미끌미끌한 수용성 점액질 젤이 분비되는데, 소화관을 아주 부드럽게 진정시켜주는 역할을 한다.

〈액체 엽록소〉
액체 엽록소는 장에 아주 좋은 자연식품으로, 장의 염증과 통증을 완화시켜주며 부기도 가라앉혀준다. 세척은 물론 살균 및 악취 제거 효과도 있다. 액체 엽록소는 현재까지 알려진 가장 뛰어난 자연 세척제이자 해독제다. 액체 엽록소를 첨가해 관장하면 세척 및 세포 재생 효과가 높아진다.
관장용 물에 섞어 쓸 액체 엽록소를 만들려면 2ℓ 조금 안 되는 물에 엽록소 1티스푼 분량을 넣으면 된다. 액체 엽록소에 아마씨차를 섞어서 사용하면 특히 효과가 뛰어나다.

관장용 호스 끝 꼭지를 노폐물 튐 방지판에 달린 고무 튜브에 끼워 넣되, 직장 삽입용 플라스틱 꼭지가 6~7.5㎝ 이상 엉덩이 받침대 너머까지 나가지 않게 해야 한다. 이것은 아주 중요한데, 그래야 직장 삽입용 꼭지가 직장 안으로 7.5㎝ 이상 들어가지 않게 예방할 수 있기 때문이다. 만일 직장 삽입용 꼭지가 너무 길면 적당한 길이로 잘라줘야 한다. 시판 중인 직장 삽입용 꼭지는 대개 필요한 길이보다 길게 나온다. 현재 직장 삽입용 꼭지는 두 종류가 있는데, 하나는 신체 구조에 맞춰 구부러진 부드러운 제품이고, 또 하나는 똑바로 펴져 있고 좀 더 딱딱한 제품이다. 둘 다 재질은 플라스틱이다. 부드러운 제품의 경우 잘 드는 칼이나 가위로 자르면 된다. 그리고 딱딱한 제품은 잘 드는 칼로 자국을 낸 뒤 꺾으면 된다. 직장 삽입용 꼭지를 잘라낸 뒤에는 **반드시 자르지 않은 쪽 끝 부분을 직장 속에 넣어야 한다.**

| 직장 삽입용 꼭지 넣기 |

마지막으로 직장 삽입용 꼭지 끝부분에 K-Y 젤리를 소량 바른 뒤 그 끝을 아주 조심스럽게 최대 7.5㎝ 이상 들어가지 않게 직장 속에 밀어 넣는다. 즉 엉덩이가 엉덩이 받침대에 닿을 때까지 조심스럽게 천천히 미끄럼 타듯 관장대를 타고 내려가면 된다. 엉덩이 받침대는 물이 새지 않게 구부려져 있다. 이때 직장 삽입용 꼭지가 별 불편 없이 쉽게 직장 안으로 들어가야 한다. 만일 미끄럼 타듯 관장대를 타고 천천히 엉덩이 받침대까지 내려갔는데 직장 삽입용 꼭지가 별 불편 없이 쉽게 직장 안으로 들어가지 않는다면 즉시 모든 걸 멈추어야 한다. 그리고 조심스럽게 직장 삽입용 꼭지를 꺼내 엉덩이가 엉덩이 받침대에 닿았을 때 직장 삽입용 꼭지가 직장 안으로 최대 7.5㎝ 이상 들어가지 않도록 다시 한 번 점검해야 한다. 이것은 아주 중요하다.

사이폰 현상을 이용해 관장용 물 내리기

만일 갖고 있는 물통 밑바닥에 수도꼭지나 탭이 달려 있지 않다면 관장용 호스를 물통 위쪽 가장자리 위에 걸쳐놓아야 하는 상황이 될 것이다. 그럴 경우에는 사이폰 현상을 이용해 물통 속의 물을 관장대 쪽으로 끌어내려야 한다. 그러나 일단 사이폰 현상을 이용해 물을 흘러내리게 해놓으면 물통 속에 있는 물이 바닥나거나 호스 중간에 있는 짐쇠를 잠그기 전까지는 계속 물이 흘러내린다.

사이폰 현상은 물통 안에 들어가는 호스의 끝을 수도꼭지에 연결하면 일어난다. 물이 흘러 U자형 플라스틱 튜브를 지나면 그것을 공중에 들어 물이 호스의 긴 부분 쪽으로 흘러내려가게 한다. 일단 물이 아래쪽으로 흐르면 죔쇠를 잠근 뒤 튜브의 무거운 쪽을 다시 물통 안에 넣고 U자형 플라스틱 튜브를 물통 가장자리에 건다. 그런 다음 죔쇠를 열어 물이 흘러내리게 한다. 즉 물이 호스의 긴 부분으로 흘러내릴 때 자연스럽게 물통 안에 있는 물을 호스 위와 U자형 튜브 위로 끌어올리게 된다.

사이폰 현상이 계속 유지되게 하려면 물통 속에 있는 물이 다 없어지기 전에 호스의 죔쇠를 잠가야 한다. 호스의 죔쇠를 잠가놓으면 처음부터 다시 사이폰 현상이 일어나게 작업하지 않아도 중력의 힘으로 계속 유지된다. 만일 호스 안에 물이 다 없어지면 위에서 설명한 방법대로 다시 사이폰 현상이 일어나게 작업해야 한다.

물통 속에 있는 물을 끌어내리는 또 다른 방법은 물통 바닥에 조그만 수도꼭지를 다는 것이다. 거기에 호스 한쪽 끝을 연결하고 나머지 끝을 관장판 노폐물 튐 방지판 쪽에 있는 플라스틱 튜브에 연결하면 된다. 이렇게 해놓을 경우에는 굳이 사이폰 현상의 도움을 받을 필요가 없다. 철물점 같은 데 가면 적절한 크기와 모양의 수도꼭지를 구할 수 있을 것이다.

| 세척 시작하기 |

관장대 위에서 편안하게 자리를 잡았다면 호스 죔쇠를 풀어 관장용 물이 대장 안으로 들어가게 해도 된다. 여기서 권하는 관장이 일반 관장과 크게 다른 점 중 하나는 장세척이 끝날 때까지 직장 삽입용 꼭지를 제거하지 않는다는 것이다. 대변이 직장 삽입용 꼭지를 따라 쉽게 빠져나와 장이 평소와 다름없이 기능할 수 있기 때문이다. 장을 팽창시키지 않고서도 정상적인 배변이 가능하다.

| 복부 마사지하기 |

관장을 하는 동안 복부를 마사지하도록 하라. 테니스공을 이용하는 것이 가장 편하다. 손바닥으로 테니스공을 굴려가며 복부를 압박하되 불편하게 느껴질 만큼 세게 누르지는 말라. 마사지는 왼쪽 복부부터 시작한다. 만일 테니스공을 구할 수 없다면 손가락을 전부 붙여 복부 마사지를 하면 된다. 마사지하면서 뻐근하거나 아린 부위가 있다면 좀 더 편안해질 때까지 한다. 왼쪽 갈비뼈 부분을 마사지한 뒤 복부를 마사지하고, 그런 다음 오른쪽 갈비뼈 부분을 마사지한다. 이렇게 하면 관장용 물이 좀 더 쉽게 상행결장 안으로 들어가게 된다.

직장 삽입용 꼭지 삽입하기

다시 한 번 강조하지만, 관장할 때 직장 삽입용 꼭지가 항문 속에 7.5cm 이상 들어가지 않게 하는 것이 아주 중요하다.

장은 S상결장 부위에서 굽어 있으며, 그 부분은 보통 사람들의 경우 항문에서 약 10cm 거리에 위치해 있는데, 그보다 짧은 사람도 있다. 따라서 직장 삽입용 꼭지를 7.5cm 이상 삽입하면 S상결장 부분의 장벽을 과도하게 압박해 염증과 통증을 유발할 수 있고, 잘못하면 장에 문제를 일으킬 수도 있다. 어떤 경우든 직장 삽입용 꼭지가 장벽을 압박하는 일은 없어야 한다. 그래서 안전을 위해 직장 삽입용 꼭지 끝에서 7.5cm 되는 곳에 확실히 표시해두기를 권한다. 그런 다음 그곳에 고무 밴드를 묶어놓는다. 가능하면 부드러운 플라스틱 재질로 된 직장 삽입용 꼭지를 쓰도록 하라. 그래야 설사 치질이 있는 경우라도 유연하게 항문 속에 넣을 수 있을 것이다. 물론 부드러운 꼭지를 쓰든 딱딱한 꼭지를 쓰든 직장 안에 7.5cm 이상 들어가서는 안 된다. 내 경험에 의하면 딱딱한 꼭지를 쓸 경우에도 아무 문제가 없었지만, 예방 차원에서 부드러운 꼭지를 쓰는 것이 좀 더 안전할 것이다.

그리고 또 한 가지, 직장 삽입용 꼭지는 반드시 자신이 직접 직장 안에 넣도록 한다.

만일 가벼운 경련이 일며 배변 욕구가 생기면 평소 하던 대로 자연스럽게 변을 보도록 하라. 배설물의 압력 때문에 몸 안으로 흘러 들어오던 관장용 물이 잠시 멈추겠지만, 복부 근육이 이완되면 다시 자동적으로 흘러 들어오게 될 것이다. 이런 식으로 그만 중단하고 싶어지거나 물통의 물이 다 빌 때까지 장세척을 계속한다. 보통 물통 속의 물이 다 비기까지는 30분 정도 걸린다. 만일 노폐물 배출이 다 끝나지 않았는데 물통의 물이 바닥났다면 노폐물 배출을 끝낼 수 있을 만큼 물을 더 보충한다. 이 경우 누군가 물통에 물을 보충해줄 사람이 있다면 도움이 될 것이다.

| 관장 마치기 |

관장을 마친 뒤 관장대에서 내려올 때에는 아주 조심해야 한다. 관장대나 바닥에 물이 묻어 미끄러울 수 있기 때문이다. 그리고 관장대에서 내려오는 대로 곧 배관 연결을 끊고 관장대를 변기에서 분리하도록 하라. 뒤로 기대앉은 자세에서는 대장 상부까지 올라간 물이 완전히 몸 밖으로 빠져나갈 수 없다. 그런데 바로 일어서게 되면 중력 때문에 몸속에 들어간 물과 기타 물질들이 직장 안으로 흘러내려오게 되며, 그 결과 자연스럽게 곧 배변 욕구가 생길 수도 있다. 그런 경우에는 관장대를 치워 쓸 수 있게 된 변기에서 변을 보면 된다.

이제 모든 작업이 끝났으므로 관장대와 튜브들을 살균 용액으로 깨끗이 씻어야 한다. 직장 삽입용 꼭지를 빼내 세척할 때에는 꼭지가 끼워져 있던 길이 약 2.5cm의 배관을 조절 가능한 거치대에 되돌려놓아야 한다. 튜브는 러기드 레드 같은 살균 용액에 담가놓는다.

장 안 들어 있던 모든 독성 물질이 사라졌다는 사실을 생각하면 기분이 정말 상쾌하지 않은가?

7일 세척 프로그램 기간 중의 일과표

7일 세척 프로그램을 충실히 따르면 몸이 깨끗해지고 제 기능을 하게 되면서 여러 가지 혜택을 누릴 수 있게 된다. 많은 사람들이 전에 없이 정신이 맑아지고 기분이 좋아지는 것 같다고 한다. 이제 편안한 마음으로 다음 7일 일과표를 따르기 바란다.

시간	일과	보충제
제1일		
A.M. 7:00	스킨 브러싱으로 하루를 시작한다. 그런 다음 세척용 음료를 마시고 샤워한다.	• 클로렐라 12정 또는 알팔파 8정 • 나이아신 1정(또는 원하는 양만큼) • 밀배아유 1캡슐 • 비타민 C 2정 • 소화 효소 보충제 4정 • 사탕무즙 농축제 2정 • 덜스 1정
A.M. 8:30	아마씨차와 함께 보충제들을 복용한다. 그리고 2테이블스푼 분량 또는 병에 적힌 권장량의 액체 칼슘-마그네슘을 마신다.	
A.M. 10:00	세척용 음료를 마신다.	
A.M. 11:30	오전 8시 30분에 복용한 보충제를 그대로 다시 복용하되, 이번에는 수프를 곁들인다.	
P.M. 1:00	세척용 음료를 마신다.	
P.M. 2:30	오전 8시 30분에 복용한 보충제를 그대로 다시 복용하되, 이번에는 허브 차나 수프를 곁들인다.	
P.M. 4:00	오전 8시 30분에 복용한 보충제를 그대로 다시 복용하되, 이번에는 허브 차나 수프를 곁들인다.	

P.M. 5:30	세척용 음료를 마신다.	
P.M. 7:00	오전 8시 30분에 복용한 보충제를 그대로 다시 복용하되, 이번에는 아마씨차를 곁들인다. 세척용 음료를 마신다.	
P.M. 7:30	첫 번째 관장을 한다(원한다면 점토수를 추가해도 좋다). 관장 후 30분 정도 쉰다.	
P.M. 9:30	2테이블스푼 분량의 액체 칼슘-마그네슘과 대구간유 2캡슐을 복용한 뒤 잠자리에 든다(늦어도 오후 9시 30분 전에는 취침해야 한다).	

제2일

A.M. 7:00	스킨 브러싱으로 하루를 시작한다. 그런 다음 세척용 음료를 마신다.	
A.M. 7:30	관장을 한다(원한다면 마늘, 아마씨차, 액체 엽록소를 추가해도 좋다). 관장 후 30분 정도 휴식을 취한 뒤 샤워한다.	
A.M. 8:30	아마씨차와 함께 보충제들을 복용한다. 그리고 2테이블스푼 분량의 액체 칼슘-마그네슘을 마신다.	•클로렐라 18정 또는 알팔파 8정 •물 1컵에 액체 엽록소 1티스푼 추가 •나이아신 2정(또는 원하는 양만큼) •밀 배아유 1캡슐 •비타민 C 2정 •소화효소 보충제 4정 •사탕무즙 농축제 2정 •덜스 1정
A.M. 10:00	세척용 음료를 마신다.	
P.M. 11:30	오전 8시 30분에 복용한 보충제를 그대로 다시 복용하되, 이번에는 허브 차와 희석시킨 허브즙을 곁들인다.	
P.M. 1:00	세척용 음료를 마신다.	
P.M. 2:30	오전 8시 30분에 복용한 보충제를 그대로 다시 복용하되, 이번에는 허브 차를 곁들인다.	
P.M. 4:00	세척용 음료를 마신다.	
P.M. 5:30	오전 8시 30분에 복용한 보충제를 그대로 다시 복용하되, 이번에는 아마씨차를 곁들인다.	
P.M. 7:00	세척용 음료를 마신다.	
P.M. 7:30	관장을 한다(원한다면 점토수를 추가해도 좋다). 관장 후 30분 정도 휴식을 취한다.	
P.M. 9:00	2테이블스푼 분량의 액체 칼슘-마그네슘과 대구간유 2캡슐을 복용한 뒤 잠자리에 든다(늦어도 오후 9시 30분 전에는 취침해야 한다).	

제3일~제7일까지

시간	내용	
A.M. 7:00	스킨 브러싱으로 하루를 시작한다. 그런 다음 세척용 음료를 마신다.	・클로렐라 18정 또는 알팔파 8정 ・물 1컵에 액체 엽록소 1티스푼 추가 ・나이아신 3~4정(또는 원하는 양만큼) ・밀 배아유 1캡슐 ・비타민 C 8정 ・소화효소 보충제 6정 ・사탕무즙 농축제 2정 ・덜스 1정
A.M. 7:30	관장을 한다(원한다면 마늘, 아마씨차, 액체 엽록소를 추가해도 좋다). 관장 후 30분 정도 휴식을 취한 뒤 샤워한다.	
A.M. 8:30	아마씨차와 함께 보충제들을 복용한다. 그리고 2테이블스푼 분량의 액체 칼슘-마그네슘을 마신다.	
A.M. 10:00	세척용 음료를 마신다.	
P.M. 11:30	오전 8시 30분에 복용한 보충제를 그대로 다시 복용하되, 이번에는 허브 차와 희석시킨 허브즙을 곁들인다.	
P.M. 1:00	세척용 음료를 마신다.	
P.M. 2:30	8시 30분에 복용한 보충제를 그대로 다시 복용하되, 이번에는 허브 차를 곁들인다.	
P.M. 4:00	세척용 음료를 마신다.	
P.M. 5:30	오전 8시 30분에 복용한 보충제를 그대로 다시 복용하되, 이번에는 아마씨차를 곁들인다.	
P.M. 7:00	세척용 음료를 마신다.	
P.M. 7:30	관장을 한다(원한다면 점토수를 추가해도 좋다). 관장 후 30분 정도 휴식을 취한다.	
P.M. 9:00	2테이블스푼 분량의 액체 칼슘-마그네슘과 대구간유 2캡슐을 복용한 뒤 잠자리에 든다(늦어도 오후 9시 30분 전에는 취침해야 한다).	

7일 세척 프로그램 마무리하기

때로는 관장 후 직장 안에 좌약 같은 것을 주입하는 것이 좋을 경우도 있다. 그런 경우 쓸 수 있는 것이 좌약 외에도 몇 가지 있는데, 필요한 보충제 등을 유아용 관장기 안에 넣어 직장 안에 밀어 넣는 방식을 권한다.

대장염이나 직장 출혈이 있을 경우, 2테이블스푼 분량의 아마씨차와 1~2테이블스푼 분량의 액체 엽록소를 주입하면 된다. 아니면 물 1컵에 클로렐라 3~5정을 으깨 넣은 뒤 주입해도 된다. 변이 잘 나오게 하려면 1테이블스푼 분량의 클로렐라 분말과 점토수 반 컵에 물을 추가해 희석한 뒤 주입하면 된다.

이 책에서 권하는 관장은 습관성이 없다. 내 경험에 따르면, 관장을 하고 나면 실제로 자연스럽고 규칙적인 배변 기능을 회복하는 데 큰 도움이 된다. 여기서 권하는 장세척 프로그램을 충실히 따르는 사람들은 대부분 즉시 자연스러운 배변 기능을 되찾는다. 앞으로도 꾸준히 정상적인 배변 기능을 유지하기 위해서는 운동을 하고, 적절한 식습관을 유지하고, 규칙적인 식사를 하고, 식단에 섬유질(귀리나 밀 겨 등)을 많이 포함시키는 것이 최선이다. 휴식을 충분히 취하고, 피로감에 찌들 정도로 과로하지 않는 것도 중요하다. 만에 하나 장세척 이후에도 정상적인 장 기능이 돌아오지 않으면 알팔파 정제를 복용하기를 권한다. 알팔파 정제에는 다량의 섬유질과 엽록소가 함유되어 있다. 섬유질을 섭취하면 장 근육이 그것을 밀어내기 위해 일하게 되고, 자연스럽게 장을 자극하게 된다. 엽록소는 뛰어난 장세척제다. 끼니마다 3~4정씩 복용해보라. 엽록소 정제는 씹어 먹거나 부스러뜨려 삼키는 것이 좋다.

만약 장에 가스가 가득 차 있거나 장이 제대로 움직이지 못하거나 항문이 긴장해 있다면 신경이 아주 예민해질 수도 있다. 이런 경우에는 글리세린 좌약이 도움이 될 수 있다. 때로는 유아용 관장기를 이용해 1컵 정도 분량의 따뜻한 물을 직장에 주입하는 것만으로도 몸의 긴장을 풀어주어 장이 제 기능을 되찾는 데 도움이 된다. 가끔은 따뜻한 물 1컵을 마시는 것만으로도 도움이 될 수 있다. 소금을 넣지 않는 독일식 김치 '사우어크라프트'도 뛰어난 자연식 완하제로, 변비 초기 증세가 보일 때 먹으면 도움이 된다. 이런 방법들은 장이 정상적인 기능을 되찾을 때까지 계속 이용해도 아무런 해가 없다. 자연의 섭리에 맞지 않는 화학 물질로 된 완하제는 절대 사용하지 말라. 장 기능은 떨어지고 완하제 의존증만 생길 가능성이 높다.

여기서 제시하는 7일 세척 프로그램은 통증 완화에도 큰 도움이 된다. 대부분의 경우, 관절염과 관련된 관절 통증, 편두통이나 긴장, 독성 물질 또는 다른 문제로 생기는 두통 등 인체 각 부위에서 생기는 온갖 종류의 통증이 완화될 것이다. 관장을 통한 치료법을 만병통치약처럼 생각해서는 안 되겠지만, 이런 치료법이 몸을 세척해 독소를 제거하는 데 아주 큰 효과가 있는 것만은 분명하다. 물론 다른 심각한 건강 문제들에 대해서는 의사의 도움을 받아야 할 것이다.

7일 세척 프로그램은 자신의 몸 상태에 맞추거나 몸의 반응을 살펴보면서 따르는 것이 좋다. 특히 몸이 독성 물질에 심각하게 중독됐거나 나이가 많거나 몸이 아주 쇠약한 일부 사람들의 경우, 프로그램을 시작하자마자 바로 몸에서 부정적인 반응들이 나타날 수도 있다. 하루 정도 이 프로그램대로 한 뒤 급격히 에너지가 떨어지는 느낌이 들거나 다른 형태의 심각한 반응이 나타날 경우에도 중단하는 것이 안전하다.

이 프로그램은 내가 알고 있는 한 가장 강력한 해독 프로그램이다.

그러니 믿음을 갖고 시작해도 좋다. 경험상 아주 만성적인 건강 문제가 있는 사람들은 단 한 번의 장세척으로 몸 안의 모든 독성 물질이 제거되지는 않는다. 철저하게 해독하려면 추가로 장세척을 해야 하는 경우가 많다. 보다 자연스럽고 완전한 배변 기능을 되찾는 데 필요한 에너지를 얻으려면 7일 세척 프로그램을 몇 차례 반복해야 할 수도 있다. 지치고 쇠약해진 몸으로는 배변 기능이 정상적으로 이루어질 수 없다는 사실을 잊지 말아야 한다. 정상적인 배변 기능을 되찾는 데 필요한 에너지를 회복해 스스로 몸 상태가 괜찮다고 느끼기까지는 시간이 좀 걸린다. 이 책에서 제안하는 프로그램에는 단순한 세척 단계 외에 체력 회복 및 증강을 위한 단계도 있다. 궁극적인 세포 조직 세척 프로그램 전체를 통틀어 세척과 체력 증강은 끈기 있게 해나가야 할 양대 목표다.

8장 7주 증강 및 교체 프로그램

우리는 이제 막 장세척을 끝내 낡아서 못쓰게 된 세포들, 장벽에 덮여 있던 점액, 그리고 기타 유해한 노폐물 등을 몸 안에서 제거했다. 7일 세척 프로그램이 '대청소'를 하기 위한 더없이 좋은 방법이기는 하지만, 이제 모든 게 끝났다고 생각해 더 이상 건강관리에 신경을 쓰지 않는다면 그처럼 어리석고 역효과를 초래할 일도 없을 것이다. 장세척은 아주 좋은 일이고 이점도 많지만, 이제부터는 우리 몸을 재건해야 할 때이기도 하다. 청소가 끝났으니 이제 교체 및 복구공사를 해야 한다. 교체 및 복구 후에 다시 청소를 하게 될 수도 있다.

굳이 시간을 들여 교체 및 복구 작업을 할 필요 없이 계속 청소만 해도 된다고 생각하는 사람들이 많다. 때로는 청소에 지나치게 집착해 왠지 자꾸 청소를 해야 할 것 같은 생각에 사로잡히기도 한다. 자칫 청소와 교체 및 복구 간의 균형을 잡지 못할 경우, 극단주의로 흐를 가능성이 있다. 우선 7일 세척 프로그램이 다소 극단적인 해독 방법으로 여겨질 수도 있다. 그러나 명확하면서도 제한된 목표를 달성하기 위해서는 극단적인 방법을 써야 할 때도 있다. 그렇다고 해도 그냥 거기서 머문다면 위험할 수도 있으며, 균형을 유지하기 위해서는 단순한 세척 수준을 뛰어넘어야 한다. 이 장에서 설명할 증강 및 교체 프로그램이 그런 균형을 잡아주는 역할을 할 것이다.

7주 증강 및 교체 프로그램은 7일 세척 프로그램을 마친 뒤의 후속 프로그램으로 고안되었다. 7주 동안 이 프로그램을 충실히 따른 뒤에 다시 세척 프로그램을 반복하게 될 것이다. 내 경험상 세척 대 증강 비율 1 대 7(세척 1주 대 증강 7주)이 모든 것을 털어내고 몸 전체의 활력을 되찾는 데 가장 이상적인 비율이다. 세척과 증강을 반복하면서 장에서 독성 물질이 철저히 제거되고, 그 결과 깨끗하고 건강한 세포 조직이 재건될 것이다. 세척과 증강은 6~8주 정도 계속 반복되어야 한다.

과도기의 식단

단식 후 곧바로 평상시의 식단으로 되돌아가는 것은 반드시 피해야 한다. 7일 세척 프로그램 기간 중에 일부 영양분들을 섭취하기는 했지만, 처음에는 점진적으로 평상시의 식단으로 돌아가는 것이 바람직하다. 대체로 단식 강도가 높고 그 기간이 길수록 평상시의 식단으로 되돌아가는 기간도 길게 잡아야 한다. 단식 후 곧장 음식을 다량, 특히 건강에 좋지 않은 음식을 다량 섭취하면 부작용이 있을 수도 있다.

장이 평상시 먹던 음식에 다시 서서히 적응할 수 있게 하려면 단식 후 다음과 같은 과도기 식단을 따르는 것이 좋다. 이 식단대로 따른다면 소화기관이 정상적인 기능을 되찾아 아주 자연스럽게 7일 세척 프로그램의 식단에서 평상시의 식단으로 넘어갈 준비를 할 수 있게 될 것이다.

과도기 식단은 단 이틀이라는 짧은 기간 동안만 따르면 된다. 권장 식단은 다음과 같다.

| 1일째 |

아침: 잘게 썰어 살짝 찐 당근
점심: 많은 양의 샐러드, 요구르트, 코티지치즈 또는 견과류 우유
저녁: 많은 양의 샐러드, 한 번 살짝 찐 채소

| 2일째 |

아침: 신선한 과일 또는 수분을 보충한 말린 과일
점심: 많은 양의 샐러드, 한 번 살짝 찐 채소, 요구르트, 코티지치즈 또는 견과류 우유
저녁: 많은 양의 샐러드, 한 번 살짝 찐 채소, 석쇠나 오븐에 구운 생선 또는 두부처럼 단백질이 많은 음식

음식은 시간을 충분히 갖고 꼭꼭 씹어 먹는다. 식사 중에 목이 마르면 허브 차나 주스를 마신다. 2일째 과도기 식단의 경우, 아침에는 신선

한 과일을 먹도록 하라. 신선한 과일이 없다면 부록에서 설명한 것처럼 말린 과일에 수분을 보충해 사용하라. 세척 프로그램을 끝낸 뒤 3일째 되는 날부터는 평상시 먹던 대로 먹으면 된다.

활생균 제품 보충

유산균이나 비피더스균 같은 활생균은 위장관 안에 사는 유익한 세균이다. 이들을 전염성 미생물을 죽이는 데 쓰이는 페니실린 같은 항생제와 혼동해서는 안 된다. 항생제는 입으로 삼키거나 주사로 주입할 경우 환자의 몸 안에 있는 나쁜 세균들을 죽여 건강을 회복하는 데 도움을 주지만 좋은 세균들까지 죽인다. 그래서 그 세균들이 하는 좋은 역할도 사라지게 할 뿐 아니라, 몸에 해로운 다른 미생물들이 번성할 여지까지 생겨나게 한다. 그런데 활생균은 아무것도 죽이지 않는다. 활생균은 장 속 상태를 나쁜 박테리아들이 도저히 살기 힘들게 만들어 나쁜 세균들의 성장을 막고 좋은 세균들이 더 많이 성장할 수 있게 해준다. 나타샤 트레네프는 자신의 저서 《활생균》에서 이렇게 말하고 있다. "활생균은 당신의 몸 안에서 해로울 수 있는 미생물들의 성장을 감시하고 억제한다. 또한 피할 수 없는 각종 환경오염 물질과 독성 물질들을 무력화시키는 역할도 한다."

활생균 보충제를 규칙적으로 복용하는 것이 몸에 좋다는 것은 너무도 분명하다. 따라서 비록 만병통치약은 아니지만, 이미 몸에 질병이 생겼을 때는 물론이고 질병 예방 차원에서도 최대한 활용하는 것이 좋다. 활생균은 크게 세 종류로 나눌 수 있다. 먼저 락토바실러스 아시도필루스가 있는데, 이 활생균은 대장을 보호해준다. 다음에 '비피더스균'이라고도 불리는 락토바실러스 비피더스는 소장을 보호해준다. 마지막으로 락토바실러스 불가리쿠스는 소화기관 전체를 돌아다니면서 앞의 두 활생균을 지원하는 역할을 한다.

락토바실러스 아시도필루스는 가장 잘 알려진 활생균이다. 그러나 제 효과를 발휘하려면 세제곱센티미터당 적어도 2억 마리의 균이 포함되어 있어야 한다. 임상의들의 경험에 따르면, 락토바실러스 아시도필루스는 많은 양을 먹어야 효과가 있지만, 하루에 약 110g 분량을 같은 양의 락타아제 보충제와 함께 복용해서 만족할 만한 결과를 얻은 사례들도 많다고 한다. 그리고 단순 변비 환자의 70~80%는 락토바실러스 아시도필루스를 꾸준히 복용했을 때 한결같이 좋은 결과가 나왔다는 연구 결과도 있다.

락토바실러스 비피더스, 즉 비피더스균 역시 효과가 뛰어난 것으로 판명 났다. 러시아의 의학 아카데미 영양학연구소에 근무하는 폴 기오르기 박사는 보통 사람들의 장에 살고 있는 세균 중 비피더스균이 가장 많다는 결론을 내렸다. 모유를 먹이는 신생아의 경우, 위장관 안에 이미 비피더스균이 있어 큰 영향력을 발휘하는 것으로 알려져 있다. 러시아와 독일에서 실시된 비피더스균 연구 결과도 아주 고무적이어서 비피더스균이 대장 안에 제대로 자리 잡을 경우 건강 증진에 도움이 되는 것으로 나타났다.

락토바실러스 아시도필루스와 락토바실러스 비피더스, 그리고 락토바실러스 불가리투스는 모두 보충제 형태로 구입할 수 있으며, 락토바실러스 불가리투스의 경우에는 살아 있는 배양균으로 만든 요구르트 형태로도 구입이 가능하다. 락토바실러스 아시도필루스와 락토바실러스 비피더스는 캡슐이나 정제, 액체, 분말 형태로도 나오고, 락토바실러스 불가리투스는 분말 형태로 나온다. 세 가지 활생균 모두 여러 제조업체에서 생산되고 있으며, 건강식품점에서 구입할 수 있다. 그리고 모두 용기에 명시된 유효기간 이전에 사용해야 한다. 일단 개봉한 뒤에는 배양균이 상하지 않게 뚜껑을 꼭 닫아 냉장고에 보관해야 한다. 빛이 들어가지 않게 하는 것도 중요하다. 특히 액체 형태의 제품은 개봉하기 전에도 냉장 보관해야 한다.

추천 일과표

7주 증강 및 교체 프로그램의 목표는 세포 조직을 최대한 증강하고 교체하는 것이다. 그리고 목표를 달성하기 위해서는 매일 다음과 같은 일과표를 따라야 한다.

- 3~5분간 스킨 브러싱을 한다.
- 아침에 한 번, 저녁에 한 번 세척용 음료를 마신다.
- 한 달 동안 락토바실러스 보충제를 복용해 장 속에 자연스럽게 활생균들이 자리 잡게 한다. 사용하는 제품의 라벨에 쓰여 있는 지침을 잘 따르도록 한다.
- 하루에 세 번, 식사 시간마다 다음과 같은 보충제들을 복용한다.
  사탕무즙 농축제 1정

덜스 1정

소화효소 보충제 2정

밀 배아유 1캡슐

- 다음 보충제를 아침과 저녁에 한 번씩, 하루에 두 번 복용한다.

비타민 C 2정

나이아신 2정(또는 원하는 만큼)

1테이블스푼 분량의 액체 칼슘-마그네슘

- 매일 한 번 저녁에 대구간유 2캡슐을 복용한다.
- 피로 회복에 도움을 주는 수프와 활력을 주는 수프를 마신다. 수프는 식사 시간과 식사 시간 사이, 즉 정확히 오전 중반(9~10시경)과 오후 중반(3~4시경)에 마신다.
- 낮 동안에 시간을 내어 휴식을 취한다. 가장 좋은 휴식 시간은 정오부터 오후 3시까지다. 그리고 밤 9시 30분 전에는 잠자리에 드는 것이 좋다.

수프

증강 및 교체 프로그램 기간 중에는 다음과 같이 수프를 오전과 오후, 식사 시간과 식사 시간 사이에 마시는 것이 좋다.

〈피로 회복에 도움이 되는 수프〉
 약 0.5ℓ의 물
 잘게 썬 채소 3컵(사탕무, 당근, 껍질을 벗긴 감자, 셀러리, 파슬리, 오크라, 샤요테 배 등 가스를 방출하지 않는 채소 5~6종 사용)

1. 믹서에 물과 채소를 넣고 고속으로 돌려 액체 상태로 만든다.
2. 액체를 큰 냄비에 부어 중불에서 끓인다. 불을 낮춘 뒤 3~4분간 더 끓인 다음 약간 식힌다.
3. 큰 머그잔에 담아 따뜻하게 해서 마신다.

〈활력을 주는 수프〉
   약 2ℓ의 증류수
   $\frac{1}{2}$ 티스푼 분량의 채소수프 분말
   3컵 분량의 잘게 썬 셀러리 대
   2컵 분량의 잘게 썬 셀러리 잎 부분
   2컵 분량의 잘게 썬 당근 잎 부분
   2컵 분량의 잘게 썬 사탕무 잎 부분
   2컵 분량의 잘게(6㎝ 정도) 썬 껍질을 벗긴 감자
   잘게 썬 마늘 1쪽
   잘게 썬 당근 1개
   잘게 썬 양파 1개

1. 물과 채소수프 분말, 셀러리 대와 잎, 당근 잎, 사탕무 잎, 껍질을 벗긴 감자, 마늘 등을 커다란 수프 냄비에 넣는다. 향을 추가하기 위해 당근과 양파를 넣어도 좋다. 센불에서 천천히 끓인 뒤 불을 낮추고 부드러워질 때까지 20분 정도 더 끓인다.
2. 체로 걸러낸 뒤 약간 식힌다.
3. 큰 머그잔에 담아 따뜻하게 해서 마신다.

　적어도 매일 한 번은 배변할 수 있게 증강 및 교체 프로그램을 따르면서 필요하다면 관장도 한다. 이상적인 배변 횟수는 하루 2~3회다. 관장용 물에 아마씨차나 점토수를 추가하고, 원한다면 그 두 가지를 교대로 추가해도 좋다(252페이지에 있는 '관장용 물 첨가물'의 지침을 따르도록 하라). 7일 세척 프로그램 이후 얼마나 자주 관장을 하는 것이 좋은지는 일반화시켜 말하기 어렵다. 어떤 사람은 1주일에 한 번이 이상적이지만, 더 자주 하거나 덜 하는 것이 좋은 경우도 있다. 잊지 말아야 할 중요한 사실은 배변을 규칙적으로 쉽게 보려고 노력해야 한다는 것이다. 만일 건강이 안 좋거나 오랜 기간 만성적인 질환을 앓아왔다면 아마도 관장을 더 자주 해야 할 것이다. 이 프로그램을 진행하면서 마음에 조금이라도 의구심 같은 것이 든다면 자연치유법을 잘 알고 있는 영양 전문가나 전체론적 관점에서 건강을 바라볼 수 있는 전문의의 상담을 받아보는 것도 좋다. 중요한 것은 보다 건강한 몸을 만드는 일에 집중하고, 단순히 어떤 질환을 치료하는 데 매달리지 않아야 한다.

운동

계속 장을 돌보고 아울러 모든 중요한 배설기관을 돌보면서도 절대 운동을 소홀히 해서는 안 된다. 근육이 활력을 잃게 되면 복부 장기 탈출이 일어날 가능성이 높아진다. 심장이 활력을 잃게 되면 온몸에 피를 제대로 순환시키지 못하게 된다. 또 동맥과 정맥이 밑으로 끌어당기는 중력의 힘에 맞서 혈액을 뇌 세포 조직까지 밀어 올릴 만큼 수축 작용을 하지 못하게 된다. 뇌는 심장에 메시지를 보내는데, 그 메시지는 심장에게 계속 뛰라는 것이다. 뇌의 메시지 없이는 어느 장기도 제대로 기능할 수 없다.

어떤 사람들은 더 건강해지기 위해 온갖 노력을 다하지만, 여전히 장기들이 기대만큼 제 기능을 하지 못한다. 그리고 많은 사람들이 인체 내의 모든 장기를 힘차게 움직이게 하는 힘이 뇌에서 온다는 사실을 깨닫지 못하고 있다. 직업상 종일 가만히 앉아 있거나 서 있어야 하는 사람들은 아무래도 장기들이 활력을 잃어 중력의 힘에 맞서 혈액을 뇌 세포 조직까지 밀어 올리는 데 어려움이 있다. 그리고 만일 뇌 세포 조직들에 적절한 혈액이 공급되지 못한다면 결국 인체 내의 모든 장기가 영향을 받게 된다.

장을 비롯한 내부 장기들에 미치는 중력의 영향을 극복해 뇌까지 혈액순환이 잘되게 하는 방법 중 하나는 평소 경사판을 꾸준히 활용하는 것이다. 장에 중력의 힘이 미치면 밑으로 내려앉게 되고, 그 결과 장 아래에 있는 모든 복부 장기를 압박하게 된다. 경사판을 이용해 운동하면 내려앉은 장을 다시 원위치로 되돌리는 데 도움이 된다. 또한 경사판 운동을 하면 장 건강이 좋아질 뿐 아니라, 전반적인 건강을 회복해 유지하는 데도 도움이 된다.

경사판 운동은 무엇보다 장에 좋지만, 부비강 문제, 시력 저하, 탈모, 두피 습진, 귀 질환, 그리고 특히 어깨 위쪽의 염증이나 울혈에도 효과가 있다. 심장 문제, 피로, 어지럼증, 기억력 저하, 마비 같은 문제들도 경사판을 이용한 운동이 다른 어떤 치료보다 효과가 있다.

경사판 운동은 기본적으로 누워서 하는 모든 운동과 비슷하다. 만일 높이를 조절할 수 있는 경사판이 있다면 발끝이 바닥에서 45㎝ 정도 떨어지게 조정하는 것이 좋다. 경사판에 누워 있을 때 어지럼증이 느껴진다면 발 쪽을 조금 아래로 내려보도록 하라. 어떤 경사판들은 높이가 아예 고정되어 있다. 그런 경사판을 이용했다가 어지럼증이 느껴지면 경사판에서 내려와 어지럼증이 가실 때까지 바닥에 편히 누워 있도록 하라. 그런 다음 다시 경사판 운동을 한다. 한두 번 그렇게 하다 보면 어지럼증 문제는 더 이상 생기지 않을 것이다.

처음에는 경사판 운동을 하루에 5분만 하도록 하라. 그러다가 익숙해지면 조금씩 시간을 늘려간다. 일반적으로, 오후 3시와 잠자리에 들기 전에 10분씩 경사판 운동을 하는 것이 좋다. 잠자리에 들 때도 엉덩이 밑에 베개를 넣으면 장기들이 제 위치로 돌아가는 데 도움이 된다.

통제되지 않는 고혈압이나 심장 질환을 앓고 있거나 암 환자 등은 경사판을 써서는 안 된다. 임산부나 자궁 출혈이 있는 여성도 경사판을 써서는 안 된다.

〈그림 8-1〉에 소개하는 운동들은 특히 대장 탈출 증세에 도움이 되며, 뇌의 핵심적인 신경중추의 기능 회복에도 도움이 된다. 한 번에 한두 가지 또는 여러 가지 운동을 해도 좋으며, 번호 순서와 관계없이 원하는 대로 해도 좋다.

①~④까지의 운동을 할 때는 두 발이 빠지지 않게 발목 지지대에 잘 고정시켜야 한다. ⑤~⑧까지의 운동을 할 때는 두 손으로 경사판에 달린 손잡이를 잡고 두 발은 발목 지지대에서 빼낸다. 만일 경사판에 손잡이가 장착되어 있지 않다면 경사판 양쪽을 잡으면 된다.

장에 좋은 경사판 운동은 경사판 위에 두 다리를 모은 채 누워 테니스공을 복부 위에 놓고 손바닥으로 굴려가며 마사지를 한다. 테니스공의 둥근 표면이 장을 눌러 장 운동을 원활하게 해준다.

〈그림 8-1〉 경사판 운동

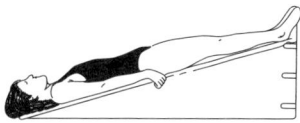

① 두 발을 발목 지지대에 고정시킨 뒤 경사판 위에 눕는다. 팔을 경사판 양옆에 놓고 편히 쉰다. 그 상태로 있으면 중력이 복부 장기들을 제 위치로 끌어 내리게 된다. 효과를 보려면 적어도 10분 정도 경사판 위에 누워 있어야 한다.

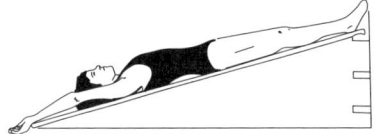

② 몇 초 동안 두 팔을 머리 위로 뻗었다가 다시 경사판 양옆에 놓고 편히 쉰다. 그렇게 10~15회 반복한다. 이 운동은 복부 근육을 펴주고 복부 장기들을 어깨 쪽으로 끌어내려준다.

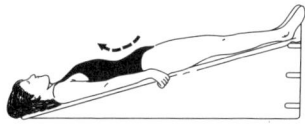

③ 숨을 들이마신 뒤 숨을 멈춘 상태에서 복부 근육을 수축시켜 복부 장기들이 어깨 쪽으로 내려오게 한다. 숨을 내쉰 뒤 편히 쉰다. 이 과정을 15회 반복한다.

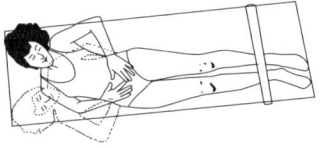

④ 상체를 오른쪽으로 튼 상태에서 복부의 왼쪽을 양손으로 10~15회 정도 세게 두드린다. 그런 다음 이번에는 상체를 왼쪽으로 튼 상태에서 복부의 오른쪽을 양손으로 10~15회 정도 세게 두드린다. 끝으로 상체를 일으켜 앉은 자세를 취한 뒤 복부 근육에 힘을 주면서 다시 눕는다. 전체 과정을 3~4회 반복한다.

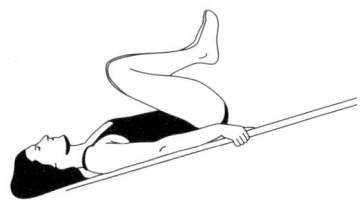

⑤ 두 손으로 경사판 양쪽 손잡이나 경사판 양쪽 끄트머리를 꼭 잡은 채 경사판 위에 눕는다. 무릎을 구부려 최대한 가슴 가까이 끌어당긴다. 그 자세를 유지한 채 먼저 5~6회 머리를 좌우로 돌린다. 그런 다음 머리를 약간 들어 3~4회 머리와 목을 원을 그리듯 돌린다. 그러고 나서 머리와 다리를 경사판 위로 내린 뒤 편히 쉰다.

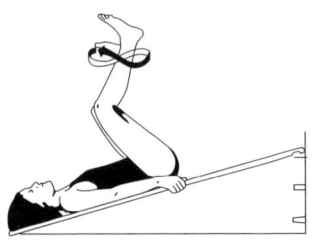

⑥ 다리를 모은 뒤 무릎을 조금 구부린 상태로 두 다리를 공중으로 똑바로 들어올려 8~10회 시계 방향으로 원을 그리듯 돌린다. 시계 반대 방향으로도 똑같은 동작을 취한다. 그런 뒤 다리를 경사판 위에 내려놓고 편히 쉰다. 2주 동안 점차 두 다리로 원을 그리는 횟수를 늘려 각 방향으로 25회 정도까지 돌린다.

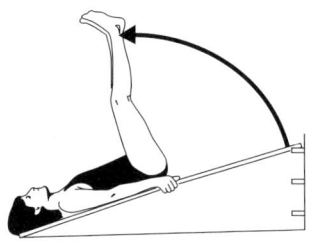

⑦ 천천히 두 다리를 공중으로 똑바로 들어 올렸다가 다시 천천히 경사판 위로 내려놓는다. 같은 동작을 3~4회 반복한다.

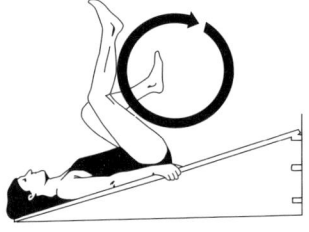

⑧ 다리를 모은 뒤 무릎을 조금 구부린 상태로 두 다리를 공중으로 똑바로 들어 올린 뒤 자전거 페달을 밟듯 두 다리로 15~20회 허공을 젓는다. 다리를 다시 경사판에 내려놓은 뒤 편히 쉰다.

좌욕

좌욕, 특히 냉수 좌욕과 냉·온수 교대 좌욕은 골반 부위의 혈액순환을 자극하고 신경 활동을 촉진시켜 기능이 저하된 장을 치유하는 데 효과가 있다. 좌욕을 하려면 몸이 12㎝ 정도만 잠길 만큼 물이 담긴 욕조 안에 앉으면 된다. 골반 부위만 물에 잠겨야 하기 때문에 욕조 안에 앉아서 두 발은 물에 닿지 않게 욕조 테두리 위에 올리든가 아니면 욕조 안에 무언가를 놓고 그 위에 올리면 된다.

좌욕은 잠자리에 들기 바로 직전에 하는 것이 가장 좋지만, 아침에 일어나자마자 해도 좋다. 좌욕은 찬물에서도 할 수 있고 더운물에서도 할 수 있지만, 가장 효과가 좋은 것은 찬물과 더운물을 동시에 다 쓰는 것이다. 먼저 1분 정도 찬물에 앉았다가 즉시 더운물로 바꿔 몇 분간 더 앉아 있는 방식을 취하면 된다.

좌욕을 3개월 동안 계속해보라. 장 문제는 물론이고 방광 및 전립선 문제에도 도움이 된다.

치유의 위기

이 책에서 권하는 세포 조직 세척 프로그램을 충실히 따르고 건강에 좋은 식습관과 생활습관을 유지하다 보면 '치유의 위기'라는 것을 경험하게 될 것이다. 치유의 위기는 두려워할 일은 아니다. 반대로 원하는 것을 얻어가고 있다는 뜻이므로 오히려 환영해야 할 일이다.

치유의 위기는 얼핏 무슨 문제 같아 보이지만 실은 축복이다. 인체 내의 모든 장기가 노폐물을 제거하기 위해 열심히 노력한 결과이며, 활력이 떨어진 세포 조직들이 재건되는 단계이기 때문이다. 치유의 위기는 헤링의 치유 원칙이 옳다는 것을 입증해주는 현상으로, 자연스러운 결과다. 장세척과 적절한 영양분 공급, 생활 방식의 개선 같은 건강에 좋은 건설적인 과정을 통해 낡은 세포 조직들이 새로운 세포 조직으로 교체되는 과정이기도 하다.

'위기'라고 불리는 것은 건강 상태가 다시 이전처럼 악화된 것 같이 느껴지기 때문이다. 치유의 위기 때는 건강 상태가 가장 안 좋았던 때 나타났던 증상들이 다시 나타난다. 질병의 위기 때에도 똑같은 증상들이 나타나는데, 그 경우의 증상들은 치유의 위기 때처럼 세포 조직이 새로워지고 독성 물질이 제거되면서 나타나는 것이 아니라 세포 조직이 붕괴되고 기능 장애가 발생하면서 나타난다.

독성 물질의 제거 여부는 치유의 위기와 질병의 위기를 구분하는 가장 확실한 방법이다. 인체는 치유의 위기를 앞두고 화학 물질과 약물을 포함한 모든 독성 물질을 제거한다. 약은 대개 인위적으로 문제를 억누르는 역할을 하므로 의사가 적절한 진단이나 처방을 하지 못하면 오히려 원래의 문제만 더 악화될 수도 있다. 환자들은 그런 식으로 잘못 처방된 약을 복용했다가 소위 부작용이라는 새로운 증상들 때문에 고통받는 일이 비일비재하다. 그런 경우 의사들은 대개 새로 나타난 부작용을 치료하기 위해 또다시 새로운 약을 처방한다.

치유의 위기임을 알 수 있는 또 다른 증거는 그 기간 중 또는 그전에 변을 아주 잘 본다는 것이다. 배변 활동이 별 어려움 없이 자연스럽게 이루어지고, 모든 배설기관이 제 기능을 한다. 그러나 만일 질병의 위기라면 대개 그전에 배변 활동이 그리 활발하거나 만족스럽지 못하며, 배변 활동이 전면 중단될 수도 있다.

또한 치유의 위기 때는 장 속에 들어 있던 장염이나 노폐물이 제거

된다. 장 속에 남아 있던 노폐물이 액체로 변해 빠져나오는 마지막 정화 과정이다. 그러나 질병의 위기 때는 장염이 제거되지 않으며, 점액은 더 단단하게 뭉치고 굳어져 만성적인 상태로 남아 있게 된다.

치유의 위기든 질병의 위기든 모두 예고 없이 나타나는 경우가 많다. 일반적으로 그 이전 며칠간 몸 상태가 아주 좋았다가 갑자기 위기가 나타났다면 치유의 위기라고 보면 된다. 문제가 다 사라졌다고 생각했는데 어떻게 갑자기 이런 일이 생길 수 있나 의아해질 수밖에 없을 것이다.

치유의 위기는 낡은 세포 조직들이 새로운 세포 조직들로 교체된 뒤에 나타난다. 낡고 쇠약해진 세포 조직 대신 새로운 세포 조직으로 교체되어 인체에 충분한 에너지와 활력이 있을 때만 나타난다. 낡은 세포 조직들은 기력이 다됐지만, 건강을 증진시켜주는 과정들과 적절한 식이요법을 통해 생겨난 새로운 세포 조직들은 강하고 활력이 넘친다. 그리고 몸이 힘을 되찾으면 치유의 위기 형태로 열심히 집을 청소하고 낡은 쓰레기들을 치우게 된다.

세포 조직을 되살리기 위해 인체는 3단계를 거친다. 3단계란 제거 단계, 과도기 단계, 재건 단계다. 치유의 위기는 대개 과도기 단계가 끝나는 시점에서 나타나는데, 이 시점에서는 새로운 세포 조직들이 보다 완벽한 몸을 만드는 역할을 해낼 수 있을 정도로 강해진다.

치유의 위기는 대개 약 3일간 지속된다. 처음에는 약간 불쾌한 느낌 정도로 시작되지만, 곧 더 심해진다. 이 기간 중에는 예전의 증상들이 그 어느 때보다 심해질 수도 있다. 그럴 때는 계속 건강 증진에 힘쓰며 위기가 끝나기를 기다려야 한다. 이때 약을 먹어야겠다는 유혹에 넘어가면 그 증상들을 억누르는 결과만 초래할 것이다. 나중에 다시 위기가 찾아와 또다시 고생하게 된다.

심한 치유의 위기를 넘기면 곧 불쾌한 느낌이 줄어들 것이다. 몸 안에 에너지가 부족하면 위기는 1주일 이상 지속될 수도 있다. 치유의 위기는 에너지와 활력이 많은 사람일수록 더 심하게 겪는다. 에너지와 활력이 너무 없으면 치유의 위기도 나타나지 않는다. 그런 경우에는 몸에서 치유의 위기가 나타날 때까지 에너지와 활력을 더 키워야 한다. 자연의 섭리에 따르면, 건강이 정해진 수준에 도달하기 전에는 치유의 위기도 일어나지 않는다.

지속적인 장 관리를 위한 조언들

7주 증강 및 교체 프로그램까지 다 끝냈다면 이제 건강한 장 기능을 계속 유지하기 위해 어떻게 할 것인지를 생각해야 한다. 건강한 장 기능을 유지하려면 다음과 같은 식습관을 지켜야 한다.

- 매일 아침 식전에 적어도 3컵 이상의 액체를 마시도록 하라. 규칙적인 배변을 위해서는 매일 아침 음식을 섭취하기 전에 여러 컵의 물이나 기타 유사한 음료를 마시는 것이 도움이 된다. 찬물은 한동안 위에 머물지만, 따뜻한 물은 곧바로 장까지 간다는 것을 잊지 말라.
- 활생균 보충제를 계속 복용하는 것이 좋다. 평소 장 안에 좋은 세균과 나쁜 세균이 자연스럽게 균형을 유지할 수 있게 식사를 하는 사람은 거의 없기 때문이다.

이 장 앞부분에서 언급했듯이, 락토바실러스균 보충제는 7일 세척 프로그램을 끝낸 뒤 한 달 동안 계속 복용해야 한다. 그러나 그 이후에도 계속 활생균 보충제를 복용할 필요가 있는 사람들도 있다. 대개 만성적인 장 질환을 앓고 있거나 완전히 잘못된 식습관을 가진 사람들의 경우다. 과학기술은 발전됐지만, 오늘날 사람들은 워낙 식습관이 잘못되어 장내에 유익한 세균들이 살 여지는 거의 없고 유해 세균만 우글거린다. 어차피 자연의 섭리에 거스르는 삶을 살 수밖에 없다면 우리의 생활 방식 때문에 생겨나는 질병들에 대처하는 법을 알아두는 것이 그나마 현명할 것이다.

- 알팔파 정제와 소화효소 보충제도 계속 복용하도록 하라. 장 건강과 소화 기능을 강화하기 위해 노력하는 동안에는 두 가지 보충제 모두 계속 복용할 만한 가치가 충분히 있다고 생각한다. 7일 세척 프로그램 기간 중에도 이 두 가지 보충제는 함께 복용했다. 7장에서도 언급했듯이 알팔파 정제를 복용하면 종종 장에 가스가 차게 되는데, 소화효소 보충제를 함께 복용하라고 권하는 것은 바로 그 때문이다. 세척 프로그램 기간 중에 알팔파 정제를 복용하면서 장에 가스가 차는 문제가 있었다 해도 이제는 그런 현상이 덜하거나 전혀 없을 것이다. 그러나 어떤 경우든 소화효소 보충제도 계속 복용하라고 적극 권장하고 싶다.

- 만일 원한다면 장세척제와 점토수 역시 계속 매일 이용해도 좋다. 장세척제와 점토수는 변을 규칙적으로 볼 수 있게 해준다. 장세척제의 경우, 200g 정도의 물에 티스푼으로 하나 가득 분량의 차전자 씨 분말을 넣어 잘 섞거나 흔들어 마시면 된다. 그리고 점토수의 경우, 100g 정도의 물에 1테이블스푼 분량의 점토수를 넣거나 차전자 씨 음료를 추가해 마시면 된다. 원한다면 점토수는 하루에 두 번 마셔도 좋다.

앞서 언급한 것들에 덧붙여 절대 해서는 안 되는 일이 하나 있다. 어떤 형태의 배출이든 일부러 중단시키려 하지 말라는 것이다. 이런 형태의 배출은 장 내부가 깨끗해지면서 서서히 줄어들거나 저절로 중단된다. 그냥 배출되게 내버려두고, 계속해서 건강 증진에 힘쓰다 보면 저절로 멈추게 될 것이다.

장내의 적절한 세균 분포

장내에 좋은 세균과 나쁜 세균의 수가 균형을 이루게 하는 것은 건강한 장을 유지하는 데 꼭 필요한 일 중 하나이지만, 현대사회의 생활방식은 그런 상황을 거의 불가능하게 만들고 있다. 이 장 앞부분에서도 언급했듯이 장내에는 좋은 세균도 살고 나쁜 세균도 산다. 장내 세균은 그 종류도 아주 다양하며, 건강과 질병 모두에 아주 큰 영향을 끼친다.

일부 동물들과는 달리 인간의 경우 소화관 안에 있는 일부 세균들이 소량의 셀룰로오스(섬유질)는 소화할 수 있지만, 인간의 장은 대체로 섬유질을 소화하지 못한다. 또 장 안에 있는 일부 세균들은 비타민 B1(티아민), 비타민 B2(리보플라빈), 비타민 B12, 비타민 K의 생성에 관여하기도 한다. 세균에 의한 비타민 K의 생성은 특히 중요한데, 인간이 섭취하는 음식으로는 적절한 혈액 응고에 필요한 비타민 K를 충분히 공급할 수 없기 때문이다. 또 일부 세균들은 장내에 있는 좋은 세균과 나쁜 세균의 수를 적절히 조정해 다양한 대장균들이 장을 지배하지 못하게 함으로써 건강에 도움을 준다. 대장균이 장을 지배하게 되면 발효를 일으켜 유해 가스를 방출하기 때문이다.

인체가 건강하고 활력이 있으면 건강에 유익한 미생물들이 존재하게 된다. 반대로 인체가 중독되어 기능 장애를 일으키면 질병을 유발하는 미생물들이 존재하게 된다. 세균은 인체에 절대적인 영향을 미치며, 어디에든 존재한다. 우리는 그야말로 세균의 바다에서 헤엄치고 있다. 지구상의 생명체 가운데 세균의 영향을 받지 않는 생명체는 없다. 모든 세균은 끊임없이 복잡한 화학 반응을 일으켜 건강에 도움이 되는 변화나 질병을 유발하는 변화를 일으키기 때문이다.

인체 내에 유익한 세균들 수가 적정 수준 존재하면 그것만으로도 질병을 유발하는 미생물들의 활동이 억제된다. 사람의 대장 안에만 약 400~500종의 세균과 곰팡이, 효소, 바이러스가 산다. 그리고 장 부위에 따라 미생물 종류도 다르며 장 중심부와 장 오른쪽, 그리고 장 왼쪽에 사는 미생물이 모두 다르다. 그간의 연구에 따르면, 장의 각 부위에서 분비되는 점액에 따라 그곳에 사는 미생물의 종류도 달라진다고 한다. 또한 새로운 식습관만으로 장 속의 세균 분포를 변화시키려면 평균 1년 이상 걸린다고 한다. 먹는 음식만으로 장내 유익한 세균 수를 적정 수준으로 늘리려면 시간이 너무 오래 걸린다.

인체가 독성 물질에 오염되면 오염 수준에 따라 건강과 활력을 유지하는 힘이 떨어진다. 그리고 건강과 활력을 유지하는 힘이 떨어지면 질병을 유발하는 세균이 번성한다. 장내 세포 분포 역시 마찬가지다. 우리가 복용하는 각종 약은 장내 세균 분포를 깨뜨리는 가장 큰 요인이며, 그중에서도 특히 항생제가 가장 파괴력이 크다.

항생제를 뜻하는 영어 단어 antibiotic은 'against(~에 맞서)'를 뜻하는 그리스어 anti와 'life(생명)'를 뜻하는 그리스어 bios가 합쳐진 말이다. 결국 항생제는 생명에 해로운 물질인 셈이다. 천연 제품이든 합성 제품이든 항생제는 미생물의 성장을 막고 파괴하는 물질이다. 항생제로 인해 유익한 세균까지 죽어버리면 장벽에 염증이 생기고, 유해 세균이 과다 증식할 수도 있다. 어쨌든 항생제는 대체로 장내 생태계를 엉망으로 만들어버리기 때문에 가능하면 사용하지 말아야 한다. 게다가 항생제를 과다 복용할 경우, 항생제에 대한 장내 세균들의 내성이 커져 갈수록 더 많은 항생제를 복용해야 하는 것도 큰 문제다. 실제로 어떤 세균들은 항생제에 대한 완전한 내성이 생겨 더 이상 어찌 해볼 도리가 없게 되기도 한다.

항생제 외에도 유익한 세균까지 죽이는 약은 많다. 의사 처방 없이 구입할 수 있는 제산제와 진통제 그리고 각종 증상을 억제하는 약을 무분별하게 사용할 경우에도 장 속에 있는 유익한 락토바실러스균에 악영향을 준다. 그리고 일단 소화관 내의 적절한 세균 분포가 깨지면 최적의 건강 상태로 되돌아가기란 아주 어렵다. 예를 들면 장 통과 시간도 정상으로 회복해야 하고, 장내 세균 감염도도 줄여야 하기 때문이다.

3장에서 건강한 장을 유지하기 위한 적절한 세균 분포는 유익한 락토바실러스균 85%, 대장균처럼 유해한 세균 15%라고 말한 바 있다. 그 수준의 세균 분포를 유지하려면 절대 유익한 세균을 죽이는 일을 하지 말아야 한다. 물론 음식이나 적절한 영양분 공급을 통해 유익한 세균 수를 늘릴 수는 있지만, 시간이 오래 걸린다. 장 속에 유익한 세균이 살 수 없게 만드는 음식들도 있다. 익힌 음식, 가공식품, 커피, 술 등은 모두 유익한 세균을 죽이는 역할을 한다. 그 결과 적절한 장내 세균 분포가 깨지면 장을 깨끗하게 유지하기 힘들어진다. 그리고 오늘날 많은 사람들이 장세척을 할 수밖에 없는 주된 원인은 그런 불균형 상태가 장기간 계속되기 때문이다.

물론 가장 이상적인 것은 적절한 장내 세균 분포가 깨지게 하거나 해독 프로그램을 이용해야 할 지경에 이르지 않게 하는 것이다. 그러려면 부모들이 어린 자녀들에게 장 위생에 대해 잘 가르쳐야 한다. 그리고 학교에서도 건강이나 위생교육 시간에 배설기관을 보살피는 방법을 일반 상식처럼 가르쳐야 한다. 또한 건강을 해치는 잘못된 습관도 피해야 하며, 그런 습관이 몸에 밴 사람들은 재교육시켜야 한다. 그러나 우리 사회가 그런 수준이 되기까지는 우리 스스로 각자의 믿음에 따라 최선을 다해 문제를 해결하는 수밖에 없다.

현대식 변기의 문제점들

장 관리에 대한 얘기를 하면서 문제점이 많은 현대식 변기에 대해 언급하지 않을 수 없다. 문명화된 현대사회에서 우리 장의 가장 큰 적 중 하나는 변기라는 믿음을 갖고 있다. 현대식 변기는 인체공학적으로 완전히 잘못된 배변 장치다. 소위 '미개한' 사회에서는 사람들이 쪼그려 앉아서 변을 본다. 그래서 그들은 우리처럼 '현대식' 배변 장치와 관련된 문제들을 겪지 않는다. 〈그림 8-2〉에서 보는 바와 같이 자연의 섭리에 맞게 쪼그려 앉아 변을 보면 장을 받쳐주고 허벅지 부분이 장벽을 눌러주게 되는데, 그것이 건강에 여러모로 큰 도움이 된다. 〈그림 8-3〉을 보면 쪼그려 앉아서 변을 볼 경우 장의 어떤 부위가 떠받쳐지게 되는지 알 수 있다.

아메리칸 인디언들은 쪼그려 앉아서 변을 보기 때문에 직장 문제나 치질이 전혀 없다. 프랑스나 이탈리아, 남미, 중국 등지에서는 종종 바닥에 구멍이 난 재래식 변기를 사용해 변을 보려면 쪼그려 앉아야 한다. 원래 쪼그려 앉아서 변을 보는 것이 가장 자연스러운 배변 자세다. 쪼그려 앉아서 변을 보는 것이 일상화되면 직장에서 치질 정맥이 튀어나오지 않는다.

현대식 변기는 1850년경 영국에서 처음 보급됐고, 이내 모든 문명 세계에서 사용하게 되었다. 변기가 그렇게 빠른 속도로 퍼질 수 있었던 것은 거의 비슷한 시기에 배설물을 깨끗하게 처리할 수 있는 배관 시설이 등장했기 때문이다. 변기는 원래 시계 제조공인 알렉산더 커밍에 의해 만들어졌으며, 그 이후 캐비닛 제조공인 조지프 브라마에 의해 개선되었다. 두 사람 다 의학 분야에 몸담았던 사람이 아니어서 인간의 생체역학에 대한 지식이 없어 쪼그려 앉아 변을 보는 것이 인체에 얼마나 좋은지 전혀 알지 못했다. 마찬가지로 일반 대중 역시 쪼그려 앉아 변을 보는 것이 얼마나 좋은지 몰라서 '새롭고 개선된' 변기는 빠른 속도로 사회에 자리 잡게 되었다.

1900년대 초에 이르러 세균성 질환이 급속도로 증가하는 것을 목격한 일부 의사들이 그 당시의 관습들을 문제의 원인으로 의심하기 시작했는데, 그들이 가장 큰 원인으로 지목한 것이 바로 현대식 변기였다.

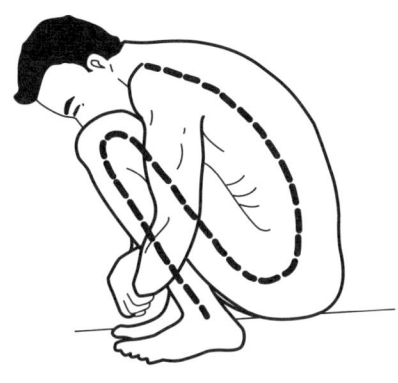

〈그림 8-2〉 자연의 섭리에 따라 쪼그려 앉아서 변을 보는 자세

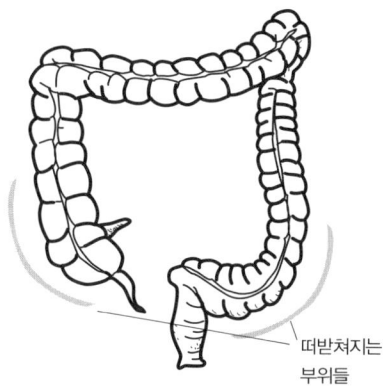

〈그림 8-3〉 쪼그려 앉아서 변을 볼 때 허벅지가 떠받쳐주는 장 부위들

떠받쳐지는 부위들

1924년에 출판된 《복부의 문화》라는 책에서 저자는 그 당시 의학계의 저명한 권위자 몇 명의 말을 인용했는데, 그들은 현대식 변기의 잘못된 디자인과 그로 인해 야기되는 건강상의 문제들에 대해 아주 거침없는 비판을 퍼부었다. 그 책에서 저자는 이렇게 탄식했다. "이 장치가 인류의 엉덩이 밑에 깔리기 전에 그걸 발명한 사람이 이 장치 때문에 먼저 죽어버렸더라면 좋았을 텐데."

앞에서도 언급한 바 있는 데니스 버킷 박사는 식이섬유의 중요성을 입증하는 연구를 했는데, 흥미롭게도 그는 전통적인 아프리카 사회에는 왜 대장암 환자가 거의 없거나 전혀 없는지를 알아보는 과정에서 쪼그려 앉아 변을 보는 자세에 대해서도 관찰한 바 있다. 식이섬유의 중요성에 대한 그의 발견이 수십 년이 지나서야 널리 인정받았듯, 배변 자세에 대한 그의 관찰도 한동안 인정받지 못했다.

변비와 탈장, 하지정맥류, 충수돌기염 등은 모두 현대식 변기의 사용과 밀접한 관련이 있다. 현대식 변기의 모든 병폐는 변을 보면서 취해야 하는 자세에서 비롯된다. 쪼그려 앉아 변을 보는 자세는 허벅지가 자연스럽게 복부 벽과 장을 떠받쳐주지만, 현대식 변기에 앉은 자세는 그것이 불가능해지기 때문이다. 〈그림 8-4〉에는 현대식 변기에 앉을 때 취하게 되는 자세가 나와 있고, 〈그림 8-5〉에는 그로 인해 떠받쳐지지 못하는 장 부위가 나와 있다.

장 문제의 대부분은 대장의 두 부위, 즉 복부의 오른쪽 아래 부위에 있는 맹장과 왼쪽 아래 부위에 있는 S상결장에서 발생한다. 대장의 이 두 부위는 쪼그려 앉아 변을 볼 때 자연스럽게 허벅지와 맞닿는 부위

〈그림 8-4〉 현대식 변기에 앉을 때 자연스럽게 취해지는 자세

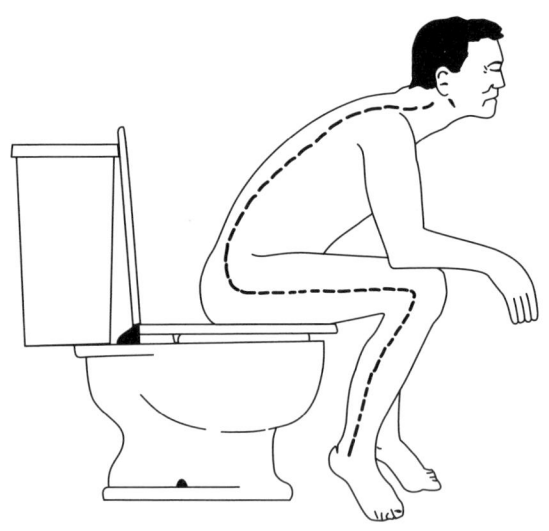

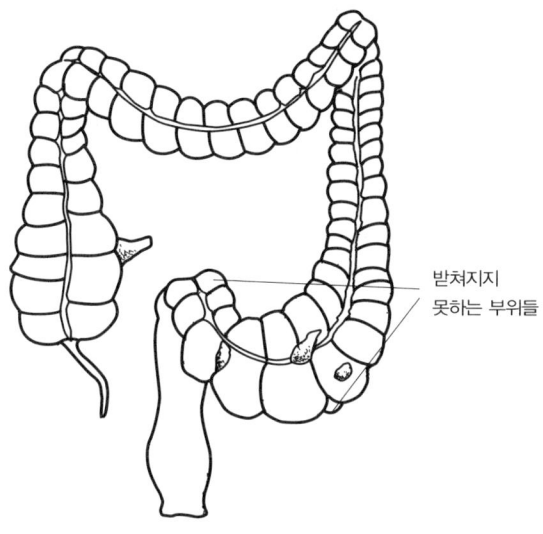

〈그림 8-5〉 현대식 변기를 사용할 때의 자세에서 받쳐지지 못하게 되는 장 부위들

받쳐지지 못하는 부위들

다. 현대식 변기를 이용할 경우, 이 부위를 받쳐주지 못해 변이 그 두 부위에서 정체된다. 그리고 앞서 살펴봤듯이 장 정체 현상이 일어나면 배변 기능이 떨어지고, 혈류 안으로 들어가는 독성 물질이 늘어나게 되며, 신경궁 반사 작용에 따라 다른 장기에 부정적인 영향을 주게 된다.

현대식 변기와 관련된 질환들

여러 질환이 현대식 변기의 사용과 관련이 있다. 회맹판 기능 장애, 불완전한 배변, S상결장의 협착증 등이 그 대표적인 예다.

| 회맹판 기능 장애 |

변을 볼 때 허벅지로 회맹판을 받쳐주지 않으면 회맹판이 제 기능을 발휘하기 어렵다. 그리고 이 회맹판이 제 기능을 하지 못하면 변이 소장으로 역류하는 것을 막는 역할을 제대로 하지 못하게 된다. 그 결과 변속에 있는 세균들이 늘어나 소장으로 들어가게 되고, 변 속에 있는 독성 물질들이 혈류 속으로 흡수된다. 그러면 독성 물질들 때문에 혈류에 급격히 많은 부담이 가게 되고, 결국 다른 장기들에까지 부정적인 영향을 미치게 된다.

게다가 장 속에 가스가 차거나 변이 굳어져 직장에 부담을 주게 된다. 이 문제는 장에 작용하는 중력 때문에 더 악화되며, 피로가 쌓일 경우에도 더욱 악화된다. 중력으로 인해 횡행결장의 탈출이 가속화되는데다가 몸이 피로해지면 장벽 근육의 활력도 떨어지게 되기 때문이다.

현대식 변기에 앉아 변을 보게 되면 자신도 모르게 직장 세포 조직들에 힘을 가하게 된다. 그렇게 되지 않으려면 변을 볼 때 두 손을 머리 위로 들고 있으면 된다. 나는 요양소 화장실 안의 각 변기 한쪽의 머리 윗부분에 조그만 밧줄을 매달아놓았다. 변을 볼 때 그 밧줄을 잡고 있으면 두 손을 머리 위로 올리는 효과가 있기 때문이다.

변 속의 세균이나 기타 독성 물질이 소장으로 역류하는 현상은 너무도 흔하며, 요즘 일부 의학 교재에서는 회맹판이 선천적으로 제 기능을 하지 못하는 기관이라고 설명하기도 한다. 그러나 이런 견해는 과거 해부학자나 의사들이 갖고 있던 견해와는 정반대되는 것이다.

회맹판 기능 장애의 대표적인 증상은 허리와 둔부의 문제로, 복부의 오른쪽 아래 부위의 근육이 약화되면서 나타나는 증상이다. 변 상태가 고르지 않아 설사를 자주 하거나 눈 밑에 다크 서클이 생기는 것도 회맹판 기능 장애의 증상이다.

| 불완전한 배변 |

존 치에네 박사는 사람들이 현대식 변기를 사용할 때 불완전한 배변을 겪게 된다는 사실을 임상학적으로 입증해 보였다. 그는 현대식 변기의 디자인이 잘못된 것이라는 확신을 갖게 되었고, 실제로 현대식 변기에서 본 변과 쪼그려 앉은 자세에서 본 변의 양을 비교해보기까지 했다. 그 결과 현대식 변기에서 본 변의 양이 늘 더 적었고, 현대식 변기를 이용하는 사람들은 불완전한 배변을 하게 된다는 결론을 내렸다.

| S상결장의 협착증 |

이 책 서두에 언급한 바 있는 윌리엄 아버스노트 레인 경은 자신의 저서 《문명 세계 특유의 질병들 예방》에서 암과 심장 질환 등 현대인을 괴롭히는 가장 큰 건강 문제들은 대개 혈류 속에 독성 물질들이 늘어나는 데서 기인하며, 혈류 속에 독성 물질이 늘어나는 것은 장 기능 장애에서 기인한다고 말했다. 또한 레인 박사는 회맹판이 제 기능을 하지 못해 변이 쌓이면서 장 끝부분에 협착증이 발생하고, 그것이 배수관을 틀어막는 마개 역할을 한다는 사실을 밝혀냈다. 또한 이런 유형의 협착증은 과일과 채소를 충분히 섭취하지 않아 배변 활동이 정상적으로 이루어지지 못하는 데서 비롯된다고 말했다. 그러면서 그는 식사 후 다시 정상적

인 배변 활동이 일어날 수 있도록 평소 많은 물을 마시고, 신선한 과일과 채소를 먹고, 복부 운동을 할 것을 권했다. 그렇게만 해도 건강과 행복 그리고 질병으로부터의 자유가 보장된다고 말했다. 장 기능에 대한 이 같은 기준들은 의학의 아버지인 히포크라테스에 의해 처음 주창되었다.

    내 동료이자 친구로 이 책의 집필에도 많은 기여를 한 척추신경 전문의 윌리엄 웰레스의 연구 결과는 협착증이 회맹판의 기능 장애로 쇠약해져 장이 줄어들면서 나타나는 현상일 수도 있음을 보여준다. 웰레스 박사는 윌리엄 아버스노트 레인 경이 배변 자세에 대한 관심이 아주 높아 변기 디자인을 바꿔보려는 시도를 했다는 사실을 알고 크게 고무됐다. 웰레스 박사와 나는 우리 아이들과 미래 세대의 아이들에게 현대식 변기가 건강에 해롭다는 것을 가르칠 필요가 있다고 믿고 있다. 이제 현대식 변기를 사용하는 근시안적이고 무지한 전통을 버리고 쪼그려 앉아 변을 보는 자세로 되돌아가야 할 때다. 변기에 걸터앉는 자세 대신 쪼그려 앉는 자세를 취함으로써 자연의 순리에 맞는 장의 기능을 되찾을 수 있을 것이다.

    현대 의학계는 환경이 우리 건강에 미치는 이런저런 해악을 땜질 처방하는 데 많은 시간과 돈을 쓰고 있다. 오늘날 대부분의 의사들은 '문명화된' 삶의 직접적인 결과로 생겨나는 질병들을 치료하느라 애쓰고 있다. 그런데 많은 의사들이 문제의 원인을 제거하는 일에는 큰 관심을 두지 않는다. 그보다는 겉으로 드러난 증상들을 치료하는 데 집중해 환자들은 계속 원인도 알지 못한 채 거의 습관적으로 스스로의 건강을 망치는 일을 되풀이하고 있다. 지속적으로 건강을 유지하기 위해서는 몸과 마음을 깨끗이 하는 교육과 훈련이 필요하다. 그 외의 것들은 임시방편일 뿐이다.

후기

만일 몸이 피해를 입었다고 마음을 법정에 고소한다면
그간 마음이 그 주인에게 감당할 수 없는 소작인이었다는 것이 드러나게 될 것이다.
— 플루타르코스(그리스·로마 제정기의 시인)

    나는 그간 건강을 누리며 행복하게 오래 사는 삶의 비밀을 파헤치는 데 내 모든 열정과 시간을 쏟아왔다. 그런 축복된 삶을 사는 사람들의 예를 찾아다닌 것은 정말 대단한 경험이었고, 그런 경험을 통해 배운 것도 참 많았다.
    지난 60년 이상 영양 전문가로서 사람들이 건강을 되찾아 유지할 수 있도록 도우면서 한 가지 결론에 도달하게 됐다. 내가 만난 사람들에게서 가장 흔히 볼 수 있었던 증상 1위가 장 문제였다는 것이다. 대부분의 서구 문명사회에 살고 있는 사람들은 어떤 형태로든 소화 문제나 배설 문제를 갖고 있다. 소화관 관련 문제는 거의 전염병처럼 많은 사람을 괴롭히고 있다. 잘못된 식습관과 생활 방식 때문에 많은 사람의 건강과 활력이 서서히 파괴되고 있다. 오늘날 사람들은 각종 건강 문제와 질병 때문에 점점 더 많은 시간과 에너지, 돈을 낭비하고 있다. 그로 인한 정신적 스트레스도 점점 커지고 있다. 건강도 잃고 활력도 잃고 있다. 바른 길에서 벗어나 헤매 다니다가 마침내는 막다른 길에 부딪혀 좌절하고 있다. 불행한 일이지만, 피할 방법이 없는 것은 아니다. 낡은 것들을 포기하고 돌아선다면, 그리고 몸을 깨끗이 세척하고 다시 올바른 길로 나아간다면 조물주가 의도한 대로 건강하고 활력 넘치는 축복 받은 삶을 다시 누릴 수 있다.

우리를 서서히 죽음으로 몰고가는 현대사회의 생활습관들과 식습관을 거부하고 더 이상 그것들을 따르지 말아야 한다. 과감히 낡은 것들을 버리고 마치 다시 어린아이가 된 듯 새롭고 보다 나은 것들을 배워야 한다. 수술이나 약물치료로는 문제를 억누르거나 지연시킬 뿐 거의 대부분 문제의 근원은 해결하지 못한다. 그래서 한 번 수술을 받으면 다시 또 수술을 받게 된다는 얘기가 나온다. 약물치료 역시 잠시 증상을 완화시켜줄지는 모르지만, 문제 자체가 더 깊이 숨어버려 만성적인 질환으로 발전되는 경우가 많다. 그리고 그렇게 눈에 띄지 않게 숨어버린 문제를 내버려두었다가 결국 더 이상 손 쓸 수 없을 만큼 상황이 악화되기도 한다.

건강 문제를 해결하는 한 가지 확실한 방법이 있다. 그것은 '조물주의 길'을 따르는 것이다. 조물주의 길은 '자연의 길'과 같은 말이다. 자연의 길을 따르면 손해 볼 일은 아무것도 없다. 조물주가 우리의 아버지라면 자연은 우리의 어머니다. 우리는 아버지인 조물주에 의해 태어나 어머니인 자연에 의해 양육된다. 그리고 조물주와 마찬가지로 어머니인 자연은 늘 우리를 더 건강하게 살게 해주려고 애쓴다. 어머니인 자연은 인간이 잘못된 길을 가더라도 끝까지 품에 안고 건강하게 오래 사는 데 필요한 모든 것을 다 주려 애쓴다.

만성 질환이나 퇴행성 질환이 생기기까지는 오랜 시간이 걸리듯, 그런 상태를 정상으로 되돌리는 데도 오랜 시간이 걸린다. 우리 각자가 다시 자연의 길을 따르려고 애쓴다면 정상적인 건강 상태로 되돌아가는 것이 가능하다고 믿는다. 나는 평생 장을 돌보는 일을 해왔다. 그러면서 장을 돌보는 데 도움이 된다고 알려진 거의 모든 자연적인 방법이나 제품, 기법을 써봤다. 그 결과 나는 '궁극적인 세포 조직 세척 프로그램'이야말로 내가 찾아낸 인체 해독 및 장세척 방법 중에서 최고라는 결론에 도달하게 됐다. 그런 결론에 도달한 것은 그리 오래되지 않았지만, 프로그램 자체는 그간 계속 써온 방법이고, 앞으로도 계속 쓰게 될 방법이다. 그리고 그 어느 때보다 그런 프로그램이 필요한 시기에 이렇게 많은 사람에게 소개할 수 있게 되어 얼마나 다행인지 모른다. 물론 이 프로그램이 만병통치약이라는 것은 아니다. 그러나 완전한 치유를 위해 노력하는 사람이 출발점으로 삼기에는 더없이 효과적인 방법일 것이다.

자가중독 상태에서 벗어나기 위해 취하는 우리의 모든 노력이 건강 상태가 악화되는 것을 막는 데 도움이 될 것이다. 내가 알고 있는 방법 중에 그런 목표를 달성하는 데 '궁극적인 세포 조직 세척 프로그램'만큼 좋은 방법은 없다. 독성 물질로 가득한 오래된 장 점막을 벗겨낸다는 것은 우리 몸 안에서 가장 중요한 질병의 근원을 제거하는 것이나 다름없다. 그렇게 되면 장은 더 효율적인 노폐물 배설 및 영양분 흡수 기관이 될 것인데, 노폐물 배설과 영양분 흡수는 지속적인 치유 과정에 절대적으로 필요한 요소들이다. 이는 또한 장내 환경을 정상화시켜 유익한 세균들이 장에 되돌아오게 해주는 첫걸음이 될 것이며, 그 결과 장내에 더 이상 부패와 자가중독 현상이 일어나지 않게 될 것이다.

오스왈드 엠프링햄이 자신의 저서 《판도라의 상자: 무엇을 왜 먹을 것인가》에서 들려준 다음 이야기를 잘 곱씹어보라. 이 이야기는 서구 역사상 가장 오래 산 사람들 중 한 사람의 이야기다.

영국 런던에 있는 웨스트민스터 사원은 서기 170년에 루시어스 왕에 의해 건설되기 시작했다. 이 사원의 지하 납골당에는 수많은 유명인이 묻혀 있으며, 넓은 사원의 바닥과 벽은 온통 그 사람들을 기리는 조각이나 동상들로 가득 차 있다. 그중 가장 조그만 석판 묘비 중 하나에는 그 어떤 군주나 시인의 훌륭한 대리석 묘비보다 더 흥미를 끌만한 글이 쓰여 있다.

"토머스 파. 1483년 살로프 주 출생. 그는 에드워드 4세, 에드워드 5세, 리처드 3세, 헨리 7세, 헨리 8세, 에드워드 6세, 메리 여왕, 엘리자베스 여왕, 제임스 1세, 찰스 1세 등 무려 10명의 영국 왕 치세 하에서 살았다. 그리고 1635년 11월 15일 이곳에 묻혔다. 당시 그의 나이 152세였다."

토머스 파가 웨스트민스터 사원에 묻히기 전에 사람들은 그의 일생을 면밀히 조사했다. 그가 다녔던 성당의 교구 기록부에는 그가 1483년에 그 성당에서 세례를 받은 것으로 나와 있다. 각종 법률 문서와 법원 기록에 따르면, 그는 1560년에 아버지로부터 조그만 농지를 상속받았고, 그로부터 3년 후 80세라는 나이에

새 아내를 맞이한 것으로 되어 있다. 그는 1605년 122세에 다시 결혼했다. 그리고 130세가 넘었을 때 한 사생아의 아버지라는 혐의로 법원에서 유죄 판결을 받았다. 그가 워낙 오래 살자 그 당시 왕이 관심을 갖게 되었고, 그래서 그를 궁으로 초대하기에 이른다. 왕은 그의 이례적인 장수 비결을 알아내고 싶었다. 그래서 토머스 파는 여생을 궁 안에서 보내게 된다. 역사 기록에 따르면, 그는 완벽할 정도로 건강하고 기억력도 비상해 그 어떤 연예인보다 더 사람들을 즐겁게 해주었다고 한다. 무려 10명의 왕 치하에서 산 사람이니 얼마나 추억도 많고 얘깃거리도 많았겠는가!

토머스 파가 세상을 떠난 뒤, 심장과 혈액순환을 처음 발견한 유명한 영국의 생리학자 윌리엄 하비가 부검을 실시했다. 찰스 왕의 명을 받아 토머스 파가 어떻게 그렇게 오래 살았는지를 알아보기 위해서였다. 그 위대한 생리학자의 보고서는 잘 보전되어 지금까지도 전해지고 있는데, 그 보고서에 따르면 익숙하지 않은 호화로운 궁정 생활에서 비롯된 급성 소화불량이 토머스 파의 사망 원인이었다. 자신의 보고서에서 윌리엄 하비는 그 노인의 장기는 모두 완벽한 상태였으며, 장은 정상적인 위치에 놓여 있었고, 마치 어린아이의 장처럼 깨끗했다고 말했다. 오늘날의 미생물학자들은 윌리엄 하비가 미처 깨닫지 못했지만 그의 보고서에는 토머스 파의 장수 비결이 나와 있다고 말하고 있다. 토머스 파의 장에 대한 그의 세세한 기록을 보면, 장내의 세균 분포가 태어날 때의 상태를 그대로 유지하고 있어 유익한 세균들이 그대로 살아 있었다는 것을 알 수 있기 때문이다.

토머스 파의 장수 비결을 상기하면 장에 대해 어떤 생각을 갖고 살아가야 하는지를 판단하는 데 도움이 될 것이다. 근육성 이영양증과 관련해 "변화가 치유의 열쇠다."라는 건강 구호가 있는데, 그야말로 경종을 울리는 말이라 하지 않을 수 없다. 나는 우리 모두 삶의 부정적인 측면들을 돌아보며 이렇게 자문해야 한다고 생각한다. '이런 부정적인 측면들이 내 삶에 미치는 영향은 무엇일까?' 그리고 나는 사람들에게 가상의 가위를 건네주며 그 부정적인 측면들을 잘라내라고 권하고 싶다. 그래서 그런 부정적인 것들에 작별을 고해야 한다. 세상에는 우리 삶에 도움이 되지 않는 것들이 있는데, 그런 것들을 다 잘라내버려야 한다.

지금까지 자신을 괴롭혀온 모든 육체적·정신적 혼란으로부터 벗어나라. 혼란이 가라앉으면 보일 것이다. 잠시 시간을 내 자신이 어떤 상태인지, 어디로 가고 있는지 생각해보라. "새로운 관리법에 따라 살자!"라는 캐치프레이즈를 들고 앞으로 나아가라. 그러다 보면 거듭난 마음으로 새로운 날을 맞이하게 될 것이다. 그리고 그렇게 된다면 모든 건강 문제는 저절로 치유될 것이다.

부록

'궁극적인 세포 조직 세척 프로그램'과 '건강과 조화를 위한 식이요법'에서는 몇 가지 특별한 음식들이 사용된다. 그 음식들을 만드는 가장 간단한 방법을 소개한다.

수분을 보충한 말린 과일

말린 과일은 장기간 보관할 수 있어 아주 좋다. 또한 저장 공간을 아주 적게 차지하고, 신선한 과일을 구할 수 없을 때 활용할 수도 있다. 그러나 나는 과일을 말린 형태로 먹는 것은 그다지 권하고 싶지 않다. 가능하면 신선한 과일을 구해보고, 구할 수 없을 때는 수분을 보충한 말린 과일을 먹도록 하라.

말린 과일에 수분을 보충하는 가장 좋은 방법은 찬물을 담은 냄비에 넣어 한동안 물기를 빨아들이게 내버려둔다. 그런 다음 불 위에 올려놓고 서서히 열을 가해 펄펄 끓는 즉시 불을 줄여 약불에서 2분간 더 끓인다. 불에서 내려놓은 뒤 뚜껑을 덮어 밤새 식게 내버려둔다. 다음날 아침이면 과일이 통통해져 먹기 좋게 되어 있을 것이다. 이렇게 하면 말린 과일에 수분을 보충할 수 있을 뿐 아니라, 혹시라도 과일에 묻어 있을지 모를 세균 같은 것들도 죽일 수 있다.

말린 과일이나 신선한 과일을 살 때는 유기농 과일을 고르도록 하라. 그런 과일이라면 과일즙을 만드는 데도 최고다. 과일을 익혀 먹을 때는 물 없이 요리할 수 있고, 증기가 새나가지 않는 뚜껑이 달린 압력솥 같은 취사도구를 이용하는 것이 좋다.

견과류 버터와 씨앗류 버터

먹을 수 있는 견과류와 참깨를 제외한 씨앗류라면 어떤 것으로도 견과류 버터나 씨앗류 버터를 만들 수 있다. 참깨는 워낙 작아서 다 빠져나가기 때문에 믹서 같은 것으로 갈 수 없다. 참깨 버터나 기타 견과류 및 씨앗류 버터는 건강식품점 같은 데서 구입할 수 있다. 참깨는 '타히니'라고도 불리는 퓌레 형태로 구입할 수도 있고, '할바'라 불리는 바나 케이크 또는 맥아즙 형태로 구입할 수도 있다.

직접 견과류나 씨앗류 버터를 만들 경우, 호두 같은 특정 견과류는 오일 함유량이 아주 적어 제조 과정에서 따로 오일류를 첨가하지 않으면 걸쭉한 퓌레 형태로 만들어지지 않는다는 것을 염두에 두어야 한다. 견과류 중 하나인 캐슈 역시 버터 제조 과정에서 따로 오일을 첨가해야 한다. 이때 오일은 '홍화유'라고도 불리는 새플라워 오일을 권한다. 향이 아주 은은해 견과류 특유의 맛을 살려주기 때문이다. 땅콩버터를 만들어 먹어도 좋은데, 땅콩은 견과류가 아니라 콩류이며, 버터로 만들 경우 대부분의 견과류나 씨앗류 버터만큼 소화가 잘되지 않는다.

모든 견과류와 씨앗류 버터는 상온에 저장할 경우 부패되기 때문에 반드시 냉장 보관해야 한다. 견과류와 씨앗류 버터는 크래커와 빵에 발라서 샐러드나 과일과 곁들여 먹으면 아주 그만이다.

견과류나 씨앗은 버터 형태 이외로는 먹지 않는 것이 좋다. 대부분의 사람들은 견과류나 씨앗을 충분히 씹어 먹지 않아 조그만 덩어리들이 장의 게실 안에 그대로 쌓일 수 있기 때문이다.

액체 샐러드

소화에 문제가 있거나 평소 음식을 충분히 씹어 먹지 않는 사람들은 샐러드를 액체 상태로 섭취하는 것이 도움이 된다. 푸른 채소와 기타 생 샐러드 재료들은 아주 좋은 섬유질 제공원이기는 하지만, 소화관에 염증이 있거나 다른 섬유질 음식에 예민한 반응을 보이는 사람의 경우 소화관을 자극할 수도 있다. 이런 사람은 대개 섬유질 음식 대신 액체 형태의 샐러드를 음료수처럼 섭취하는 것이 좋다.

액체 샐러드를 만들려면 믹서에 샐러드 재료들과 물을 넣고 빠른 속도로 돌려 액체 상태로 만들면 된다. 푸른 채소들은 칼륨을 함유하고 있어 믹서에 갈면 쓴맛이 나는 경우가 많다. 나는 쓴맛을 줄이기 위해 액체 샐러드에 당근즙을 좀 섞는다.

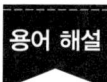

용어 해설

간 만곡부	간에 가장 가까운 대장 부위에 굴곡이 진 곳. 이 부위에서 상행결장이 횡행결장으로 바뀐다.
거북함	몸에 특별한 증상 없이 애매하게 불편한 것
건염	힘줄에 염증이 생기는 증상
건초염	힘줄을 싸고 있는 건초에 염증이 생기는 증상
게실	장이나 장기의 일부가 부풀어 생겨나는 주머니
게실염	장, 특히 대장 내에서 한 개 이상의 게실에 염증이 생기는 질환으로, 게실 속에 변이 쌓이면서 발생한다.
게실증	장, 특히 대장에 게실이 생기는 증상
결장팽기	대장 안의 정상적인 주머니들
경련	자신도 모르게 갑자기 일어나는 움직임이나 경련성 근육 수축 현상
고혈압	혈압이 정상 수치보다 높은 것
공장	십이지장에서 회장으로 이어지는 소장 부위
관장	직장과 대장 안에 용액을 주입해 장 활동을 촉진하고 하부 대장을 비우

	는 일
괄약근	인체 기관의 통로를 조이거나 닫는 역할을 하는 고리 모양의 근섬유
광선 혐기증	빛에 잘 견디지 못하는 증상
국제 단위	공인된 국제 표준에 따른 비타민 양 효과 측정 단위. 흔히 IU라고 함
근염	근육 조직에 염증이 생기는 질환
글리코겐	포도당이 저장되면서 생겨나는 복합 탄수화물
기생충	다른 생명체에 기생해 일방적으로 이득을 취하는 동물이나 식물
내강	인체 내 각종 관이나 관 형태의 장기의 내부 공간
냉각 압축	씨앗류에서 오일을 추출하는 방법 중 하나. 원래 오일은 냉각 상태에서 압축할 수 없으며, 대개 100℃에서 압축한다. '냉각 압축'이라는 말은 오일 제조업체들이 광고 목적으로 만들어낸 말일 뿐이다.
노르에피네프린	혈관을 위축시켜 혈압을 상승시키는 부신 호르몬
누관	대개는 두 개의 인체 내부 장기 간에 생긴 비정상적인 통로를 뜻하지만, 인체 내부 장기와 인체 표면 간에 생긴 비정상적인 통로를 뜻하기도 한다.
동맥경화증	동맥이 경직되는 질환
라이소자임	특정 세균의 세포벽을 파괴할 수 있는 효소. 소독약으로 쓰이는 경우가 많다.
락토바실러스	유당에서 젖산을 발효시키는 락토바실러스균 계열의 모든 세균. 원래부터 대장 속에 살고 있는 세균들로, 소화를 돕고 일부 질병 퇴치에도 도움을 주기 때문에 '유익한 세균'이라 부른다. 보충제 형태로 가장 흔히 볼 수 있는 락토바실러스로는 락토바실러스 아시도필루스, 락토바

	실러스 비피더스, 락토바실러스 불가리쿠스 등이 있다.
림프	림프관 속에 들어 있는 알칼리성 액체. 보통은 깨끗하고 투명한 무색 액체다. 그러나 장 속을 통과하는 림프관 속에서는 지방을 흡수해 우윳빛을 띠기도 한다.
림프구	세포질 입자가 없는 림프 세포나 백혈구. 수적인 면에서 림프구는 대개 백혈구 전체의 절반이 안 된다.
만곡부	횡행결장이 굽어져 아래쪽 하행결장으로 이어지는 비장 부근의 부위
만성 소화 장애	장의 흡수 불량으로 인해 발생하는 질환으로, 설사나 영양 결핍, 출혈 경향, 혈액 내 칼슘 감소 등이 특징이다.
뮤즐리	곡물과 견과류 그리고 과일을 섞어 만든 차가운 곡물 시리얼
변비	장 기능이 떨어지거나 너무 말라 변이 장을 제대로 통과하지 못하는 증상으로, 변을 잘 못 보며 오랜만에 변을 보게 된다.
부종	수분 정체와 관련해 자주 발생하는 증상으로, 세포 조직이 부어오른다.
사경	영어로 torticollis이며, 문자 그대로 하면 '자라목'이란 뜻이다. 목이 꼬였다 하여 wry neck이라고도 하는데, 목 근육들이 만성적으로 위축되어 목이 뒤틀리면서 머리가 부자연스럽게 한쪽으로 기울게 된다.
상행결장	맹장에서 간만곡까지 위로 올라가는 대장 부위
설사	묽은 변을 자주 보는 증상. 위장관 장애가 있을 때 자주 발생하는 증상으로, 대개 장의 연동운동이 더 강해지면서 나타난다.
섬유질 식품	먹을 수 있는 섬유질
수소화	불포화 상태의 화합물, 특히 불포화지방에 수소를 첨가하는 것. 불포화 화합물의 결합 부위에 수소가 가득 차면 수소화된 것이고, 불포화 화합

	물의 결합 부위 일부에만 수소가 차면 부분 수소화된 것이다.
십이지장	유문에서 공장으로 이어지는 소장의 첫 부위
알부민	거의 모든 동물의 세포 조직과 많은 채소의 세포 조직에서 발견되는 단백질로, 물에 용해되고 가열하면 응고되는 특징이 있다.
연동운동	인체 내의 속이 빈 관, 특히 소화기계 내에서 자연 발생적으로 일어나 그 속에 든 물질들을 파도치는 듯 밀어내는 움직임. 소화기계의 경우, 장내에서 처음에는 유미즙을, 이후에는 변을 밀어내 항문으로 내보내는 역할을 한다.
완하제	장을 이완시켜 변비를 예방하거나 치료하는 데 쓰이는 음식 또는 화학 물질. 완하제는 장 점막을 자극해 장의 연동운동을 촉진하고, 장벽에 일종의 윤활유를 입히고, 장내 수분의 양을 늘려 장 내용물을 부드럽게 만들거나 장 내용물의 덩어리를 늘려주는 역할을 한다.
오십견	유착 현상에 의해 어깨 관절에 염증이 생기거나 어깨관절이 부풀어 올라 어깨를 잘 움직이지 못하게 되는 증상
유문	위와 십이지장 사이의 빈 공간
유미즙	일부 소화된 음식과 소화 분비액이 섞인 것으로, 소화 과정에서 소장을 통과해 움직인다.
유착	염증이나 상처 때문에 새로 생겨난 세포 조직에 의해 정상적으로 분리되어 있어야 할 조직들이 서로 들러붙는 것
인공 항문 형성술	대장에 항문 역할을 하는 인공 배설구를 연결하는 수술
인돌	변 속에서 발견되는 딱딱한 결정체. 세균들이 아미노산 트립토판을 분해하는 과정에서 만들어지는데, 변에서 냄새가 나는 주 원인은 인돌 때

	문이다. 장 폐색이 일어나면 흡수되어 인디칸 형태로 소변에 섞여 배출된다.
인디칸	땀과 소변에서 발견되는 요독소의 칼륨염으로, 장내 세균들이 아미노산 트립토판을 인돌로 변환시킬 때 만들어진다.
자가중독	인체 내에서 만들어지는 독성 물질 때문에 생기는 증상
자간	임산부나 갓 출산한 여성에게서 경련이나 혼수상태가 일어나는 임신중독증의 일종. 혈압 상승, 수분 정체, 소변 속의 단백질 등과 관련이 있으며, 혼수상태만 일어나는 경우는 드물다. 응급 진료를 필요로 하는 질환이다.
자연식품	효소와 비타민, 미네랄 등이 손상되지 않은 자연적인 식품. 유기농 식품이나 가공되지 않은 식품, 익히지 않은 식품 등이 그 좋은 예다.
장내 가스	위와 장에 차는 가스
장내 세균	장내에 존재하는 세균들
전해질	전기를 띠는 전하를 통제하고, 세포와 혈류 간의 수분 흐름을 통제하기 위해 인체에 필요한 이온. 중요한 전해질로는 나트륨, 칼륨, 염화물을 꼽을 수 있다.
전해질 균형	인체 내에 들어 있는 나트륨과 칼륨, 염화물 등의 전해질 비율
점막	공기와 접촉되는 인체 기관들의 내벽을 덮고 있는 부드러운 막. 입과 코, 항문 그리고 질 안쪽에도 점막이 있다.
점액	점막과 각종 분비선에서 분비되는 걸쭉하고 끈적끈적한 액체
점액낭	특히 관절 사이에 생겨나는 구멍들
점액낭염	특히 어깨, 팔꿈치, 무릎 내의 점액낭에 생기는 염증

정체	혈액이나 소변의 정상적인 흐름이나 장의 정상적인 기능이 떨어지는 증상
좌골 신경통	좌골 신경 등에 통증이 수반되는 질환
죽상동맥경화증	지방 형태의 물질들이 동맥 내벽에 쌓이면서 생기는 질환
직장	S상결장에서 항문에 이르는 대장의 한 부위
청색증	혈액 속에 산소가 부족해 피부가 파란색으로 변색되는 증상
치핵	항문 벽 바로 안쪽이나 바깥쪽 또는 그 부근에 부풀어 오른 정맥
탈장	어떤 장기나 장기의 일부가 정상적인 자리를 벗어나 밖으로 돌출되거나 튀어나오는 증상
탈출	(대장이나 자궁 같은 인체의 일부가) 정상 위치에서 벗어나는 현상
탕약	식물의 나무껍질이나 뿌리, 씨앗, 열매 등을 이용해 만든 차. 물에 살짝 넣고 끓이는 정도가 아니라 20~30분 정도 계속 끓여 만든다.
파이어판	소장과 대장이 합쳐지는 곳에 있는 림프절의 집합체
패혈증	미생물이 혈류를 타고 전신에 퍼져 나타나는 감염 증상
하행결장	만곡부에서 S상결장 쪽으로 내려가는 대장의 일부
항문	엉덩이 사이의 주름 속에 위치한 직장의 출구 부위
활생균	장내 환경을 세균들이 살기 힘든 환경으로 만들어주는 유익한 세균들
현탁액	따로 분리할 수 없을 정도로 매우 미세한 입자들이 떠 있는 용액. 균질화 처리 과정을 거친 우유의 크림이나 지방이 현탁액의 대표적인 예다.
호산성	대장에서 흔히 발견되는 락토바실러스균 계열의 유익한 세균
회맹판	소장이 상행결장으로 이어지는 부분에서 회장을 걸어 잠그는 역할을 하는 일단의 괄약근. 대장으로 들어간 물질들이 소장으로 되돌아오는

	것을 막아주는 역할을 한다.
회장	공장에서 막창자로 이어지는 소장 부위
횡행결장	위의 아래쪽 복부 부분을 옆으로 가로지르고 있는 대장의 일부
흡수 불량	흡수 능력에 장애가 생긴 것

완전개정판
더러운 장이 병을 만든다

초판 1쇄 발행 · 2002년 9월 25일
개정 1쇄 발행 · 2014년 5월 27일
개정 8쇄 발행 · 2023년 3월 28일

지은이 · 버나드 젠센
옮긴이 · 엄성수
감　수 · 김진목
펴낸이 · 이종문(李從聞)
펴낸곳 · 국일미디어

등　록 · 제406-2005-000025호
주　소 · 경기도 파주시 광인사길 121 파주출판문화정보산업단지(문발동)
영업부 · Tel 031)955-6050 | Fax 031)955-6051
편집부 · Tel 031)955-6070 | Fax 031)955-6071

평생전화번호 · 0502-237-9101~3

홈페이지 · www.ekugil.com
블 로 그 · blog.naver.com/kugilmedia
페이스북 · www.facebook.com/kugilmedia
E-mail · kugil@ekugil.com

· 값은 표지 뒷면에 표기되어 있습니다.
· 잘못된 책은 구입하신 서점에서 바꿔드립니다.

ISBN 978-89-7425-610-4(13510)